U0242257

高等学校专业教材

食品营养与健康（第二版）

陶宁萍　王锡昌　主编

中国轻工业出版社

图书在版编目（CIP）数据

食品营养与健康/陶宁萍，王锡昌主编. —2 版.
—北京：中国轻工业出版社，2022.1
普通高等教育"十二五"规划教材
ISBN 978-7-5184-0385-1

Ⅰ.①食…　Ⅱ.①陶…　②王…　Ⅲ.①食品营养-关
系-健康-高等学校-教材　Ⅳ.①R151.4

中国版本图书馆 CIP 数据核字（2015）第 107620 号

责任编辑：张　靓　　责任终审：劳国强　　封面设计：锋尚设计
版式设计：宋振全　　责任校对：李　靖　　责任监印：张　可

出版发行：中国轻工业出版社（北京东长安街 6 号，邮编：100740）
印　　　刷：三河市万龙印装有限公司
经　　　销：各地新华书店
版　　　次：2022 年 1 月第 2 版第 6 次印刷
开　　　本：787×1092　1/16　印张：12
字　　　数：260 千字
书　　　号：ISBN 978-7-5184-0385-1　定价：24.00 元
邮购电话：010—65241695
发行电话：010—85119835　传真：85113293
网　　　址：http://www.chlip.com.cn
Email：club@ chlip.com.cn
如发现图书残缺请与我社邮购联系调换
220064J1C206ZBW

第二版前言

　　《食品营养与健康》重点关注食品营养与人体健康之间的关系。第一版编写的主旨是普及营养学基础知识，强调具有较强的科学性和知识性的同时，兼具趣味性和实用性。

　　十年来营养学科迅速发展，人们关注的慢性疾病等热点问题也在变化，国家在宏观政策调控上做了相应的改动。比如2013版《中国居民膳食营养素参考摄入量》的发布，在2007年再版的《中国居民膳食指南》的基础上，新版《中国居民膳食指南》也在修订中。

　　由于"食品营养学"这门学科的特点与人们的日常生活密切相关，本科教育的宗旨是培养"通用性"人才，要求理论结合实际，"食品营养学"关注的主要问题也是食品营养与人体健康之间的关系。

　　本教材修订时主要做了以下改动：

　　第一章营养学基础知识部分对矿物质和维生素做了较详尽地介绍，增加了功能性低聚果糖、食物的血糖生成指数等，对三大产能营养物质代谢之间以及与人体健康之间的关系进行了概括和总结。其他章节的内容也做了相应调整。膳食结构中增加了人们新近关注的地中海膳食结构模式。营养相关概念中增加了营养标签和食物交换份等内容，对食谱编制的方法等做了较详尽的介绍。此外，对保健食品、强化食品和方便食品新的标准和发展动态等也做了概括和总结。

　　本教材的可使用面较广，可作为高等院校食品类专业的教材，也可作为公选课教材，同时可供对营养健康知识感兴趣的大众参考。

　　作者在参阅了有关文献的基础上，整理编写成此教材。本教材第一、二、三、七章由陶宁萍编写，第五章和第六章由王锡昌编写，第四章由卢瑛编写，第八章由张晶晶编写，感谢他们的工作。

　　限于作者的水平，书中错误在所难免，敬请读者批评指正。

编　者

第一版前言

"食品营养与健康"是一门面向高校本科生开设的普及营养学基础知识的健康系列讲座课。结合世界各国的膳食指南、中国居民的平衡膳食宝塔和食谱编制等，介绍营养缺乏症、营养过剩导致的"现代社会文明病"，饮食宜忌、饮食与美容等现代营养学热门话题，力争对人们健康、文明、积极的生活方式有所帮助。

本教材编写的主旨是普及营养学基础知识，力争做到浅显易懂，并能贴近生活实际。全书共分八章，首先将营养学基础知识合并为一章，并增加了大学生合理膳食的构成、食谱的编制、饮食宜忌、饮食与美容等内容，此外，对保健食品、强化食品和方便食品等也做了系统的介绍。本教材具有较强的科学性、趣味性、知识性和实用性，因此可作为高职食品专业学生的材料以及本科参考教材使用。

作者在参阅了有关书刊的基础上，编写整理成这本教材。本教材在编写过程中，尹军利、惠心怡、鲍丹、杨晋、江健、陈俊卿、倪晔等参与了收集资料、编排等工作。在此，我们向支持、赞助本教材编写和出版工作的领导和其他同志致以深切的谢意！限于作者的水平，书中错误在所难免，敬请读者批评指正。

编　者

目　　录

绪　　论

一、食品、营养和健康的概念

1. 食品（Foods）

有时也称食物。根据我国 2009 年 6 月 1 日开始实施的《中华人民共和国食品安全法》的规定，食品是"指各种供人食用或者饮用的成品和原料，以及按照传统既是食品又是药品的物品，但是不包括以治疗为目的的物品"。从食品的定义可以看出，广义的食品概念既包括食物原料（食料），又包括经加工、制造后的食物（食品）。食品应与药品相区别，比如人参和当归属于中药材，而红枣和枸杞既可以入药，又是食品。食品是人类赖以生存和发展的物质基础，其最重要的功能是营养，不但为人体生长发育和维持健康提供所需的能量和营养物质，而且在预防人体疾病方面起着重要作用，甚至会对人的思想方法和行为举止产生一定的影响，对于居民营养的改善、疾病的预防、体质的增强、健康水平的提高等有重要意义。

2. 食品的本质要素

（1）第一功能　保护和修补机体处于正常状态下的营养素补给源和维护机体必要运动的能量补给源，为食品的营养功能。

（2）第二功能　满足人们对色、香、味、形和质构的享受，从而引起食欲上的满足，为食品的感官功能。

（3）第三功能　强调具有增强机体免疫能力、调节机体生理节律、预防疾病、促进康复或阻抗衰老等功能，为食品的补充功能或调节功能。

3. 营养（Nutrition）

起源于拉丁文，拉丁文的原义为"给奶"。按字面理解营养的意思为用食物中的营养成分来谋求养生。指机体通过摄取食物，经过体内消化、吸收和代谢，利用食物中对身体有益的物质作为构建机体组织器官、满足生理功能和体力活动需要的过程。营养素（Nutrients）是一些能维持人体正常生长发育、新陈代谢所必需的营养物质，主要分为人体需求量较大的宏量营养素和需求量较小的微量营养素。其中宏量营养素包括蛋白质、碳水化合物、脂肪、膳食纤维以及水；微量营养素包括矿物质和维生素。非营养素（Non－nutrients）是指存在于植物类草药、食物中，具有与营养素不一致的化学结构，溶于水或酒精等媒介中，对人体产生综合性、系统性、整体性、协调性调节健康的活性成分。

4. 食品营养学（Food Nutriology）

营养学历史悠久。两千多年前我国古代《黄帝内经》中就记载大量关于食医、养生的内容，事实上已形成了我国古代朴素营养学说的雏形。而西方营养学发展也经历从古典营养学发展到近代营养学的阶段。现代营养学奠基于 18 世纪中叶，有"营养学之父"之称的法国化学家拉瓦锡首先阐明了生命过程是呼吸过程，并提出呼吸时氧化燃烧的理论。

整个 19 世纪到 20 世纪可以称得上营养科学发展的鼎盛时期。1842 年德国化学家 Liebig 用动物生理实验将不同食物对动物的功能进行分类，后来他的学生 Voit、Rubner 分别创建氮平衡学说，确定了碳水化合物、蛋白质、脂肪的能量系数，提出了物质代谢理论。Liebig 的另一名学生 Lusk 在研究基础代谢和食物热效应的基础上出版了经典著作 *The Science of Nutrition*。

食品营养学主要研究营养学基础知识，各类食物的营养价值及加工贮藏对食物营养价值的影响，不同生理状况下的人群、特殊环境条件下人群的食品营养要求，人群的适宜食物结构与平衡膳食等内容。

该学科研究食品营养与健康的关系，以使大家介绍各类食品的营养价值和食品营养价值的综合评定方法，将结果应用于食品生产、食物新资源开发等方面，提供具有高营养价值的新型食品，调整我国居民的膳食结构、改善营养状况和健康水平。其研究方法主要有食品分析技术和生物学实验方法，营养调查方法，生物化学、食品化学和食品微生物学方法，食品毒理学方法以及新营养食品设计研究方法等。

营养学可以分为很多分支学科，如基础营养、公共营养、特殊营养和分子营养等。基础营养指各种营养素以及人体在不同生理状态和特殊环境条件下的营养过程及对营养素的要求。公共营养是以特定社会区域范围内的各种或某种人群为对象，从宏观上研究其合理营养与膳食的理论、方法及相关制约因素。这使营养工作的宏观调控得到了有效实施，营养工作的社会性不断加强。特殊营养是现代营养学和环境医学交叉形成的一个新的分支学科，以环境、饮食营养与机体的关系为对象，主要研究特殊环境、特殊作业对人体生理和代谢作用的规律和机制，饮食营养与机体对环境因素的反应、适应及耐受能力的关系，并根据特殊情况下机体对饮食营养的需求，制定合理营养的原则和膳食营养素供给量标准，从饮食营养方面保障这些特殊人群的健康。营养学还有很多交叉学科，如临床营养、药膳学、运动营养、美容营养等。临床营养是关于食物中营养素的性质、分布、代谢作用以及食物摄入不足的后果的一门科学。临床营养不只是营养缺乏病的防治，它覆盖了营养因素在发病过程中的机制，营养与机体对疾病抵抗力的关系以及营养在预防、防治、治疗、康复和保健中的作用等。"医食同源，药食同根"，表明营养饮食和药物对于治疗疾病有异曲同工之处。药膳学是在中医学、烹饪学和营养学理论的指导下，严格按药膳配方，将中药与某些具有药用价值的食物相配伍，采用我国独特的饮食烹调技术和现代科学方法制作而成的具有一定色、香、味、形的美味食品，是中国传统的医学知识与烹调经验相结合的产物。药膳学既将药物作为食物，又将食物赋以药用，药借食力，食助药威，二者相辅相成，相得益彰，既具有较高的营养价值，又可防病治病、保健强身、延年益寿。运动营养是指人体根据不同的运动项目特点从外界摄入各种营养素，以满足由于运动而对各种营养素的需求，其主要研究内容包括营养与运动、运动生理学基础、膳食中的碳水化合物、运动中糖的补充、胃肠功能与运动等。美容营养是美容医学领域一个新的研究方向，是以营养学和美容医学为基础，以人体美容为目的，通过合理营养和特定膳食来防治营养失衡所致的美容相关疾病，从而达到延缓衰老、促进健康的一门应用科学。分子营养是应用分子生物学的技术和方法从分子水平上研究营养学的一个新领域，是营养科学研究的一个层面，是营养科学的一个组成部分或分支。从分子水平上研究营养学，也就是从 DNA 水平或基因乃至蛋白质水平研究营养学，研究内容遍及营养科学的各个领域。当前的研究热点主要有营养与基因表达、营养与遗传、营养与基因组的稳定性等。

随着营养学的发展，未来还催生出很多新型的研究方向，如植物化学、询证营养学、营养信息学以及现代营养学与祖国传统医学的融合研究等。

5. 健康（Health）

对任何生物体，健康是一种动态平衡。这是一种平衡的状态：均衡地输入和输出能量和物质（甚至允许生长）。健康也意味着有继续生存的期望。亚健康（Inferior health／sub－health）是指身体存在某种或多种不适，但无身体器质性病变的状态。亚健康是介于健康和疾病之间的连续过程中的一个特殊阶段，过往亦称为"第三状态"，意思指健康是"第一状态"，疾病是"第二状态"，而"第三状态"则介乎于健康与疾病之间，既非疾病也非健康。

世界卫生组织（WHO）于 1948 年在宪章中明确规定："健康不仅仅是没有疾病和身体虚弱，而且是一种在身体上、精神上和社会适应能力的完好状态"。这个概念与现代的"生物－心理－社会"医学模式完全吻合。近年来，WHO 在世界保健宪章中，在对健康的概念做出具体阐述的同时，补充了衡量健康的 10 条标准：

（1）精力充沛，能从容不迫地应付日常生活、学习或工作的压力而不感到过分紧张；

（2）处事乐观，态度积极，乐于承担责任，严于律己，宽以待人；

（3）应变能力强，能够较好地适应环境的各种变化；

（4）对于一般性感冒和传染病有抵抗能力；

（5）体重标准，身体匀称，站立时身体各部位协调；

（6）眼睛明亮，反应敏锐，无炎症；

（7）头发有光泽，无头屑或较少；

（8）牙齿清洁，无龋齿，无疼痛，牙龈颜色正常，无出血现象；

（9）肌肉、皮肤有弹性，走路感觉轻松；

（10）善于休息，睡眠良好。

二、合理营养与健康的关系

营养是维持人体生命的先决条件，是保证身心健康的物质基础，也是人体康复的重要条件。

1. 促进生长发育

生长是指细胞的繁殖、增大和细胞数目的增加，表现为全身各部分、各器官和各组织的大小、长短和质量的增加；发育指身体各系统、各器官和各组织功能的完善。影响生长发育的主要因素有营养、运动、疾病、气候、社会环境和遗传因素等，其中营养占有重要地位。人体细胞的主要成分是蛋白质，新的组织细胞的构成、繁殖和增大都离不开蛋白质，所以蛋白质是儿童生长发育的重要物质。此外，碳水化合物、脂肪和钙、磷、锌、碘、维生素 D 等营养素也是影响生长发育的重要物质基础。近年来，人们普遍认为人体的身高与饮食营养有关，如日本青少年的身高普遍比第二次世界大战时期增加了 12cm 左右，我国儿童的身高和体重也较新中国成立之前有明显的增长，这都与膳食营养质量的提高有关。

2. 防治疾病

衡量营养状况的另一个标准是看压力对人的影响。当一个人与疾病作斗争，从事繁重的工作或受到精神上的痛苦时，即可看出压力的影响。营养充足的人通常都能承受这些压力，因为营养过程可以帮助机体处于最佳状态。合理营养可以增进健康，保持人体的精力旺盛，而营养不良（营养不足或营养过剩）则可引起疾病。营养不良一方面与营养摄取不当有关，另一方面也与缺乏正确的营养知识有关。普及营养知识、合理摄取营养，对于防治疾病具有重要意义。

3. 增进智力

营养状况对早期儿童的智力影响极大。1980年联合国粮农组织（FAO）报告，有1.5亿非洲人面临饥荒；联合国儿童基金会（UNICEF）曾称，因营养不良，有1亿多5岁以下的小孩身心健康受损，并处于危险之中。这些地方的孕妇由于营养不良，其子女的学习领会能力明显地受到不利的影响。儿童时期是大脑发育最快的时期，需要有足够的营养物质，如DHA（二十二碳六烯酸）、卵磷脂和蛋白质等。特别是蛋白质的供应，如果蛋白质摄入不足，就会影响大脑的发育，阻碍大脑的智力开发。

4. 促进优生

计划生育是我们国家的一项基本国策，而优生是计划生育的一项重要内容。影响优生的因素有遗传方面的，但营养供给也是一个不容忽视的因素。在怀孕初期，孕妇就应注意到先天营养对婴儿体质的重要性，世界上有些地区，母亲的饮食缺乏营养，结果胎儿畸形、流产、死产，以及分娩时的各种问题发生率很高，营养不良胎儿在学龄期容易发生精神和智力上的缺陷。母亲如每日摄入适量的营养物质，就能使胎儿正常生长，后天发育良好。

5. 增强机体免疫功能

免疫是机体的一种保护反应，是维护机体生理平衡和稳定的一种功能，营养与机体免疫系统的功能状态有密切的关系。营养不良者的免疫功能常低于正常人，从而导致人体特别容易受各种疾病的侵犯。因为营养不良患者的吞噬细胞对细菌攻击的应答能力降低，虽然对细菌的吞噬功能可能正常，但对已吞噬的细菌的杀伤力却降低和减慢。单种营养素缺乏或过多都会对机体的免疫功能产生影响，应注意营养素全面均衡的摄取，如维生素A、维生素B_6、维生素E和维生素C等都有提高机体免疫功能的作用。

6. 促进健康长寿

人体的衰老是自然界的必然过程，长生不老的妙方是没有的，只有注意摄取均衡营养才能延缓衰老，达到健康长寿的目的。机体代谢机能随年龄的生长而失调，人在45岁以后进入初老期，若45岁以前就出现两鬓斑白、耳聋眼花和记忆力减退等现象为早衰。老年人特别需要有针对性地补充营养，避免能量和动物脂肪的过多摄入，防止高血压、脑血管病、冠心病和糖尿病等疾病的产生和复发，应多吃蔬菜、水果等清淡食物，注意营养的合理搭配，以达到延年益寿的目的。

7. 食物营养对心理和行为的影响

心理学家及营养学家经过几十年的研究发现，人的心理状态和情绪好坏受到食物因素的影响。如食物中碳水化合物与蛋白质的含量会影响脑神经递质5-羟色胺的合成和活性，5－羟色胺对情绪、睡眠、行为等具有调节作用。高碳水化合物低蛋白质的食物有利于大脑对色氨酸的摄取并转化为5－羟色胺，对忧郁、紧张和易怒行为有缓解作用，并有短时促进睡眠的效应。

食物营养对人的认知和食欲也有一定的影响。系列研究表明，葡萄糖可增强老年受试者的短期记忆力；含高饱和脂肪酸的食物影响大鼠的学习获得能力；高度不饱和脂肪酸（DHA）与婴儿视觉敏感度呈正相关；在食物中补充维生素 B_6、维生素 B_{12} 和叶酸可显著增强老年人的认知功能和智力测试评分；胆碱可改善成年受试者的记忆力。

如果缺乏某些营养素，会出现一些精神和行为上的异常。如维生素 D 长期缺乏所引起的佝偻病，其早期常出现神经精神症状，患儿睡眠时惊跳、烦躁不安、易激怒等；铁长期摄入不足可引起贫血，出现食欲不振、精神萎靡或烦躁不安、记忆力下降等症状；锌缺乏严重的小儿智能发育可能受到影响，甚至有精神障碍，还可能出现异食癖，喜欢吃泥土、墙纸、煤渣或其他异物。

三、文明健康的生活方式

健康是人类最宝贵的财富。但健康不能靠高科技和药物。文明健康的生活方式可概括为："诚实做人、认真做事、奉献社会、享受生活、延年益寿、消灾去祸。"最好的医生是自己，最好的药物是时间，最好的心情是宁静，最好的运动是步行；懂得自我保健，知足常乐，健康享受每一天的生活、工作和学习。

1. 合理膳食

这是健康的第一大基石，可以简化成八个字："什么都吃，适可而止。"

2. 适量运动

医学之父西波克拉底认为"阳光、空气、水和运动，是生命和健康的源泉"。走路是最好的运动方式，是使动脉硬化变软化的一种最有效的方法，步行运动对血压、胆固醇和体重等能进行较好的控制。打太极拳也是较好的运动方式，柔中有刚，阴阳调和，可改善神经系统，协调身体平衡能力。每个人都能找到最适合自己的运动方式，但要注意运动一定要适度，过量运动有时会造成猝死，特别对老年人很危险。

3. 戒烟限酒

吸烟对身体没有任何益处，所以一定要戒烟，如戒不了烟，一天最好吸烟不超过5支。葡萄酒具有抗衰老、降血压和降血脂等功效，因此少量饮酒可以活血化淤，有益于身体健康。但最好不要饮高酒精度的白酒。

4. 心理平衡

心理平衡是维持身心健康最主要的措施，其作用超过一切保障作用的总和，它掌握了健康的金钥匙。良好的心理状态是最好的抗癌措施，一个人心理平衡，就不容易生病，即使生了病，好得也快。人的幸福没有一个绝对的标准，因此做到心态平衡最重要。

维护心灵健康的方法：

（1）对世界充满爱心；

（2）善良、乐于帮助别人；

（3）讲正气；

（4）能够宽容对待别人；

（5）孝顺父母；

（6）忠诚、老实；

（7）奉献社会；

（8）不求回报。

第一章 营养学基础知识

在营养学著作中，国内外作者使用的膳食中营养素分类方法和名词不尽相同。中国居民膳食营养素参考摄入量（Dietary reference intakes，DRIs）专家委员会采用以下分类和词汇：

能量；

宏量营养素：蛋白质、脂类、碳水化合物（糖类）；

微量营养素：维生素（包括脂溶性维生素和水溶性维生素）、矿物质（包括常量元素和微量元素）；

其他膳食成分：膳食纤维、水等。

第一节 能量（Energy）

人和其他任何动物一样，每天都要摄取一定量的食物以供生长、代谢、维持体温以及从事各种体力劳动等的需要。能量是人类赖以生存的物质基础，没有能量就没有生命活动，也就没有人类。

人类的能量来自食物，食物的能量最终来自太阳能。绿色植物吸收太阳能，通过光合作用将二氧化碳、水和其他无机化合物转变成有机碳水化合物、蛋白质和脂肪等，并将能量贮存在这些化合物中。人食用含这些化合物的食物后，在体内经过一系列的氧化反应，这些化合物被分解，能量逐渐释放出来，一部分以热能形式散失以维持体温，另一部分则以高能磷酸键（ATP）形式贮存，且可在细胞间运输，当组织需要时，再释放出来供机体利用。

如果人体摄入能量不足，机体会动用自身能量贮备甚至消耗自身组织以满足生命活动对能量的需要，若长期处于能量不足状态，则可导致生长发育缓慢、消瘦、活力消失甚至生命活动停止而死亡。反之，若能量摄入过剩，会以脂肪形式贮存于体内，导致异常的脂肪堆积。

一、产能营养素和生理有效能量

在人摄取的所有营养素中，只有碳水化合物、脂肪和蛋白质在体内能产生能量，营养学上将这三种营养素称为"产能营养素"或"热源质"。

三种产能营养素在人体内氧化分解释放能量的数量各不相同。对碳水化合物和脂肪而言，在体内可以完全氧化成 CO_2 和 H_2O，其终产物及产生的能量与在体外相同；但蛋白质在体内不能完全被氧化分解，其终产物除 CO_2 和 H_2O 外，还有含氮有机物（尿素、尿酸、肌酐等），它们随尿液排出体外。另外，三种产能营养素在人体内并不能被完全消化吸收，对一般混合膳食而言，正常人对碳水化合物、脂肪和蛋白质的消化吸收率分别为98%、95%和92%。此外，酒精在体内也可产生能量。

营养学中，将每克产能营养素在体内氧化分解后为机体供给的净能称为生理有效能量或能量系数，能量单位为千焦耳（kJ）或兆焦耳（MJ）。产能营养素的生理有效能量见表1-1。

表1-1 产能营养素的生理有效能量

产能营养素	生理有效能量/kJ
碳水化合物	16.8
脂肪	37.6
蛋白质	16.7
纯酒精	29.3

二、决定人体能量消耗的因素

人体能量的消耗与能量的需要相一致。成年人的能量消耗主要用于维持基础代谢、体力活动和食物特殊动力作用三方面；儿童、孕妇、乳母能量消耗还应包括机体生长、乳汁分泌等消耗的能量。

1. 基础代谢（Basal metabolism，BM）

基础代谢指维持人体基本生命活动的能量。基本生命活动包括维持体温、呼吸、血液循环、腺体分泌、肌肉的一定紧张度等。

测定基础代谢时，受试者应处于安静的松弛状态，即清醒、静卧、空腹（餐后12~14h）、周围环境安静和温度适宜（18~25℃）的情况下进行测定。

基础代谢率（Basal metabolic rate，BMR）指单位时间内人体基础代谢所消耗的能量。

BMR的表示单位为kJ/（m^2·h）、kJ/（kg·h）或MJ/d等。

自20世纪90年代起，世界各国大都采用FAO/WHO建议的按体重计算BMR，见表1-2。

表1-2 按体重计算基础代谢率（BMR）的公式

年龄	BMR/（MJ/d）	
	男	女
10~18	$0.0732W + 2.72$	$0.0510W + 3.12$
18~30	$0.0640W + 2.84$	$0.0615W + 2.08$
30~60	$0.0485W + 3.67$	$0.0364W + 3.47$
>60	$0.0565W + 2.04$	$0.0439W + 2.49$

注：1. W是用"kg"表示的平均体重。
2. 引自W. P. T詹姆斯《人体能量需要量FAO：食品和营养文集》中文版，1990。

由表1-2可以看出，人体BMR与年龄、性别等有关，如老年人<成年人<儿童；女性<男性。此外体型和机体构成、种族、内分泌、睡眠、情绪、气候、劳动强度等也影响

BMR，通常应激状态（发热、创伤或心理应激等）会使 BMR 升高。

2. 各种体力活动的能量消耗（Physical activity level，PAL）

除基础代谢外，体力活动消耗的能量是构成人体总能量消耗的重要部分。体力活动所消耗的能量与活动强度、持续时间以及动作的熟练程度有关，即活动强度越大、持续时间越长及动作越不熟练消耗的能量越多。我国将一般成人体力活动分为三级，即轻体力活动、中等体力活动和重体力活动，见表 1-3。

能量消耗量或需要量 = BMR × PAL

表 1-3　　　　　　　　　　　　　　中国成人活动水平分级

活动水平等级	职业工作时间分配	工作内容举例	PAL 男	PAL 女
轻	75% 时间坐或站立 25% 时间站着活动	办公室工作、修理电器钟表、售货员、酒店服务员、化学实验操作、讲课等	1.50	1.50
中	25% 时间坐或站立 75% 时间特殊职业活动	学生日常活动、机动车驾驶、电工安装、车床操作、金工切割等	1.75	1.75
重	40% 时间坐或站立 60% 时间特殊职业活动	非机械化农业劳动、炼钢、舞蹈、体育运动、装卸、采矿等	2.00	2.00

注：引自中国营养学会《中国居民膳食营养素参考摄入量》，2013。

3. 食物特殊动力作用的能量消耗（Specific dynamic action，SDA）

指人体由于摄食所引起的一种额外能量消耗。不同食物增加的能耗量不等，进食碳水化合物时可增加其本身所产能量的 5% ~ 6%，脂肪为 4% ~ 5%，蛋白质为 30%。一般认为进食普通混合膳食时，SDA 相当于基础代谢的 10%，每日约 600kJ。

4. 生长发育的能量需要

生长期的婴幼儿、儿童的能量需要量，主要包括机体生长发育中新组织的形成、新生长组织进行代谢所需的能量。而孕妇体内胎儿的生长发育、乳母分泌乳汁等也需额外补充能量。

三、膳食能量推荐摄入量与食物来源

中国营养学会 2013 年 10 月修订了 2000 年的《中国居民膳食营养素参考摄入量（Chinese DRIs）》，在原来平均需要量（EAR）和推荐摄入量（RNI）的基础上，基于非传染性慢性病一级预防的研究资料，提出了宏量营养素的可接受范围（AMDR），以及一些微量营养素的建议摄入量（PI - NCD）；对已有充分科学依据的少数膳食成分，提出了可耐受最高摄入量（UL）和/或特定建议值（SPL）。以此来指导并评价我国居民的营养状况。

能量需要量是指维持正常生理功能所需要的能量，即能长时间保持良好的健康状况，具有良好的体型、机体构成和活动水平的个体达到能量平衡，并能胜任必要的经济和社会活动所必需的能量摄入。对于孕妇、乳母、儿童等人群，还包括满足组织生长和分泌乳汁的能量需要。对于体重稳定的成人个体，能有效自我调节食量摄入到自身需要量，其能量需要量应等于消耗量。能量的推荐摄入量与各类营养素的推荐摄入量不同，它是以平均需要量为基础，不增加安全量。

在膳食能量摄入方面，三大产能营养素应保持适当的比例，碳水化合物供能占总能量的 50% ~65%、脂肪占 20% ~30%、蛋白质占 10% ~15% 为宜。

碳水化合物、脂肪和蛋白质这三种产能营养素普遍存在于动物性和植物性食物中，而蔬菜和水果提供的能量较少。动物性食品及豆类中主要含有脂肪和蛋白质；植物性食物，如谷类、根茎类含有大量的碳水化合物，它们是较经济的能量来源；坚果类如花生、核桃、葵花籽、松子、榛子等含有很多脂肪，可提供较多的能量。从能量合理摄入的角度，采用以植物性食物为主的膳食，并与动物性食物相平衡，避免经常性的高能量高脂肪膳食是必要的。在能量满足的前提下，保证三大产能营养素摄入的恰当比例。

第二节 宏量营养素（Macro nutrients）

一、蛋 白 质

蛋白质（Proteins）是由 20 多种氨基酸通过肽键连接起来的具有生命活力的生物大分子，其相对分子质量可达到数万甚至百万，并具有复杂的立体结构，它是生物体细胞和组织的基本组成成分，是各种生命活动中起关键作用的物质，而且蛋白质在遗传信息的控制、高等动物的记忆及识别等方面都具有十分重要的作用。

蛋白质主要含碳、氢、氧、氮四种元素，有的蛋白质还含有硫和磷，此外在少量蛋白质中含有铁、铜、锌、碘等微量元素。

1. 蛋白质的分类

食品营养学根据蛋白质营养价值的高低进行分类。

（1）完全蛋白质（Complete proteins） 这类蛋白质含有人体生长所必需的各种氨基酸，且氨基酸比例接近人体需要，当这类蛋白质为唯一蛋白质来源时，能促进机体健康生长。动物来源的蛋白质大多为完全蛋白质，如乳中的酪蛋白、乳白蛋白，蛋类中的卵白蛋白、卵黄磷蛋白，肉类中的肌肉蛋白和大豆中的大豆蛋白等。

（2）不完全蛋白质（Incomplete proteins） 这类蛋白质缺少一种或几种人体必需的氨基酸，当仅用这种蛋白质为唯一蛋白质来源时，它不能促进机体生长，甚至不能维持生命。如玉米胶蛋白、动物结缔组织如蹄筋胶质及由动物皮等制得的白明胶。

（3）半完全蛋白质（Semi - incomplete proteins） 介于上述两种蛋白质之间，含有人体所必需的各种氨基酸，但氨基酸组成比例不平衡，作为唯一蛋白质来源时，能维持机体生命，但不能促进机体生长发育，如小麦、大麦中的麦胶蛋白。

2. 蛋白质的生理功能

蛋白质是组成一切器官和细胞的重要成分之一，没有蛋白质就没有生命，也不会有人类。

（1）构成和修补人体组织 人体每天约有3%的蛋白质参与代谢，不同年龄的人合成代谢的速率不同，婴幼儿和儿童蛋白质的代谢速率最快。机体生长发育及补充新陈代谢所损失的氮，都需要从食物获得。

（2）调节体液和维持酸碱平衡　当人摄入蛋白质不足时，血浆蛋白浓度降低，渗透压下降，水无法全部返回血液循环系统而积蓄在细胞间隙内，出现水肿。同时，蛋白质是两性物质，能与酸或碱进行化学反应，维持血液酸碱平衡。

（3）合成生理活性物质　机体新陈代谢必不可少的许多激素如胰岛素、肾上腺素、甲状腺素等都是含氮物质，这些物质的合成必需有足够的蛋白质供给；一些维生素是由氨基酸转变而来，如色氨酸可转化成烟酸；运输氧气的血红蛋白及参与一切生化反应的酶等其本质均为蛋白质。

（4）增强免疫力　人体的免疫物质主要由白细胞、抗体、补体等构成，合成它们需要充足的蛋白质。吞噬细胞的作用与摄入蛋白质的数量有密切关系，大部分吞噬细胞来自骨髓、脾、肝、淋巴组织，体内缺乏蛋白质，这些组织显著萎缩，制造白细胞、抗体和补体的能力大为下降，使人体对疾病的免疫力降低，易于感染疾病。

（5）提供能量　通常人体总能量的 $10\% \sim 15\%$ 由蛋白质提供。

3. 必需氨基酸与限制性氨基酸

（1）必需氨基酸（essential amino acids，EAAs）　组成人体蛋白质的 20 多种氨基酸，已确定有 8 种为人体自身不能合成或合成速度远不能满足机体需要，必须从食物中获得，这一类氨基酸称为必需氨基酸。此外，组氨酸对婴幼儿也是必需的。必需氨基酸的种类见表 1 - 4。

表 1 - 4 　　　　　　　　　　　　必需氨基酸的种类

名称	英文缩写	名称	英文缩写
赖氨酸	Lys	苏氨酸	Thr
亮氨酸	Leu	色氨酸	Try
异亮氨酸	Ile	缬氨酸	Val
甲硫氨酸	Met	组氨酸	His
苯丙氨酸	Phe		

半胱氨酸（Cys）和酪氨酸（Tyr）可分别由甲硫氨酸和苯丙氨酸转化而来，当膳食中半胱氨酸和酪氨酸充足时，可减少甲硫氨酸和苯丙氨酸的消耗，因此有人将这两种氨基酸称为半必需氨基酸（Semi - essential amino acids）或条件必需氨基酸（Conditionally essential amino acids）。

构成人体组织蛋白质的各种氨基酸有一定的比例，膳食蛋白质所提供的必需氨基酸除数量充足外，其相互间的比例也应与人体比例相接近，食物蛋白质中的氨基酸才能被机体充分利用。FAO/WHO 联合专家委员会于 2007 年提出了不同年龄人群每日必需氨基酸需要量及氨基酸需要量模式（Amino acid pattern），见表 1 - 5。氨基酸需要量模式是指每克蛋白质中含有各种必需氨基酸的质量（mg），为方便起见，将其中含量最少的色氨酸作为 1 而计算出其他必需氨基酸的相应比值。

表1-5　　　　　　　　　几种食物和不同人群的氨基酸需要量模式

氨基酸	不同人群的氨基酸需要量/（mg/g 蛋白质）						不同食物的氨基酸含量/（mg/g 蛋白质）	
	0.5 岁	1~2 岁	3~10 岁	11~14 岁	15~18 岁	成人	鸡蛋	牛奶
组氨酸	20	18	16	16	16	16	22	27
异亮氨酸	32	31	31	30	30	30	54	47
亮氨酸	66	63	61	60	60	59	86	95
赖氨酸	57	52	48	48	47	45	70	78
甲硫氨酸 + 胱氨酸	28	26	24	23	23	22	57	33
苯丙氨酸 + 酪氨酸	52	46	41	41	40	38	93	102
苏氨酸	31	27	25	25	24	23	47	44
色氨酸	8.5	7.4	6.6	6.5	6.3	6	66	64
缬氨酸	43	42	40	40	40	39	17	14
总计	337.5	312.4	292.6	289.5	286.3	277	512	504

注：引自 WHO *Protein and amino acid requirements in human nutrition*，2007。

食物蛋白质的氨基酸模式与人体蛋白质氨基酸越接近，人体对蛋白质的利用程度就越高，该种蛋白质的营养价值就越高。动物性蛋白质中蛋、奶、鱼、肉以及大豆的氨基酸模式能满足人体需要，称为优质蛋白质或完全蛋白质。其中鸡蛋蛋白质与人体蛋白质氨基酸模式最接近，在实验中常以它作为参考蛋白质（Reference protein）。

（2）限制性氨基酸（Limiting amino acids，LAAs）　将食物蛋白质中各种必需氨基酸的数量与人体需要量模式进行比较，相对不足的氨基酸称为限制性氨基酸。粮谷类的限制性氨基酸是赖氨酸，豆类、花生、猪肉等为甲硫氨酸和胱氨酸，而鱼为色氨酸。

4. 蛋白质的消化、吸收和代谢

（1）蛋白质的消化

① 胃中的消化：胃酸可使蛋白质变性，有利于蛋白酶发挥作用。以胃蛋白酶原形式分泌，在 H^+ 条件下被激活成为胃蛋白酶。胃蛋白酶水解蛋白质，消化不完全；对乳中的酪蛋白有凝乳作用。

② 小肠中的消化：经胰液和小肠黏膜细胞分泌多种蛋白酶和肽酶的共同作用，进一步水解氨基酸，是蛋白质消化的主要部位。内肽酶（水解蛋白质内部肽键）包括胰蛋白酶、糜蛋白酶、弹性蛋白酶；外肽酶（从肽键两端开始水解）包括羧基肽酶 A 和羧基肽酶 B 以及氨基肽酶。

（2）蛋白质的吸收　在小肠内被水解为氨基酸和小肽才能被吸收；而大分子蛋白质的吸收是微量的，不具营养学意义。蛋白质的腐败作用即肠道细菌对未被消化的蛋白质及未被吸收的消化产物进行的代谢过程。

（3）蛋白质的分解代谢　氮平衡（Nitrogen balance）：反映机体摄入氮（食物蛋白质

含氮量约 16%）和排出氮的关系，即氮平衡 = 摄入氮 −（尿氮 + 粪氮 + 皮肤等氮损失）。

5. 食物蛋白质营养学评价

（1）含量（Content） 蛋白质含量高不一定质量就好，但如没有一定数量，再好的蛋白质其营养价值也有限。含量是营养价值的基础，一般以微量凯氏（Kjeldahl）定氮法测定。食物粗蛋白含量 = 食物含氮量 × 6.25。

食物的粗蛋白含量：大豆 30% ~ 40% 为最高，畜、禽、鱼、蛋类 10% ~ 20%，粮谷类 8% ~ 10%，鲜奶类 1.5% ~ 3.8%。

（2）消化吸收率（Digestibility） 反映蛋白质在消化道内被分解、吸收的程度。分为真消化吸收率（True/Net digestibility）和表观消化吸收率（Apparent digestibility）。真消化吸收率大于表观消化吸收率。在实际应用中往往用表观消化吸收率，以简化实验，并使所得消化吸收率具有一定的安全性。由于动物性食物中的蛋白质消化吸收影响因素较植物性的要少，动物性蛋白质的消化吸收率一般高于植物性蛋白质。

（3）利用率（Utilization） 即蛋白质的生物学价值（Biological value，BV）。蛋白质经消化吸收后，进入机体可以贮留利用的部分，BV 值越高，表明其利用率也越高。

① 蛋白质互补作用（Complementary action of protein）：将富含某种必需氨基酸的食物与缺乏该种必需氨基酸的食物互相搭配混合食用，从而提高蛋白质的生物学价值。蛋白质互补作用的原则包括食物的生物学种属越远越好，搭配的食物种类越多越好，不同种类食物的食用时间越近越好。

② 氨基酸评分（Amino acid score，AAS/化学分，Chemical score，CS）：AAS 因其简便易行而被广泛采用。不同年龄的人群，其氨基酸评分模式不同；不同的食物其氨基酸评分模式也不相同。

$$AAS = \frac{被测蛋白质每克氮（或蛋白质）中氨基酸量（mg）}{理想模式或参考蛋白质中每克氮（或蛋白质）中氨基酸量（mg）}$$

确定某一食物中的 AAS 分两步：① 计算被测蛋白质每种必需氨基酸的评分值。② 在上述计算结果中，找出最低的 EAA（即第一限制性氨基酸）评分值，即为该蛋白质的氨基酸评分。

6. 蛋白质的推荐摄入量及食物来源

优质蛋白质主要存在于动物性食品（蛋、奶、肉、鱼）和大豆及其制品中。每日膳食中优质蛋白质应占摄入蛋白质总量的 30% ~ 50%。粮谷类蛋白质含量不高，但因是主食，仍是膳食蛋白质的主要来源。植物性食品所含蛋白质数量少，必需氨基酸的种类不全或某种必需氨基酸的比值过低，因此，注意蛋白质互补、多种食物适当搭配是非常重要的。

推荐摄入量（Recommended nutrient intake，RNI），我国以植物性食物为主，按能量计算，蛋白质供能占总能量的 10% ~ 15%，其中成人（RNI）为男性 65g/d 和女性 55g/d，儿童和青少年因处于生长发育时期，为 13% ~ 14%，老年人为 15%，可防止出现负氮平衡。老年人优质蛋白摄入量应占总蛋白摄入量的 50%。

动物食品的蛋白质质量较高。其中畜、禽、肉类和鱼类蛋白质含量为 16% ~ 20%，鲜奶类为 2.7% ~ 3.8%，蛋类 11% ~ 14%；豆类蛋白质含量为 20% ~ 25%，除含硫氨基酸偏低外，其他几乎与动物蛋白相似；谷物中虽蛋白质含量仅为 7% ~ 10%，其生物学价值不如动物蛋白和豆类蛋白，但因我国人民每日摄入的谷类数量相对较大，因此谷物食品仍是我们重要的蛋白质来源，并适当摄入动物性蛋白质。大豆可以提供丰富的优质蛋白质，牛奶富含多种营养素，应大力提倡中国各类人群对牛奶和大豆制品的消费。

人类在生产大量传统的动植物及其制品之外，开发出了许多非传统的新食品蛋白质资源。如对单细胞蛋白质（SCP）的开发利用，单细胞蛋白质多由微生物培养制成，其蛋白质含量一般在50%以上，并含有丰富的必需氨基酸。此外，还有对昆虫及昆虫蛋白质的研究，昆虫的蛋白质含量高，脂肪和胆固醇低，有的昆虫蛋白质还含有有益人体营养保健的成分。

二、脂　类

脂类（Lipids）是脂肪（Fats）和类脂（Lipoids）的总称，是人体不可缺少的营养物质。脂肪是膳食中产生能量最高的一种营养素。日常食用的植物油及动物脂肪其主要成分为甘油三酯，植物油含较多的不饱和脂肪酸，而动物脂肪多含长链饱和脂肪酸；类脂包括各种磷脂及类固醇，它们也广泛存在于许多动植物食品中。

1. 脂类的生理功能

食物脂肪和人体脂肪各具有一些特殊功能，分别称为食物脂肪的营养学功能和体内脂肪的生理功能。脂肪酸的碳链长短、饱和程度和空间结构与脂肪的特性和功能有关，食物中脂肪酸以18碳为主，饱和程度越高、碳链越长，脂肪熔点越高。动物脂肪含饱和脂肪酸多，常温下呈固态脂；植物脂肪含不饱和脂肪酸（Unsaturated fatty acid，UFA）多，常温下呈液态油。

（1）提供能量　每克脂肪在体内氧化产生37.6kJ的能量，是蛋白质和碳水化合物供能的两倍多，正常情况下人体所需能量的20%~30%来自脂肪。

（2）构成机体组织　机体皮下贮存一定量的脂肪，具有保温、隔热、滋润皮肤、支持周围组织的作用，可减轻外界环境对机体组织的影响，保护内脏器官不受损害。

（3）提供必需脂肪酸　必需脂肪酸多存在于植物油类中，动物脂肪含必需脂肪酸较少。

（4）提供脂溶性维生素并促进其消化吸收　脂溶性维生素只存在于食物脂肪中，也只有在脂肪存在的环境下才能被吸收。当饮食中缺乏脂肪时，体内的脂溶性维生素也会缺乏，常表现为干眼病，机体组织上皮干燥、角质化、增生等病症。

（5）改善食品感官性状，给人以饱腹感　食物中的各个成分消化速度不一样，碳水化合物在胃中迅速排空，蛋白质排空较慢，脂类在胃中停留时间较长。一次进食含50g脂肪的高脂膳食，需4~6h才能在胃中排空，因而使人有高度饱腹感。此外，脂肪还可改善食品的感官性状（色、香、味、型等），达到美食和促进食欲的作用。

2. 必需脂肪酸及其生理功能

必需脂肪酸（Essential fatty acids，EFAs）　指机体生命活动必不可少但机体自身又不能合成，必须由食物供给的多不饱和脂肪酸（Poly-unsaturated fatty acids，PUFAs），如亚油酸（$n-6$）和α-亚麻酸（$n-3$）。事实上，$n-3$、$n-6$系列中许多UFA如花生四烯酸、二十碳五烯酸（EPA）、二十二碳六烯酸（DHA）等都是人体不可缺少的脂肪酸，但人体可以由亚油酸和α-亚麻酸合成这些脂肪酸。不过，机体在用亚油酸合成$n-6$系

列和 α – 亚麻酸合成 n – 3 系列其他 PUFA 的过程中使用的是同一种酶。因此，若能从食物中直接获得所有这些脂肪酸是最有效的途径。目前已知 n – 6 系 PUFA 与生长、发育和生殖等都有一定关系；而 n – 3 系 PUFA 则对脑、视网膜、皮肤和肾功能健全等十分重要，如 EPA 和 DHA。

必需脂肪酸的生理功能如下：

（1）EFAs 是细胞和线粒体膜的重要组成成分　参与磷脂的合成并以磷脂的形式出现在细胞和线粒体膜中。缺乏 EFAs 时，细胞和线粒体膜透性增加，可引起上皮细胞功能的紊乱。

（2）EFAs 参与胆固醇的正常代谢　体内约有 70% 的胆固醇与脂肪酸结合成酯，然后被转运和代谢，如亚油酸和胆固醇结合而成的胆固醇酯由高密度脂蛋白（HDL）从人体各组织携带致肝脏分解代谢，从而具有降血脂作用。如果缺乏必需脂肪酸，胆固醇不能在体内正常运输，从而沉积在血管内壁。

（3）亚油酸是前列腺素合成的原料　其摄入量的多少直接影响前列腺素的合成，而前列腺素是否正常对机体有多方面的作用，主要表现为催产、抗早孕、改善心肺功能等。

（4）EFAs 和生殖细胞的形成及妊娠、授乳、婴儿生长等有关。

（5）EFAs 能保护皮肤免受射线的损害。

EFAs 缺乏：引起生长迟缓、生殖障碍、皮肤损伤（出现皮疹等）以及肾脏、肝脏、神经和视觉等方面的多种疾病。但 PUFAs 摄入过多，可使体内有害的氧化物、过氧化物等增加，同样对机体会产生多种慢性危害。

3. 脂类的适宜摄入量及其食物来源

中国营养学会根据人体能量需要和我国的实际情况，提出每日膳食中由脂类供给的能量占总能量的比例，儿童和青少年为 25% ~ 30%，成人 20% ~ 30% 为宜，一般不超过 30%。

膳食中脂类的主要来源为植物油和动物脂肪。我国广大居民常食用的植物油是菜籽油、豆油、花生油、芝麻油，有些地区食用棉籽油等，这些植物油含有丰富的不饱和脂肪酸和 EFAs，经常食用，基本可满足人体对 EFAs 的需要，不会造成 EFAs 的缺乏。此外，坚果类也是亚油酸的重要食物来源。动物类食品依来源和部位不同，脂类的含量和种类差异很大，脂肪组织含有大量的饱和脂肪酸；动物的脑、心、肝和肺等部位含较多的磷脂；乳及蛋黄是婴幼儿脂类的良好来源；水产品多不饱和脂肪酸含量高，深海鱼如鲱鱼、鲑鱼的油富含 EPA 和 DHA，它们属 n – 3 系的多不饱和脂肪酸，具有降低血脂和预防血栓形成的作用；粮谷类、蔬菜、水果脂肪含量很少，不作为油脂的来源。

由于脂肪在食品加工、烹调中可提高产品的感官性状和适口感，而且良好的风味可刺激人的食欲，使人们易产生对脂肪的嗜好和依赖；而过多摄入脂肪会对人体产生多种危害。为解决这一矛盾，人们开发生产出具有脂肪性状而又不能被人体吸收的脂肪替代品（Fat substitutes）。脂肪替代品一般是以碳水化合物、脂肪或蛋白质为原料生产。典型的产品有蔗糖聚酯（Sucrose polyester）和燕麦素。蔗糖聚酯是由蔗糖和脂肪酸为主要原料合成的脂肪替代品。燕麦素是从燕麦中提取的脂类物质，该物质对热稳定，有脂肪的细腻口感，主要用于冷冻食品如冰淇淋、色拉调料的汤料的加工；由于在生产中保留有大量的燕麦纤维素，它不仅可作为饱和脂肪酸的代用品，而且有一定的降胆固醇作用。

三、碳水化合物

1. 碳水化合物（Carbohydrates，CHO）的分类

碳水化合物也称为糖类，由碳、氢、氧三种元素构成。从生物化学的角度可将碳水化合物分为：单糖（Monosaccharide），以己糖为主，食物中主要有葡萄糖、果糖、半乳糖，还有少量其他糖类，天然水果、蔬菜中还有少量的糖醇类物质；双糖（Disaccharide），常见的双糖有蔗糖、麦芽糖、乳糖和海藻糖等；寡糖（Oligo‐saccharides），由 3~10 个单糖构成的小分子多糖，较重要的是存在于豆类中的棉子糖、水苏糖；多糖类（Poly‐saccharides），由 10 个以上单糖构成的大分子糖，重要的有糖原、淀粉、纤维素，均由葡萄糖分子构成。

2. 碳水化合物的生理功能

（1）提供和贮存能量　碳水化合物是人类获取能量最经济和最主要的来源。碳水化合物在体内消化后，主要以葡萄糖的形式被吸收。葡萄糖可被所有的组织利用，如蛋白质在肌肉中不能被直接氧化取得能量，脂肪在肌肉中的氧化能力很低，肌肉活动最有效的能量是糖原，而心脏、神经系统只能利用葡萄糖作为能源。

（2）构成机体组织　糖脂是细胞膜与神经组织的组成部分，糖蛋白是许多重要功能物质，如酶、抗体、激素的一部分，核糖和脱氧核糖是遗传物质 RNA 和 DNA 的主要成分之一。

（3）保肝解毒作用　当碳水化合物摄入充足时，可增加体内肝糖原的贮备，机体抵抗外来有毒物质的能力增强。肝脏中的葡萄糖醛酸能与这些有毒物质结合并排出体外，起到解毒作用，可保护肝脏的功能。

（4）节约蛋白质　碳水化合物是机体最直接和最经济的能量来源，当它摄入充足时，机体首先利用它提供能量，减少了蛋白质作为能量的消耗，使更多的蛋白质用于组织的建造和再生。

（5）抗酮体作用　如果碳水化合物提供的能量不足，机体则需要消耗大量的脂肪补充能量，这时脂肪的代谢将不完全，产生过多的酮体。酮体是一些酸性化合物，会引起血液酸度升高。

（6）增强肠道功能　非淀粉多糖是一类不能被机体小肠消化利用的多糖类物质，但能刺激肠道蠕动，增加了结肠发酵率，有利人体肠道的健康，具有重要的生理意义。

3. 碳水化合物的消化与吸收

（1）碳水化合物的消化　多糖是通过口腔、胰腺及小肠壁细胞消化液的作用（酶的作用），从而分解成短链。口腔：唾液淀粉酶水解小部分碳水化合物。胃：胃酸和胃蛋白酶极少消化碳水化合物。小肠：是消化碳水化合物的主要场所，在小肠腔内被胰淀粉酶水解为双糖和寡糖，在小肠黏膜上皮细胞被彻底消化为单糖。结肠：结肠菌群分解未被消化的碳水化合物(发酵)。

（2）碳水化合物的吸收　碳水化合物被消化成单糖后才能被吸收，主要吸收部位在空肠。单糖的吸收是一种耗能的主动吸收。葡萄糖和半乳糖存在竞争，但后者亲和力差。人类对单糖的吸收力很强，24h 可摄入 20lb（1lb = 0.453kg）的糖，即 50000kcal 能量。

　　单糖的作用：口服或注射果糖时，可使体内酒精分解加快，用于治疗酒精中毒。大脑完全依靠葡萄糖和氧供能，任何一种浓度降低都会造成大脑的不可逆损伤。胎儿和新生儿同样需要葡萄糖，因为脂肪不能通过胎盘，新生儿的体脂是他自己通过葡萄糖或氨基酸合成的。母体中的血糖永远比胎儿多，以扩散方式便于胎儿获得，果糖不能通过胎盘。

4. 碳水化合物的适宜摄入量与食物来源

　　膳食中碳水化合物的摄入量主要根据民族饮食习惯、生活条件等而定，中国营养学会认为，现阶段我国居民碳水化合物所供能量约占全日总能的 50% ~65% 为宜，小孩食用过多蔗糖、糖果又不注意口腔卫生容易发生龋齿，中老年人也应控制精制糖的摄入量，因其营养密度低，易于以脂肪形式贮存，一般认为摄入量应控制在占能量 10% 以下。

　　碳水化合物主要来自谷类、薯类和水果蔬菜类食物，纯碳水化合物食物还包括糖果、酒类、饮料等。某些坚果类虽碳水化合物含量较高，但人们平时食用量少。乳糖是哺乳动物乳腺分泌的一种特有的碳水化合物，一般仅存在于乳制品中。

5. 食物中的血糖生成指数（Glycemic index，GI）

　　GI 是反映食物类型和碳水化合物消化水平的一个参数。一般定义为在一定时间内，人体食用含 50g 有价值的碳水化合物的食物与相当量的葡萄糖后，与 2h 后体内血糖曲线下面积的比值。相同量的碳水化合物，可产生不同的血糖反应和相应不同的 GI 值。GI 值高（GI > 75）的食物进入肠胃后，消化快、吸收完全，葡萄糖进入血液后峰值高，也就是血浆葡萄糖升得高；GI 值低（GI < 55）的食物在胃肠停留时间长，释放缓慢，葡萄糖进入血液后峰值低，简单说就是血浆葡萄糖浓度比较低。食物的血糖生成指数还受到很多因素的影响，如食物中碳水化合物的类型、结构，食物的化学成分和含量，以及食物的物理状况和加工制作过程的影响。部分食物的血糖生成指数如表 1-6 所示。

　　食物的血糖生成指数的概念和数值不仅用于糖尿病人的膳食管理，而且被广泛应用于高血压病人和肥胖者的膳食管理、居民营养教育，甚至扩展到运动员的膳食管理、食欲研究等多项用途中。

表 1-6　　　　　　　　　　　　部分食物的血糖生成指数（GI）

食物	GI	食物	GI
糯米饭	87	大米饭	88
荞麦面条	59.3	牛肉面	88.6
混合谷物面包	45	全麦粉面包	69
甜玉米（煮）	55	燕麦	55
黑米	42.3	油条	74.9
小麦饼干	70	米饼	82
大豆	18	扁豆	18.5
魔芋	17	藕粉	32.6
四季豆	27	绿豆	27.2
煮土豆	65	土豆泥	70
土豆粉条	13.6	油炸土豆片	60.3
可乐	40.3	巧克力	49

续表

食物	GI	食物	GI
牛奶	27	酸乳酪	36
鲜桃	28	苹果	36
樱桃	22	柚子	25
李子	42	葡萄	43
猕猴桃	52	芒果	55
菠萝	66	西瓜	72

注：表中食物 GI 值以葡萄糖为参照物，葡萄糖 = 100。

（引自张英锋《GI——食物血糖生成指数》，化学世界，2004）

四、三大营养物质代谢的关系

（1）从产物来看，它们之间可以相互转化。

（2）它们之间除了相互转化，还相互制约。

糖类是任何动物首先动用的能源物质。只有当糖类代谢发生困难时，才由脂肪和蛋白供给能量。当糖类和脂肪都不足，蛋白质的分解就会增加。大量摄取糖类和脂肪时，体内蛋白的分解就会减少。

脂类代谢与人体健康：脂肪来源太多时，肝脏就把多余的脂肪转变为脂蛋白运送出去。磷脂是合成脂蛋白的重要原料。

蛋白质代谢与人体健康：蛋白质在生命活动中具有多方面的生理作用。处于生长发育旺盛时期的儿童少年、孕妇以及大病初愈的人，食物中需要有更多的蛋白质。各种蛋白所含的氨基酸种类不同，要合理膳食。

除了要维持上述这三大类营养物质之外，还要摄入适量的水、无机盐、维生素和纤维素等才能保证身体的健康。合理选择和搭配食物，养成良好的饮食习惯，才能满足人体对营养物质和能量的需要，维持身体健康，保证新陈代谢、生长发育等生命活动的正常进行。

第三节　微量营养素（Trace nutrients）

一、维　生　素

人体必需的维生素迄今世界公认的有 14 种：维生素 A、维生素 D、维生素 E（生育酚）、维生素 K、维生素 B_1（硫胺素）、维生素 B_2（核黄素）、维生素 B_6（吡哆素）、维生素 B_{12}（钴胺素）、维生素 C（抗坏血酸）、维生素 PP（烟酸）、叶酸、泛酸、生物素、胆碱等。人体最易缺乏的维生素有 6 种：维生素 A、维生素 D、维生素 C、维生素 B_1、维生素 B_2 和烟酸。

1. 维生素的概念

（1）维生素（Vitamines）　是一类支配动物营养、具有调节生理功能、可促进动物代谢的有机化合物，在人体内不能合成，本身不能成为能量的必需营养素。

（2）维生素原（Pro‐vitamines）　能在人体及动物体内转化为维生素的前体物质。

2. 维生素的命名

（1）按发现顺序以字母命名　维生素 A 、B 族维生素、维生素 C 、维生素 D 等。

（2）按化学结构命名　视黄醇、硫胺素、核黄素、烟酸等。

（3）按功能命名　抗干眼病维生素、抗脚气病维生素等。

3. 维生素的特点

维生素的化学结构、性质和功能各不相同，但都具有某些共同的特点，即不参与机体组织构成，不供给能量，人体每日需要量很少，是天然食物的微量成分，除了维持营养生理功能外，还具有药理作用，大多数不能在体内合成或大量贮存在组织中，需要有食物供应。

4. 维生素的分类

通常根据维生素的溶解性质，将其分为脂溶性维生素与水溶性维生素两大类。脂溶性维生素按发现历史的顺序分为：维生素 A、维生素 D、维生素 E 和维生素 K。它们的特点是靠脂肪带入身体各部位，吸收后在体内能贮存，且贮存时间很久，摄入过量会中毒，主要有维生素 A 和维生素 D 中毒，可影响肝脏，导致身体不适；水溶性维生素主要有维生素 B_1、维生素 B_2、维生素 B_6、维生素 B_{12} 和维生素 C 等，长期超量服用对身体无益，反而进入机体内很快被吸收，且排泄也较快，必须每天补充。

另有一类物质在体内的作用类似于维生素，叫作类维生素，包括生物类黄酮、肌醇、对氨基苯甲酸、硫辛酸和牛磺酸等。除此之外，还有一些物质的结构与维生素相似，但无生物效价，吸收时与维生素抗争，叫作抗维生素。

5. 人体维生素缺乏的原因

许多因素可致维生素不足或缺乏。

（1）维生素摄取量不足　膳食调配不合理，或有偏食习惯，易致维生素摄取不足。地区食物单调，如以玉米为主，则易患烟酸缺乏的癞皮病。

（2）吸收不良　多见于消化系统疾病的患者，如长期腹泻、消化道或胆道梗阻者。

（3）肠道细菌生长抑制　使用抗生素而使消化道细菌受到抑制，合成维生素的量减少，也可引起某些维生素（维生素 K、维生素 B_6、烟酸）的缺乏。

（4）需要量增加　生长期儿童、妊娠和哺乳期的妇女、重体力劳动及特殊工种的工人及长期高热和患慢性消耗性疾病的患者等，需要量比一般人要高。

（5）食物贮存及烹调方法不当　弃掉烹调用水，则使水溶性维生素损失。煮粥或炖肉时加碱，维生素 B_1 被破坏。维生素 C 在贮存及烹调时最易被破坏。我国膳食中蔬菜较多，但以熟食为主，所以实际摄取量比按新鲜样品的计算值要小。

每种维生素均履行着其特殊的生理功能，缺乏时会引起相应的营养缺乏症。人类维生素的缺乏包括原发性和继发性。原发性缺乏主要是由于食物中供给量不足，继发性缺乏是由于维生素在体内吸收障碍，破坏分解增强和生理需要量增加等因素造成。维生素缺乏在体内是一个渐进过程：初始贮备量降低，继而相关生化代谢异常、生理功能改变，然后才是组织病理变化并出现临床症状和体征。轻度维生素缺乏并不一定出现临床症状，但可使劳动效率下降、对疾病抵抗力降低等，称为亚临床缺乏或不足。由于亚临床缺乏症状不明显，不特异，往往被人们忽视，故应对此有高度警惕性。临床上常见多种维生素混合缺乏的症状和体征，见表 1‐7 和表 1‐8。

表1-7   **脂溶性维生素的功能、缺乏症状和食物来源**

维生素	生理功能	缺乏症状	良好食物来源
维生素A	视紫红质合成，上皮，神经，骨骼生长，发育，免疫功能	儿童：暗适应能力下降，干眼病，角膜软化； 成人：夜盲症，干皮病	动物肝脏，红心甜薯，菠菜，胡萝卜、胡桃、蒲公英、南瓜、绿色菜类
维生素D	调节骨代谢，主要调节钙代谢	儿童：佝偻病； 成人：骨软化症	在皮肤经紫外线照射合成，强化奶
维生素E	抗氧化	婴儿：贫血； 儿童和成人：神经病变，肌病	在食物中分布广泛，菜籽油是主要来源
维生素K	通过 γ-羧基谷氨酸残基激活凝血因子Ⅱ、Ⅶ、Ⅸ、Ⅹ	儿童：新生儿出血性疾病； 成人：凝血障碍	肠道细菌合成，绿叶蔬菜，大豆，动物肝脏

表1-8   **水溶性维生素的功能、缺乏症状和食物来源**

维生素	生理功能	缺乏症状	良好食物来源
维生素 B_1	参与 α-酮酸和2-酮糖氧化脱羧	脚气病，肌肉无力，厌食，心悸，心脏变大，水肿	酵母，猪肉豆类，葵花籽油
维生素 B_2	电子（氢）传递	唇干裂，口角炎，畏光，舌炎，口咽部黏膜充血水肿	动物肝脏，香肠，瘦肉，蘑菇奶酪，奶油，脱脂牛奶，牡蛎
烟酸	电子（氢）传递	癞皮病：腹泻，皮炎，痴呆或精神压抑	金枪鱼，动物肝脏，鸡胸脯肉，牛肉，比目鱼，蘑菇
泛酸	酰基转移反应	缺乏很少见：呕吐，疲乏，手脚麻木，刺痛	在食物中广泛分布，尤其在蛋黄、肝脏、肾脏、酵母含量高
生物素	CO_2 转移反应羧化反应	缺乏很少见：常由于摄入含大量抗生物素蛋白的生鸡蛋所致，厌食，恶心	消化道微生物合成； 酵母，肝脏，肾脏
维生素 B_6	氨基转移反应脱羧反应	皮炎，舌炎，抽搐	牛排，豆类，马铃薯，鲑鱼，香蕉
叶酸	一碳单位转移	巨幼红细胞性贫血，腹泻，疲乏，抑郁，抽搐	布鲁氏酵母，菠菜，龙须菜，萝卜、大头菜，绿叶菜类，豆类，动物肝脏
维生素 B_{12}	甲基化高半胱氨酸为甲硫氨酸转化甲基丙二酰-CoA 为琥珀酰-CoA	巨幼红细胞性贫血，外周神经退化，皮肤过敏，舌炎	肉类，鱼类，贝壳家禽，奶类
维生素C	抗氧化，胶原合成羟化酶的辅因子	坏血病，胃口差，疲乏无力，伤口愈合延迟，牙龈出血，毛细血管自发破裂	木瓜，橙汁，甜瓜，草莓花椰菜，辣椒，柚子汁

6. 脂溶性维生素

（1）维生素A与A原　维生素A只存在于动物性食物中，包括维生素A₁和维生素A₂两种。它的基本形式是全反式视黄醇（Retinol），即维生素 A₁，通常以棕榈酸酯的形式存在海鱼的肝、乳脂和蛋黄中；3－脱氢视黄醇为维生素 A₂，主要存在于淡水鱼肝中，维生素 A₂的生理活性仅为维生素 A₁的40%。蔬菜、水果中所含的多种类胡萝卜素（Carotenoids）能在人体内转变成维生素 A，通常称它们为维生素 A 原。目前已发现植物体内存在数百种类胡萝卜素，一部分具有维生素 A 活性，以 α－胡萝卜素、β－胡萝卜素、γ－胡萝卜素和玉米黄素这四种特别重要，其中以 β－胡萝卜素的活性最高。

① 生理功能。

a. 与视觉有关：维生素 A 是视色素的组成成分，人体眼睛视网膜上有两种视觉细胞，即椎状细胞和杆状细胞，前者与明视有关，后者与暗视有关，这两种细胞中都存在着对光敏感的视色素，两种视色素分别由不同的视蛋白和维生素 A 组成，如杆状细胞中的视紫红质（Rhodopsin）是黑暗中能够视物的主要物质。视紫红质在强光中被分解为视黄醛和暗视蛋白（Opsin），在黑暗中视物，继而又需要新的维生素 A 氧化为视黄醛，再与暗视蛋白结合成视紫红质。维生素 A 缺乏时，视黄醛补充不足，影响了视紫红质的合成，而发生暗适应（Dark adaptation）障碍。

b. 维持上皮组织健全：维生素 A 营养良好，人体上皮组织黏膜细胞中糖蛋白的生物合成正常，分泌黏液正常，这对维护上皮组织的健全十分重要。

c. 促进正常的生长与发育：维生素 A 在细胞分化中具有重要作用，因此维生素 A 对胎儿、幼儿的生长发育具有重要意义。维生素 A 缺乏时，一方面可使蛋白质的生物合成及体内细胞分化受阻而影响正常的生长发育；另一方面由于缺乏维生素 A 会使味蕾角质化而引起食欲减退，有碍儿童的生长发育，因此维生素 A 是儿童生长和胎儿正常发育必不可少的重要营养物质。

d. 防癌功能：流行病学调查说明维生素 A 充足的人其癌症发病率明显低于摄入不足的人。近年的研究发现类胡萝卜素能增强人体免疫功能，并能猝灭单线态氧（Singlet）或捕捉自由基，这些单线态氧是人体代谢过程中产生的，它对人体有一定副作用。

e. 参与维持正常骨质代谢：维生素 A 缺乏可使破骨细胞数目减少，成骨细胞功能失控，并导致骨膜骨质过度增生，骨腔变小，压迫周围的组织，产生神经压迫症状。

② 食物来源与推荐摄入量：含维生素 A 最丰富的食物是各种动物的肝脏，其次为蛋黄、黄油、乳粉及含脂肪较高的鱼类。鱼肝油中维生素 A 的含量很高，可作为婴幼儿的营养增补剂而非食品。深绿色的叶菜类如菠菜、韭菜、芹菜、油菜等都含有丰富的胡萝卜素，橙黄色的根茎如胡萝卜、甘薯及水果中的芒果、杏子、柿子和柑橘等含量也较丰富。

维生素 A 的活性过去用"国际单位"(IU) 表示，近年建议改用"视黄醇当量"（Retinol equivalent，RE）更为合理。

$$1\mu g\ 视黄醇 = 1\mu gRE$$
$$1IU\ 维生素\ A = 0.3\mu gRE$$
$$1\mu g\ \beta-胡萝卜素 = 1/6\mu gRE$$
$$1\mu g\ 其他类胡萝卜素 = 1/12\mu gRE$$

因此在计算膳食中维生素 A 量时应把动物食品中的视黄醇含量及植物食品中的 β - 胡萝卜素含量都用视黄醇当量（RE）表示，即：

视黄醇当量（μg）＝膳食或补充剂来源的全反式视黄醇（μg）＋1/2 补充剂纯品全反式 β - 胡萝卜素（μg）＋1/12 膳食全反式 β - 胡萝卜素（μg）＋1/24 其他膳食维生素 A 原类胡萝卜素（μg）

我国居民膳食维生素 A 的推荐摄入量（RNI）成人男子为 800μgRE，女子为 700μgRE；可耐受最高摄入量（UL）成人为 3000μg RE。

③ 过量：

a. 大剂量维生素 A 摄入可引起急性、慢性和致畸毒性。

b. 大量摄入类胡萝卜素可出现高胡萝卜素血症，易出现类似黄疸的皮肤，但停止使用类胡萝卜素，症状会逐渐消失，未发现其他毒性。

（2）维生素 D　为一组存在于动植物组织中的固醇类化合物，其中以维生素 D_3（Cholecalciferol）和维生素 D_2（Ergocalciferol）最重要。动物皮下的 7 - 脱氢胆固醇及植物油或酵母中的麦角固醇经紫外线照射后可分别转化为维生素 D_3 和维生素 D_2。

① 生理功能：维生素 D_3 的生理功能主要是促进小肠对钙、磷的吸收，调节钙、磷的代谢，维持血浆钙、磷的正常值，以利骨骼的不断更新，为骨骼的正常生长发育所必需。

② 食物来源及适宜摄入量：含脂肪丰富的海鱼（鲱鱼、沙丁鱼、金枪鱼等）、蛋黄、肝、奶油等动物食品是维生素 D 的良好来源。瘦肉和牛乳中仅含有少量。鱼肝油制剂是维生素 D 最丰富的来源，但它不是日常食品，以奶类为主食的小儿需适当地补充鱼肝油，但切不可过量。鱼肝油也可用作婴幼儿配方食品中维生素 D 的强化剂。

维生素 D 摄入量应与钙、磷的摄入量相适应。我国建议在钙、磷供给充足的条件下成人维生素 D 平均需要量（EAR）为 8μg/d 即可满足生理需要，生长期的儿童、少年及乳母应加至 10μg/d；可耐受最高摄入量（UL）成人为 50μg/d。

$$1μg 维生素 D_3 = 40 国际单位（IU）$$

③ 缺乏与过多症。

a. 缺乏症

原因：日光照射不足，膳食摄入不足。

表现：缺钙的临床表现，如儿童佝偻病（Rickets）、手足痉挛症、孕妇骨质软化症（Osteomalacia）、老年人骨质疏松症（Osteoporosis）。

b. 过多症：长期大量摄入维生素 D（尤其是鱼肝油来源）可出现中毒症状。

④ 来源与供给量。

a. 来源：见图 1 - 1。

b. 供给量：除了 65 岁以上老人 RNI 为 15μg/d 以外，其他各种人群 RNI 为 10μg/d。

（3）维生素 E　又称生育酚（Tocopherols），是一系列具有 α - 生育酚生物活性的化合物，其中以 α - 生育酚的生物活性最高。

① 生理功能。

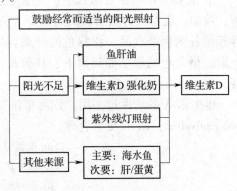

图 1 - 1　维生素 D 来源

a. 保护生物膜：维生素 E 能抑制细胞膜、细胞器膜内的多不饱和脂肪酸的过氧化反应，减少过氧化脂质的生成，与硒协同维护细胞膜和细胞器的完整性和稳定性。

b. 保护某些酶的活性：维生素 E 能保护某些含巯基（—SH）的酶不被氧化，从而保护了许多酶系统的活性，因而认为维生素 E 能参与调节组织吸收及氧化磷酸化过程。

c. 防化学污染及抗衰老：动物实验表明维生素 E 对多种化学毒物，特别是空气污染物具有防护作用。此外对老年动物给予维生素 E 后可消除脑细胞等细胞中的过氧化脂质色素，并可改善皮肤弹性、延缓性腺萎缩，因此维生素 E 可能在预防衰老上具有重要意义。

d. 维护机体正常免疫功能：维生素 E 对 T 淋巴细胞的功能十分重要，美国的一项老年人群流行病学研究指出，维生素 E 摄入水平低及血浆维生素 E 水平低的人患肺癌和乳腺癌的危险性高于正常摄入者。

② 缺乏与过多症。

a. 缺乏症：维生素 E 在食物中分布甚广，且体内可较多贮存，缺乏症较少发生。长期缺乏者可出现红细胞受损，红细胞寿命缩短，出现溶血性贫血。正常偏低的维生素 E 营养状况可能增加动脉粥样硬化、癌症（如肺癌、乳腺癌）、白内障以及其他退行性疾病的危险。

b. 过多症：维生素 E 的毒性较小，每日摄入 600mg 可能出现中毒症状，如视觉模糊、头痛和极度疲乏等；动物可出现生长抑制等。

③ 食物来源及适宜摄入量：维生素 E 广泛存在于动植物食品中，尤其以麦胚油、向日葵油、棉籽油等植物油中含量最高，其他如花生、芝麻、大豆中也含有丰富的维生素 E，牛奶、蛋黄等动物食品及所有的绿叶蔬菜都含有一定量的维生素 E。维生素 E 的单位以 α - 生育酚当量（α - TE）表示，即 1mg α - 生育酚的活性。我国居民膳食维生素 E 的适宜摄入量（AI）成人为 14mg α - TE/d；可耐受最大摄入量（UL）成人为 700mg α - TE。

7. 水溶性维生素

（1）维生素 B_1　又称硫胺素（Thiamine），由一含 S 的噻唑环和一含 NH_2 的嘧啶环组成，存在于大多数天然食品中。

① 生理功能。

a. 与体内能量代谢密切相关：维生素 B_1 以 TPP 的形式作为羧化酶和转酮基酶的辅酶参与能量代谢。

b. 在神经生理上的作用：硫胺素与体内胆碱酯酶的活性有关，缺乏时会干预正常的神经传导，以致影响内脏及周围神经的功能。

c. 与心脏功能有关：维生素 B_1 缺乏引起心脏功能失调可能是由于维生素 B_1 缺乏使血流入组织的量增多，使心脏输出负担过重，或由于心肌能量代谢不全所致。

② 缺乏症：脚气病（Beriberi），根据典型症状分为湿性、干性和混合型脚气病三型，另外，少数可出现 Wernicke - Korsakoff 综合征（也称为脑型脚气病）。婴儿（2～5 月龄）也可出现婴儿脚气病。

③ 食物来源及推荐摄入量：谷类、豆类、硬果、肉类、动物内脏及蛋类都含有丰富的维生素 B_1，酵母中的含量也很丰富，蔬菜水果类含量不高，谷类过分碾磨精细或烹调前淘洗过度都会造成硫胺素的大量损失。

某些食物中存在抗硫胺素因子（Antithiamin factor，ATF）能分解破坏硫胺素，如鲤鱼、鲱鱼、青蛤和虾含有硫胺化酶，能裂解硫胺素分子，因而不应生食鱼类和软体动物。

我国居民膳食维生素 B_1 的推荐摄入量（RNI）成人男子为 1.4mg/d，女子为 1.2mg/d。

（2）维生素 B_2　又称核黄素（Riboflavin）。游离核黄素对光敏感，牛奶中的核黄素大部分为游离型，牛奶置于日光下照射 2h，核黄素可被破坏一半，一般食物中的核黄素为结合型，对光较稳定。

① 生理功能：核黄素在体内转化为黄素单核苷酸（FMN）和黄素腺嘌呤二核苷酸（FAD），它们是核黄素在体内的活性形式。FMN 或 FAD 与酶蛋白结合较牢固。核黄素的生理功能与 FMN 和 FAD 的作用有关。

a. 参与组织呼吸：FMN 与 FAD 是体内黄素酶类的辅基，黄素酶类是体内电子传递系统中重要的氧化酶或脱氢酶。若核黄素缺乏，黄素酶形成受阻，将导致物质和能量代谢紊乱，而引起多种病变。

b. 促进生长发育：核黄素也是蛋白质代谢过程中某些酶的组成成分，因而 对生长期的儿童、少年有重要意义。严重缺乏时，生长停滞。

c. 与行为有关：核黄素与红细胞谷胱甘肽还原酶的活性有关，缺乏时该酶活性降低，出现精神抑郁、易感疲劳等。

d. 保护皮肤：核黄素有减弱化学致癌物对皮肤的损伤作用。

② 缺乏症。

a. 口腔 – 生殖综合征

口部：口角裂纹、口腔黏膜溃疡、地图舌等。

皮肤：丘疹或湿疹性阴囊炎（女性阴唇炎）、鼻唇沟、眉间、眼睑和耳后脂溢性皮炎。

眼部：睑缘炎、角膜毛细血管增生和羞明等。

b. 长期缺乏可导致儿童生长迟缓，轻中度缺铁性贫血。

c. 严重缺乏时常伴有其他 B 族维生素缺乏及相应症状。

③ 食物来源及推荐摄入量：动物性食品一般含核黄素较高，其中又以肝、肾、心的含量最丰富，此外蛋类、瘦肉、大豆、蘑菇、鳝鱼等都是核黄素的良好来源。谷类和一般蔬菜含量较低。我国居民膳食核黄素的推荐摄入量（RNI）成人男子为 1.4mg/d，女子为 1.2mg/d。

（3）烟酸（Niacin）　又称维生素 PP，是吡啶 3 – 羧酸及其衍生物的总称，包括烟酸和烟酰胺（Niacinamide）等。烟酸在体内以烟酰胺的形式存在。

① 生理功能：烟酸在机体内转变为烟酰胺，成为辅酶 I（NAD^+）、辅酶 II（$NADP^+$）的组成成分。成年人代谢的烟酸中，大约 2/3 来自色氨酸，平均 60mg 色氨酸转变为 1mg 烟酸。

a. 辅酶的组成成分：辅酶 I 、辅酶 II 是体内一系列脱氢酶的辅酶，为生物氧化过程中氢和电子的传递体，参与碳水化合物、脂肪及蛋白质在体内代谢过程中的脱氢作用。一般认为 NAD^+ 与产生能量的分解反应有关，$NADP^+$ 则较多地与还原性的合成反应有关。

b. 维护皮肤、消化系统及神经系统的正常功能：缺乏时发生皮炎、肠炎及神经炎为典型症状的癞皮病。

c. 降低血清胆固醇：烟酸具有降低血清胆固醇和扩张末梢血管的作用，临床上常用烟酸治疗高脂血症、缺血性心脏病等，但大剂量使用必须有医生做指导。

② 缺乏症：癞皮病（Pellagra）常见于以玉米为主食而副食较少的人群。玉米中烟酸含量并不低，但主要是与大分子化合物络合的结合型，人体不能吸收。主要损害皮肤、口、舌、胃肠道黏膜以及神经系统。典型症状为皮炎（Dermatitis）、腹泻（Diarrhea）、神经性痴呆（Depression），即三"D"症状。

③ 食物来源及推荐摄入量：动物肝、肉类、花生和豆类等食品中烟酸含量丰富，牛奶和鸡蛋的烟酸含量虽然很低，但因色氨酸含量高，所以烟酸当量也高。谷物烟酸含量较低，而且大部分存在于种皮中，在碾磨过程中损失较多，而且一部分烟酸为结合型，不易被人体吸收。

$$烟酸当量（mg）=烟酸（mg）+1/60色氨酸（mg）$$

我国居民膳食烟酸的推荐摄入量（RNI）成人男子为 15mg/d，女子为 12mg/d；可耐受最高摄入量（UL）成人为 35mg/d。

（4）维生素 B_6　又称吡哆素。包括吡哆醇（Pyridoxine）、吡哆醛（Pyridoxal）和吡哆胺（Pyridoxamine）。吡哆醇主要存在于植物食品中，吡哆醛、吡哆胺则主要存在于动物食品中。

① 生理功能：体内的维生素 B_6 经磷酸化后以磷酸吡哆醛或磷酸吡哆胺的形式作为辅酶而具有生物活性。

a. 多种辅酶的组成成分：磷酸吡哆醛、磷酸吡哆胺是体内蛋白质、氨基酸代谢中多种酶的辅酶，现已知有 60 多种酶需要维生素 B_6，还参与色氨酸的代谢、含硫氨基酸的脱硫等。因此维生素 B_6 与蛋白质、氨基酸代谢关系密切。

b. 与辅酶 A 及花生四烯酸的生物合成有关。

c. 与肝糖原的分解及体内某些激素（胰岛素、生长激素）的分泌有关。

d. 某些疾病的辅助治疗剂：维生素 B_6 在临床上与不饱和脂肪酸合用可治疗脂溢性皮炎，治疗由于缺乏维生素 B_6 引起的贫血、治疗和预防妊娠反应。此外，由药物、放射线等引起的恶心、呕吐，使用维生素 B_6 也有一定疗效。

② 缺乏症：单纯的维生素 B_6 缺乏症较罕见。一般常伴有多种 B 族维生素的缺乏，临床可见口炎、口唇干裂、舌炎，易激惹、抑郁以及人格改变等；体液和细胞介导的免疫功能受损，迟发过敏反应减弱。

③ 食物来源及适宜摄入量：维生素 B_6 含量丰富的食物有动物的内脏、瘦肉、蛋黄、乳粉及大豆、坚果、香蕉等，米糠、麦麸、蔬菜等也含一定量。通常认为维生素 B_6 的需要量与蛋白质摄入量有关。我国居民膳食维生素 B_6 的推荐摄入量（RNI）成人男女为 1.4mg/d；可耐受最高摄入量（UL）成人为 60mg/d。

（5）叶酸（Folic acid，FA）　因存在于植物的绿叶中而得名，亦称蝶酰谷氨酸。

① 生理功能：膳食中的叶酸进入体内后需转化为四氢叶酸（Tetrahydrofolate，THFA）才具有生物活性，肝脏贮存的 THFA 较其他组织多。

THFA 为多种酶的辅酶，主要功能是作为一碳单位的载体参加代谢。

a. 嘌呤核苷酸、胸腺嘧啶和肌酐 – 5 – 磷酸的合成，以及同型半胱氨酸转化为蛋氨酸的过程中，叶酸作为一碳单位的供体。

b. 在甘氨酸和丝氨酸的可逆互变中既作为供体，又可作为受体。

c. 叶酸经腺嘌呤、胸苷酸影响 DNA 和 RNA 合成。

d. 叶酸通过甲硫氨酸代谢影响磷脂、肌酸、神经介质的合成。

e. 参与细胞器蛋白质合成中启动 tRNA 的甲基化过程。

② 缺乏症。

a. 缺乏时 DNA 合成受阻，从而使细胞周期停止在 S 期，细胞核变形增大造成造血系统首先出现异常（因更新速率快），使巨幼红细胞贫血（严重缺乏的典型表现）。类似细胞形态变化也见于胃肠道、呼吸道黏膜细胞和宫颈上皮细胞的癌前病变。以上的形态变化补充叶酸后可发生逆转。叶酸可调节致癌过程，降低癌症的危险性。

b. 同型半胱氨酸转化为蛋氨酸出现障碍，出现同型半胱氨酸血症；血管内皮有毒害作用，导致动脉粥样硬化及心血管疾病；同型半胱氨酸对胚胎的毒性（婴儿神经管畸形）。

c. 其他症状：衰弱、精神萎靡、健忘、失眠、阵发性欣快症、胃肠道功能紊乱和舌炎等，儿童可有生长发育不良。

③ 食物来源及推荐摄入量：叶酸广泛存在于绿叶蔬菜中，肝脏、小麦胚芽含量最丰富，其他如肉、蛋、鱼、谷类都含有。食物烹制时如长期加热、制作罐头等都可使叶酸有 50% 以上损失。我国居民膳食叶酸的推荐摄入量（RNI）成人为 $400\mu gDFE/d$；可耐受最高摄入量（UL）成人为 $1000\mu gDFE/d$。

（6）生物素（Biotin）　一种易溶于水、含硫的无色无臭的结晶物。

① 生理功能：生物素作为某些酶的辅酶，参与体内碳水化合物、脂肪和蛋白质代谢中的多种脱羧 – 羧化反应和脱氨反应，因此生物素对人体能量代谢、细胞生长、DNA 的生物合成等都具有重要的作用。

② 食物来源及适宜摄入量：动物的肝、肾及大豆粉等生物素含量丰富，花椰菜、蛋类、蘑菇、坚果、花生酱等是生物素的良好来源。我国居民膳食生物素的适宜摄入量（AI）成人为 $40\mu g/d$。

（7）维生素 B_{12}　又称钴胺素（Cobalamin），是维生素中分子最大、最复杂的。分子的主体是一个钴为中心元素的卟啉环。

① 生理功能：进入体内的维生素 B_{12}，必须转变为辅酶形式才具有生物活性，简称辅酶 B_{12}。辅酶 B_{12} 在体内的生理功能主要为两方面：一方面能促使无活性的叶酸变为有活性的四氢叶酸，并进入细胞以促进核酸和蛋白质的合成，有利于红细胞的发育和成熟；另一方面，辅酶 B_{12} 对维持神经系统的正常功能有重要作用。

② 食物来源及适宜摄入量：自然界中的维生素 B_{12} 都是由微生物合成的，动物胃瘤和结肠中的细菌可合成，因此只有动物食品才富含维生素 B_{12}，特别是草食动物的肝、心、肾，其次为肉、蛋、奶类，另外发酵的豆制品如腐乳、豆豉等食物中也含有。人体结肠细菌也可合成部分维生素 B_{12}，但人体吸收极微。我国居民膳食维生素 B_{12} 的推荐摄入量（RNI）成人为 $2.4\mu g/d$。

（8）维生素 C　又称抗坏血酸（Ascorbic acid），能防治坏血症（Scurvy），它是一种不饱和的多羟基化合物，具有酸性。植物和多数动物可利用六碳糖合成维生素 C，但人体不能合成，必须靠摄食供给。自然界存在还原型和氧化型两种抗坏血酸，都可被人体利用，它们可以互相转变，但其氧化型（DHVC）一旦生成二酮基古洛糖酸或其他氧化产物，则活性丧失。

① 生理功能。

a. 在胶原蛋白合成中有特殊作用：胶原蛋白能将细胞连接在一起。胶原在合成过程中，α-肽链上的脯氨酸与赖氨酸要经过羟化，变成羟脯氨酸与羟赖氨酸残基后才能进一步形成胶原正常的三级结构。维生素 C 的作用是激活羟化酶，该过程还有氧和铁参与，因此维生素 C 对伤口的愈合、骨质钙化、增加微血管壁的致密性及减低其脆性等方面有明显的影响。

b. 参与体内生物氧化：维生素 C 能可逆地氧化与还原、可逆地接受和放出氢，为呼吸链中的重要递氢体，在人体内也是一个重要的抗氧化剂和自由基清除剂。

c. 参与体内多种物质的合成与代谢：维生素 C 参与体内肉碱、酪氨酸、色氨酸等物质的合成与代谢，其作用原理可能是激活有关的酶。

d. 能增进铁等金属元素的吸收：维生素 C 能将 Fe^{3+} 还原为 Fe^{2+} 以利吸收，并促使运铁蛋白的铁转移到器官铁蛋白中，以利铁在机体内的贮存。

e. 参与肝脏中胆固醇的羟化作用：使胆固醇生成胆酸，降低血液中胆固醇的含量。

f. 其他：维生素 C 能促进叶酸在体内转为活性形式，因而维生素 C 可用于防止婴幼儿患巨幼红细胞性贫血。此外，维生素 C 在体内还有解毒功能，并增强人体抵抗力。近年研究指出，维生素 C 有阻断亚硝胺在体内形成的作用及清除体内过剩自由基的作用，因而能提高机体免疫能力，对防癌和抗衰老方面具有重要功能。

② 缺乏症

a. 坏血病（scurvy）：早期有疲劳、倦怠、皮肤淤点或淤斑、毛囊过度角化，其中毛囊周围轮状出血具有特异性，继而牙龈肿胀出血，重者皮下、肌肉、关节出血。

b. 其他症状：抵抗力下降，伤口愈合迟缓，关节疼痛、关节腔积液等。

③ 食物来源及推荐摄入量：维生素 C 广泛分布在新鲜的蔬菜和水果中。蔬菜中存在含铜的酶，对维生素 C 有一定的破坏；蔬菜在常温下贮藏，维生素 C 有相当量的损失。许多水果中含有生物类黄酮，可抑制含铜酶的活性，因此水果中的维生素 C 相对稳定。常见的蔬菜中以苦瓜、青椒等的维生素 C 含量较高，水果中的鲜枣、柑橘类含量也很丰富，近年开发的刺梨、醋栗和猕猴桃等均含有非常丰富的维生素 C。我国居民膳食维生素 C 的推荐摄入量（RNI）成人为 100mg/d；可耐受最高摄入量（UL）成人为 2000mg/d，2013年版中国居民膳食营养素参考摄入量还增加了 PI（预防非传染性慢性病的建议摄入量）为 200mg/d。

二、矿　物　质

1. 矿物质的概念

（1）矿物质（Minerals）　由于进化的原因，人体组织内几乎含有自然界存在的各种元素，而且与地球表层的元素组成基本一致。人体所含各元素中除碳、氢、氧、氮主要以有机化合物形式存在外，其他各种元素无论含量多少统称为矿物质或无机盐。自然界至今发现的化学元素有 115 种，天然存在的有 92 种，在人体中可以检出 81 种元素。目前，食品营养学将生物体中的这些元素分类为生命必需元素、潜在有益元素、污染元素和有毒元素。

（2）常量元素（Macro elements）和微量元素（Trace elements）　　目前确认有 21 种矿物质是人体营养所必需的，其中在体内含量较多，每日需要量在 100mg 以上者称为常量矿物质或常量元素，它们是钙、磷、硫、钾、钠、氯和镁 7 种；而在体内含量较少，每日需要量在 100mg 以下，甚至以微克计者称为微量元素，它们是铁、锌、硒、锰、铜、碘、钼、钴、铬、氟、硅、钒、镍和锡等。

（3）非必需元素（Unessential elements）和有毒元素（Poisonous elements）　　非必需元素有铷、铝、钡、铌、锆等，有毒元素为铋、锑、铍、镉、汞和铅等。当食物受到"三废"污染、食品加工设备受到污染时，会带入有毒元素。

大量事实表明，任何一种元素都有正、反两方面的效应，非必需元素在其浓度极低的情况下，也会表现出生长或免疫促进作用；所有必需元素摄取过量都会发生毒性作用；多数微量元素原来被看作是毒物，但后来发现它们对人类是必需的营养物质。因此，必需、非必需和有毒元素的划分仅是人类不同认识阶段的相对概念，在特定的条件下可以相互转化，这些概念有待深化，但不能僵化。

2. 矿物质的特点

矿物质在人体内不能合成也不会在代谢过程中消失，体内的矿物质每日通过各种途径排出一定量于体外，因此必须由膳食不断予以补充。除了生长发育期的少年儿童及孕妇、乳母外，正常成人对矿物质的摄入与排出量是相对平衡的，每日进出人体的矿物质总量约 20～30g。人体内的矿物质主要来自食物（动、植物组织）与饮水、食盐、食品添加剂等。

3. 矿物质的生理功能

（1）构成机体组织的重要组分：如骨骼、牙齿中的钙、磷、镁，蛋白质中的硫、磷等。

（2）是细胞内外液的重要成分：如钾、钠、氯、蛋白质等共同维持细胞内外液的渗透压，使组织能贮留一定量的水分，对机体代谢发挥重要作用。

（3）保持机体的酸碱平衡：如钾、钠、氯离子和蛋白质的缓冲作用。钾、钠、钙、镁离子保持一定的比例，可维持神经肌肉的兴奋性、细胞膜的通透性及细胞和组织的正常生理功能。

（4）是酶系统中的催化剂、辅基、核酸、蛋白质的组成成分，也是机体某些特殊功能物质的重要成分：如血红蛋白中的铁，甲状腺素中的碘，超氧化物酶中的锌，谷胱甘肽过氧化物酶中的硒等。

4. 常量元素

常量元素的功能、食物来源和摄入量见表 1-9。

表 1-9　　　　　　　　　常量元素的功能、食物来源和摄入量（RNI/AI）

元素	平均量（体重70kg）	主要功能	食物来源	摄入量/（mg/d）
钙	1200g	骨骼、牙齿、神经、血凝、酶	牛奶、奶酪、贝壳类	600～1200（RNI）
磷	660g	骨骼、牙齿、ATP、RNA/DNA、细胞膜	蛋白质、谷物、肉类	300～720（RNI）

续表

元素	平均量（体重70kg）	主要功能	食物来源	摄入量/（mg/d）
钾	149g	阳离子、细胞渗透压、神经脉冲、心跳等	蔬菜、水果、肉类、牛奶	350~2400（AI）
钠	99g	阳离子、细胞内平衡渗透压、骨内35%~40%	加工食品、盐	170~1600（AI）
氯	99g	细胞外，主要阴离子	加工食品、盐	260~2500（AI）
镁	26g	骨内60%、参与主要酶反应、蛋白质合成、能量代谢、肌肉收缩	硬果、可可、谷物、糖蜜	140~370（RNI）

（1）钙　钙是人体中含量最丰富的矿物元素，占人体总量的1.5%~2%，人体内含钙达1200~1300g，其中99%的钙集中在骨骼和牙齿等硬组织中。体内其余1%的钙以离子钙、蛋白质结合钙和少量复合钙形式存在于软组织、细胞外液和血液中，这部分钙统称为混溶钙池（Miscible calcium pool），它们与骨骼中的钙进行着缓慢的交换，维持着动态平衡。血液中钙的浓度相对恒定，通常为2.2~2.5mmol/L即10mg/dL。

① 钙的生理功能：钙是构成骨骼和牙齿的主要成分，并对骨、牙起支持和保护作用。

骨骼以外1%的钙对维持机体的生命过程具有如下重要功能：钙作为各种生物膜的结构成分，并影响膜的通透性和完整性；钙与钾、钠、镁等离子保持一定比例对维持神经肌肉的应激性（Excitability）有重要意义；钙参与正常神经脉冲传导，如乙酰胆碱的释放；钙离子还可激活多种酶包括ATP酶、脂肪酶和某些蛋白分解酶；钙与某些激素的分泌有关；钙还参与血液的凝固过程。

② 钙缺乏：主要影响骨骼发育和结构，表现为儿童佝偻病、成人骨质软化症、老年人骨质疏松症和其他如骨质增生、抽搐等。

③ 影响钙吸收的因素：钙吸收率的高低常依赖于身体对钙的需要量及某些膳食因素。生长期的儿童、少年、孕妇或乳母对钙的需求量大，他们对钙的吸收率也比较大，有时吸收率可高达40%~50%，相应的贮留也会增多；维生素D的适当供给有利于小肠黏膜对钙的吸收；乳糖可与钙形成可溶性糖钙复合物，有利于钙透过肠壁以增进吸收；小肠中含有一定量的蛋白质水解产物如赖氨酸、精氨酸等，也可与钙形成可溶性的络合物利于钙的吸收，但蛋白质摄入过多又会增加尿钙的丢失；肠液酸性增加和钙磷比例适宜有利钙吸收。近年有研究认为钙补充剂在体外的溶解度与钙在消化道的吸收率关系不大。一些植物性食品中植酸和草酸含量高，易与钙形成难溶盐而不利于钙吸收；膳食纤维食用过多、饮酒过量及食物中脂肪过高或脂肪吸收不良都会减少钙的吸收，活动很少或长期卧床的老人、病人钙吸收率也降低，因而常发生负钙平衡。

④ 食物来源与供给量：食物中的钙以奶及奶类制品最好，不但含量丰富且吸收率高，是婴幼儿理想的供钙食品；水产品中的小虾皮钙含量尤其丰富；其次海带、芝麻、大豆及其制品都是钙的良好来源；许多蔬菜也含有相当数量的钙；谷类及畜肉含钙较低。

我国居民膳食钙的推荐摄入量（RNI）成人为800mg/d，青少年、老年人、孕妇、乳母因生理需要量大应增大至1000mg/d。可耐受的最高摄入量（UL）成人为2000mg/d。

（2）磷 磷是人体必需的常量矿物质之一，但在营养上对它很少注意，因为一切动植物食品都含有磷，因此人体一般不会缺磷。

成人体内约含磷650g，占体重的1%左右，其中85%的磷与钙结合存在于骨、牙中，10%的磷与蛋白质、脂肪等有机物结合参与构成软组织，其余部分广泛分布于体内多种含磷的化合物中。

① 生理功能：磷与钙形成难溶的盐，因而使骨牙结构坚固，磷酸盐与胶原纤维共价结合，在骨的沉积和骨的溶出中起决定性的作用。磷也是软组织结构的重要成分，许多结构蛋白含磷，细胞膜上的磷脂及细胞内的DNA和RNA都含有磷。磷在体内还有许多非结构性的功能，如ATP和磷酸肌酸参与体内能量代谢的全过程，磷与其他元素相互配合以维持体液的渗透压和酸碱平衡，磷还是许多酶系统的组成成分和激活剂。

食物中的磷常与蛋白质、脂肪结合为核蛋白、磷蛋白及磷脂，谷物中的磷主要以植酸形式存在。食物中的磷比钙容易被人体吸收，吸收率约70%。在代谢过程中磷和钙受同样因素影响，因膳食原因不会引起磷缺乏。

② 食物来源及适宜摄入量：磷在食物中分布很广泛，蛋类、瘦肉、鱼类、干酪及动物肝、肾的磷含量都很丰富，而且易吸收；植物性食品中海带、芝麻酱、花生、坚果及粮谷含量也比较丰富。

我国居民膳食磷的推荐摄入量（RNI）成人为720mg/d；可耐受最高摄入量（UL）成人为3500mg/d。

5. 微量元素

微量元素在人体内的吸收、分布与排泄见表1－10。

表1－10　　　　　　　　　　微量元素在人体内的吸收、分布与排泄

元素	平均含量/（mg/体重70kg）	膳食吸收/%	血浆中平均浓度/（ng/mL）	蓄积器官	排泄
铁	3500～4500	5～15	1000	肝、脾	胆汁
氟	2600～4000	40～100	200～1000	骨骼、牙齿	尿
锌	1600～2300	31～51	1000	皮肤、骨骼	胰液、胆汁
铜	110	30～60	1000	皮肤、淋巴结、骨骼、肌腱	胆汁
硒	21	35～85	100～130	肝、脾	尿（胆汁、呼出）
碘	10～20	100	60	肾	尿
锡	14	2	23	甲状腺	胆汁
锰	12～16	3～4	0.6～2	肝、脾、肺	胆汁
钼	9～16	40～100	2～6	肝、骨	尿
钒	10	0.1～1.5	5	脂肪	尿
镍	5～10	3～6	0.2～2	皮肤、肝、肌肉	尿
钴	1.1～1.5	63～95	0.1～0.4	肝、脂肪	尿
铬		0.5～2	0.19	脾、心脏	尿

（1）铁 成人体内总铁量男子平均约3.8g，女子约2.3g。体内铁分功能铁和贮备铁。功能铁约占70%，它们大部分存在于血红蛋白和肌红蛋白中，少部分存在于含铁的酶和运输铁中。贮备铁约占总铁含量的30%，主要以铁蛋白（Ferritin）和含铁血黄素（Hemosiderin）的形式存在于肝、脾和骨髓中。

① 生理功能：铁在体内主要作为血红蛋白、肌红蛋白的组成成分参与氧和二氧化碳的运输；铁又是细胞色素系统、过氧化氢酶和过氧化物酶的组成成分，在呼吸和生物氧化过程中起重要作用。

② 影响铁吸收的因素：铁在食物中的存在形式对其吸收率影响很大，食物中的铁可分为血红素铁和非血红素铁两类，它们被吸收的方式不同。血红素铁主要存在于动物性食品中，血红蛋白和肌红蛋白中的铁能以完整的卟啉铁复合物形式直接被小肠黏膜细胞吸收，再分离出铁并和脱铁的运铁蛋白结合，其吸收率比非血红素铁高，吸收过程不受其他膳食因素的干扰。如各种肉类、内脏吸收率约为22%，动物血为25%，鱼类为11%。非血红素铁基本上由铁盐所组成，主要存在于植物性食品中，吸收率较低，常受其他膳食因素的影响。大米、玉米、小麦铁的吸收率仅为1%～5%，黄豆稍高，约为7%，普通混合膳食铁的吸收率约为8%。

膳食中若存在维生素C、胱氨酸、赖氨酸、葡萄糖及柠檬酸等，能与铁螯合成可溶性络合物，对植物性铁的吸收有利。植物性食品中存在的草酸、磷酸和膳食纤维或饮茶、咖啡等均可对铁吸收起抑制作用。

人体生理状况及体内铁的贮备多少显著地影响铁的吸收。如由于生长、月经和妊娠引起人体对铁需要增加时，铁的吸收比平时增多。体内贮存铁丰富时吸收减少，体内铁贮存较少时吸收增加。

③ 食物来源及适宜摄入量：动物食品如肝、瘦肉中不仅含铁丰富，而且吸收率也高；鸡蛋黄中虽含一定量的铁，但其吸收率低，由于蛋黄易消化，因此仍是婴幼儿补充铁的良好来源；植物食品中海带、芝麻的铁含量很高，各种豆类含铁量也比较丰富，蔬菜中如油菜、苋菜、芹菜、韭菜等含铁量较其他蔬菜丰富。

我国居民膳食铁的推荐摄入量（RNI）为成人男子为12mg/d，女子为20mg/d；可耐受最高摄入量（UL）成人为42mg/d。

（2）锌 成人体内含锌2～3g，存在于所有组织中，肝、肾、胰、脑等组织含锌量较多，正常血清锌浓度为12～18μmol/L，头发锌含量为125～250μg/g。

① 生理功能：锌是体内许多酶的组成成分或酶的激活剂，现已知体内有200多种酶与锌有关。锌对机体的生长发育、组织再生、促进食欲、促进维生素A的正常代谢、促进性器官和性机能的正常发育、保护皮肤健康、增强免疫功能等多方面都有重要的意义。

② 吸收影响因素：人乳锌吸收率40%，牛乳32%，一些豆类配方食品仅14%。在牛乳中加入与豆类配方食品等量的植酸钠，则降为16%。

纤维素、某些微量元素（如二价非血红素铁）过多时可抑制锌吸收。

混合食物：锌吸收率为20%～40%。

③ 锌缺乏症状如图1－2所示。

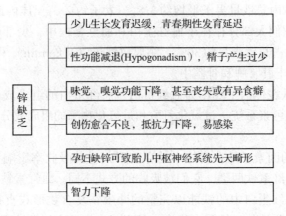

图1-2 锌缺乏症状

④ 食物来源和推荐摄入量：食物含锌量因地区和品种有较大差异。动物性食物含锌丰富且吸收率高，若以每千克食物计，牡蛎、鲱鱼都在1000mg以上，肝脏、瘦肉、牛乳、蛋类为20～40mg，大豆、花生、芝麻为30～60mg。蔬菜、水果类食品含锌很低，谷物随碾磨精细丢失锌较多。目前许多人吃原粮减少，精加工用粮增多，偏食的儿童可能会处于缺锌的边缘。发酵谷物制品因植酸有一部分被水解，锌的吸收率高于未发酵制品。

我国居民膳食锌的推荐摄入量（RNI）成人男子为12.5mg/d；女子为7.5mg/d；可耐受最高摄入量（UL）成人为40mg/d。

（3）碘 成人体内仅含碘25～50mg，约有15mg集中在甲状腺中，血液中碘主要为蛋白结合碘（PBI），为3～6μg/dL。

① 生理功能：碘在体内的唯一功能是用来合成甲状腺素——T_4、T_3，该激素能够促进细胞内的氧化作用，使糖、脂肪的氧化加强，从而加速氧的磷酸化的过程而使ATP生成量增加，为蛋白质合成及机体的生长发育提供充足的能量。甲状腺素还能调节组织中的水盐代谢，促进多种维生素的吸收和利用，并活化多种酶从而促进物质代谢。据估计细胞中约有100多种酶系统需甲状腺素的活化。甲状腺素还能促进神经系统发育、组织发育分化，这些作用在胚胎发育期和出生后的早期尤为重要。

② 吸收：无机碘离子在绝大多数情况下极易被吸收，1h内大部分被吸收，3h完全吸收；有机碘在肠道内降解为碘化物被吸收，部分有机碘则可能被完整地吸收；食物中的甲状腺素80%可被直接吸收。

③ 碘缺乏：食物性缺碘有地区性（地方性甲状腺肿），主要在内陆地区。胎儿和新生儿期缺碘可引起生长损伤，尤其是神经、肌肉，造成认知能力低下，即呆小症（克汀病）；胚胎期和围产期缺碘可使死亡率上升；成人缺碘可引起单纯性甲状腺肿。

④ 碘过量：部分地区的食物或水中的碘含量高，食用这些食物或水会造成高碘甲状腺肿，限制高碘的摄入即可防治。但碘化盐的使用未见碘过量。

⑤ 食物来源及推荐摄入量：含碘最丰富的食物为海产品如海带、紫菜等，机体需要的碘可从饮水、食物及食盐中获得。无条件经常食用海产品的内陆山区采用食盐加碘的办法最有效。

我国居民膳食碘推荐摄入量（RNI）成人为120μg/d；可耐受最高摄入量（UL）成人为600μg/d。

（4）硒　存在于机体的多种功能蛋白、酶、肌肉细胞中，估计人体内硒的1/3存在于肌肉尤其是心肌中。人体硒总量为14～21mg。

① 生理功能：硒是谷胱甘肽过氧化物酶（Gluatthione peroxidase，GSH·Px）的组成成分，因此硒的生理功能主要是通过GSH·Px发挥抗氧化作用，防止氢过氧化物在细胞内堆积及保护细胞膜，硒与维生素E在抗脂类氧化作用中起协同作用。硒能促进动物生长，大鼠和鸡等动物缺硒使其生长停滞，用组织培养也证明硒对人体细胞的生长是必需的。硒能保护心血管和心肌健康，降低心血管病的发病率。硒还能减轻体内重金属的毒害作用，因硒与某些金属有很强的亲和力，是一种天然的抗重金属的解毒剂。此外一些流行病学调查和动物实验还显示，硒有一定的抗肿瘤作用。

② 吸收：无机硒、有机硒都易于吸收，其吸收率大都在50%以上，其吸收率高低与其化学结构、溶解度有关，如甲硫氨酸硒大于无机硒。

③ 硒缺乏、过量症状如图1－3所示。

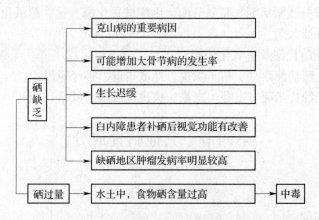

图1－3　硒缺乏与过量的症状

④ 食物来源和推荐摄入量：食物中的硒含量变化很大，主要与所在区域内土壤和水质的硒含量有关。通常海产品的硒含量较高，若按100g食物计：鱿鱼、海参等含硒在100μg以上，其他的贝类、鱼类含硒为30～85μg；谷物、畜禽肉为10～30μg；蔬菜中大蒜含硒较丰富，其余蔬菜大多在3μg以下。我国居民膳食硒的推荐摄入量（RNI）成人为60μg/d；可耐受最高摄入量成人为400μg/d。

（5）铜　人体内铜总量50～120mg，广泛分布于各组织中。肝、脑中浓度最高，肝中含量约占铜总量的15%，脑约占10%；肌肉中浓度较低，但总量约占铜总量的40%；肝、脾是铜的贮存器官。

① 生理功能：主要以含铜金属酶的形式发挥作用。如铜蓝蛋白、细胞色素氧化酶（Cytochrome oxidase）、超氧化物歧化酶（Superoxide dismutase，SOD）、酪氨酸酶、多巴－β－羟化酶和赖氨酰氧化酶等。

a. 铁代谢：血浆中只有Fe^{3+}才能与运铁蛋白结合。血浆铜蓝蛋白可催化Fe^{2+}氧化为Fe^{3+}；铜蓝蛋白可能与细胞色素氧化酶一起参与促进血红蛋白的合成；

b. 蛋白交联（Crosslinking）：弹性蛋白和胶原蛋白的交联，依赖于赖氨酸经赖氨酰氧化酶催化形成醛赖氨酸，后者为胶原发生交联所必需。

c. 超氧化物转化：铜是超氧化物歧化酶（SOD）的成分。具有 SOD 活性的酶有脑铜蓝蛋白（Cerebrocuprein）、红细胞铜蛋白（Erythrocuprein）和肝铜蛋白（Hepatocuprein）等，这些酶催化超氧离子形成氧和过氧化氢，从而保护细胞免受毒性很强的超氧离子的毒害。

d. 铜与儿茶酚胺的生物合成、维持中枢神经系统的正常功能有关，酪氨酸可分别被多巴胺 $-\beta-$ 羟化酶、酪氨酸酶催化为多巴胺（Dopamine，DA）及黑色素（Melanin）。

e. 此外，铜可能还与脂类、胆固醇及葡萄糖的代谢有关。

② 缺乏：铜普遍存在于各种食物中，一般不易缺乏。

③ 食物来源、供给量：一般食物均含铜，肝、肾、鱼、坚果与干豆类含量较丰富；蔬菜含量低；牛奶含铜也少。RNI 成人为 0.8mg/d，UL 成人为 8mg/d。

（6）锰　人体中锰的总量为 $200 \sim 400\mu mol$。

① 生理功能：

a. 酶的组成成分或激活剂：精氨酸酶、丙酮酸羧化酶、锰 – 超氧化物歧化酶。

b. 维持骨骼正常发育。

c. 促进糖和脂肪代谢及抗氧化功能。

② 锰缺乏：生殖功能紊乱、精子减少、性欲减退、神经障碍。

③ 锰的食物来源：米糠、麦芽、麦麸、核桃、海参、鱿鱼、茶叶、花生、马铃薯。

第四节　其他膳食成分

一、膳食纤维

1. 膳食纤维的概念

膳食纤维（Dietary fiber，DF）是指不被肠道内消化酶消化吸收，但能被大肠内的某些微生物部分酵解和利用的一类非淀粉多糖类物质。

膳食纤维可分为水不溶性和水溶性两种。水不溶性膳食纤维的主要成分是纤维素（Cellulose）、半纤维素（Hemicellulose）、木质素（Xylogen）、果胶（Pectin）及少量树胶（Gums），它们是膳食纤维的主要部分；水溶性膳食纤维包括某些植物细胞的贮存和分泌物及微生物多糖，主要成分是胶类物质，如黄原胶（Xanthan）、阿拉伯胶（Gum arabic）、瓜尔豆胶（Guar gum）、卡拉胶（Carrageenan）和琼脂（Agar）等。

近年有学者建议抗性淀粉（Resistant starch）也属于膳食纤维。抗性淀粉包括改性淀粉（Modified starch）和淀粉经过加热后又经冷却的淀粉，即"老化淀粉"（Retrograded starch），它们在小肠内只有小部分被吸收，大部分进入结肠后被结肠细菌群发酵生成多种气体和短链脂肪酸被结肠缓慢吸收。此外，如植物细胞壁的蜡、角质和不被消化的细胞壁蛋白质，美拉德反应产物及动物来源的抗消化物质（如氨基多糖）等都归入膳食纤维。

2. 膳食纤维与人体健康的关系

膳食纤维虽不供给机体能量，但它对人体正常的生理代谢是必不可少的，近年大量的研究表明，膳食纤维对防治许多疾病具有显著的效果。

（1）膳食纤维促进结肠运动，防治结肠癌　研究表明，膳食纤维对防治结肠癌有明显的效果。这有两方面的原因，一方面膳食纤维进入体内后，能刺激肠道的蠕动，加速粪便排出体外，减少了粪便中有毒物质与肠壁接触的机会；另一方面，膳食纤维可以吸收大量水分，增大粪便的体积，相对降低了有毒物的浓度，从而有利于防治结肠癌。

（2）膳食纤维能防治冠心病　血清胆固醇水平高是心血管疾病的诱发因子，膳食纤维能显著降低体内血清胆固醇的水平。果胶能结合胆固醇、木质素能结合胆汁液，增加它们从粪便中的排出量。

（3）膳食纤维和糖尿病的关系　糖尿病是近年来的一种高发病，有人认为糖尿病发病率高与膳食纤维摄入量有很大的关系。增加食物中膳食纤维的摄入量，可以改善末梢组织对胰岛素的感受性，降低对胰岛素的需求，调节糖尿病患者的血糖水平。多数研究者认为，可溶性膳食纤维在降低血糖水平方面是有效的。

（4）膳食纤维的其他作用　膳食纤维还可调节肠内微生物菌群组成，提高人体免疫力，增强抵抗疾病的能力。多食膳食纤维能增加饱腹感，可以减少产能营养素的摄入，控制肥胖，减少高血压发生的机会。另据报道，膳食纤维对妇女乳腺癌也有一定的防治作用。除此之外。膳食纤维摄入量不足或缺乏可能还与下列疾病有关，包括阑尾炎、胃食道逆流、痔疮、静脉血管曲张、肾结石和膀胱结石等。

但是，摄入过多的膳食纤维也有一定的弊处，可因消化不良引起腹部胀气，呼出氢气，增加粪便中排出甲烷的量，并将有益的金属离子同时排出体外；还可降低血清中铁和叶酸的含量，导致贫血。

3. 膳食纤维的食物来源和摄入量

中国营养学会根据国外的有关资料，参考 2013 年全国营养调查数据，建议膳食纤维的适宜摄入量为每天 25g。每天如摄入一定量的植物性食物如 400～500g 的蔬菜和水果，及一定的粗粮如杂豆、玉米和小米等，可满足机体对膳食纤维的需要。

膳食纤维的资源非常丰富，但多存在于植物的种皮和外表皮，如农产品加工下脚料小麦麸皮、豆渣、果渣、甘蔗渣和荞麦皮等都含有丰富的膳食纤维。

除天然食物所含膳食纤维外，近年来还有粉末状、单晶体等形式的从天然食物中提取的膳食纤维产品供食用。国内外目前已开发的膳食纤维包括：以小麦、燕麦、大麦、黑麦、玉米纤维和米糠纤维为主的谷物纤维；以豌豆、大豆和蚕豆纤维为主的豆类种子与种皮纤维；水果、蔬菜纤维；甘蔗、甜菜和毛竹纤维及其他合成、半合成纤维等。

同时，以膳食纤维作为添加剂制成的强化膳食纤维食品也应运而生，如高纤维面包、饼干、面条、糕点等。

4. 功能性低聚糖（Functional oligosaccharides）

功能性低聚糖的提出原是相对普通低聚糖而言的，是指不被肠道内消化酶所消化，可被肠道内细菌发酵分解，并具有调节人体生理功能的低聚糖。功能性低聚糖虽较广泛存在于植物性食物中，但一般人日常膳食往往达不到有效的摄入量。与其他难消化糖一样，低聚糖过量摄入也会产生肠胃胀气和腹泻。

在某些蔬菜、水果中含有天然的低聚糖，如洋葱、大蒜、葡萄、芦荟、香蕉等含低聚果糖，大豆及一些豆类含水苏糖，甜菜中含棉籽糖，多食这类食物对各类人群都有益。低聚糖可以从天然物中提取，也可用微生物酶转化或水解法制造，作为功能性基料添加到食品中去，如饮料、糖果、糕点、乳制品、冰激凌及调味料。用功能性低聚糖开发的食品已达500种，人体可从这些食品中额外补充低聚糖。

二、水

1. 水在人体内的分布

水是所有营养素中最重要的一种，人若断水3天或失去体内水分的1/5将很快导致死亡。水占体重的百分比因年龄增大而减少，如胚胎约含水98%，新生儿约75%，成人为65%，老年人体内水分仅占体重的50%。

水在体内主要分布于细胞内和细胞外，人体内不同组织含水量不一样，以血液中最多，脂肪组织中较少，详见表1-11。女性体内脂肪较多，水分含量不如男性高；成人中肌肉发达而体型消瘦的人其水分所占比例高于体脂多的胖体型者。

表1-11　　　　　　　　　各组织器官的含水量（以质量分数计）

组织器官	水分含量/%	组织器官	水分含量/%
血液	83.0	脑	74.8
肾	82.7	肠	74.5
心	79.2	皮肤	72.0
肺	79.0	肝	68.3
脾	75.8	骨骼	22.0
肌肉	75.6	脂肪组织	10.0

注：引自 Palmer，1994。

2. 水的生理功能与水平衡

（1）水的生理功能

① 细胞的重要组成成分：每种体液和组织都含有一定量的水。

② 参与体内物质代谢：水参与体内各种生化反应，如水解、水合反应等；又参与一系列的生理活动，如消化、吸收、呼吸、血液循环和分泌排泄等。

③ 体内的重要溶剂：许多物质如单糖、氨基酸、磷脂、水溶性维生素、矿物质及体内分泌的许多激素均需溶于水形成水溶液后才能发挥其生理作用。

④ 运送物质：水具流动性，是体内运送养料和排泄废物的媒介。

⑤ 调节体温：人体在冷、热环境下体温的降低或升高变化不大，如在热环境或激烈活动下可通过出汗来调节体温。水又是血液的主要成分，人体通过血液循环把物质代谢产生的热迅速均匀地分布到全身各处。

⑥ 具有润滑功能：泪液可防止眼球干燥；唾液及消化液有利于咽部的润滑和食物的消化；人体的关节部位、内脏之间需要水来润滑保护；水还可以滋润皮肤，使其柔软并有伸缩性。

（2）水平衡　人体内不存在单纯的水，水和溶解于水中的溶质在体内经常保持着恒定的分布形式和浓度范围。体液不像脂肪、糖原可在体内被贮存，相反地体液的摄入和排出保持着严格的平衡，详见表1-12。

表 1-12　　　　　　　　　　　　　成年人一日水平衡量

来源	摄入量/mL	排出部位	排出量/mL
饮料	1200	肾脏（尿）	1500
食物	1000	皮肤（蒸发）	500
内生水	300	肺（呼气）	350
		大肠（粪便）	150
合计	2500		2500

注：引自中国营养学会《中国居民膳食营养素参考摄入量》，2000。

（3）水的摄入及来源　机体从以下两个来源获得水分。

① 食物和饮料：通常每人每日饮水约 1200mL，食物中含水约 1000mL。摄入水的量受季节、饮茶或喝饮料的习惯、食物种类和数量、食物含盐量、活动强度等诸多因素的影响。

② 物质氧化生成水：食物进入体内，某些营养成分在代谢过程中氧化生成水，不同成分在氧化过程中生成的水量、CO_2 的排出量及 O_2 的消耗量不同，酒精和脂肪氧化产生水量较大，蛋白质最少，内生水约 300mL。

（4）水的排出

① 尿量：摄入一般膳食所排尿量约 1500mL/d，溶解在尿中的物质大部分是蛋白质的最终产物（尿素、尿酸等）和电解质。肾脏可适应机体的需要，一方面排出多余的水和电解质；另一方面又保留水、电解质及 HCO_3^- 等，起着调节体液平衡的作用。

② 汗液：出汗分两种情况，一种出汗是皮肤不断蒸发所丢失的汗液，即使在较冷的环境仍不自觉地进行；另一种出汗则与环境温度、相对湿度、活动强度有关，人体通过出汗散热来降低体温以适应炎热的环境或强体力活动生成的热，此时的汗液中还同时丢失一定量的电解质。

③ 肺呼吸：呼吸时也丢失了一部分水分，快而浅的呼吸丢失水分少，缓慢而深的呼吸所丢失的水分较多。

④ 粪便：粪便中约含水 150mL，每日由消化道分泌的各种消化液约 8L，但这些消化液在完成消化作用后几乎全部在回肠和结肠近端回收，流入结肠的水分很少。

水的来源和排出量维持在 2500mL/d 左右。

（5）不同年龄人的水需要量　2013 版《中国居民膳食营养素参考摄入量》新增膳食水适宜摄入量（AI），见表 1-13。

表 1-13　　　　　　　　　中国居民膳食水适宜摄入量（AI）

人群	饮水量[①]/（L/d）		总摄入量[②]/（L/d）	
	男	女	男	女
0 岁~	—[④]		0.7[③]	
0.5 岁~	—		0.9	
1 岁~	—		1.3	

续表

人群	饮水量[①]/（L/d）		总摄入量[②]/（L/d）	
	男	女	男	女
4 岁～	0.8		1.6	
7 岁～	1.0		1.8	
11 岁～	1.3	1.1	2.3	2.0
14 岁～	1.4	1.2	2.5	2.2
18 ～80 岁	1.7	1.5	3.0	2.7
孕妇（早）	—	+0.2[⑤]	—	+0.3
孕妇（中）	—	+0.2	—	+0.3
孕妇（晚）	—	+0.2	—	+0.3
乳母	—	+0.6	—	+1.1

① 温和气候条件下，轻身体活动水平。如果在高温或进行中等以上身体活动时，应适当增加水摄入量。

② 总摄入量包括食物中的水以及饮水中的水。

③ 来自母乳。

④ 未制定参考值者用"—"表示。

⑤ "＋"表示在同龄人群参考值的基础上额外增加量。

注：引自中国营养学会《中国居民膳食营养素参考摄入量》，2013。

（6）缺水和脱水　当人体摄入水分减少或因患病使水分排出量过多（呕吐、腹泻、大面积烧伤、大量出汗和过度呼吸等）使机体丢失大量水分叫作缺水。当重度缺水时，细胞外液电解质浓度增加，形成高渗，细胞内水分外移形成"脱水"。当人失水占体重 2%时，就会感到口渴、食欲降低、消化功能减弱、尿少；达 6%以上时，全身乏力、抑郁、无尿；高达 15%以上，人烦躁、眼珠内陷、皮肤失去弹性、体温和脉搏加快、血压降低、晚期谵妄及昏迷，循环衰竭，严重时呼吸停止而死亡。因此，在尿液高度浓缩、体重减轻8%～12%时，表示已严重脱水，必须及时采取措施以防意外发生。

（7）水过量　水摄入量超过肾脏排出的能力，可引起体内水过量或水中毒。这种情况多见于疾病，如肾脏疾病、肝脏病、充血性心力衰竭等。正常人极少见水中毒，但严重脱水且补水方法不当时也可发生。

（8）盐代谢　水代谢与盐代谢密切关系，组织中的钠盐对水分有蓄积作用；而钾、钙盐可从体内排出水分。若长期吃太咸的食物，会加重心脏负担，引起高血压，因此心脏病、肾脏水肿病人以及高血压患者等应限制食盐的摄入。

人在高温环境以及剧烈运动后，由于大量出汗，感到非常口渴，此时若饮入许多白开水，会感到头晕、眼花、浑身无力，并影响食欲，原因是细胞内外液体渗透压下降，喝进去的水很快排出体外，导致盐分丢失，产生脱水症状。因此，此时在补充水分的同时要适当补充盐分。

第二章　合理膳食的构成、食谱的编制与膳食指南

第一节　合理膳食的构成

膳食结构平衡与否，已成为影响人类健康的主要因素。一个 70 岁的人，摄取食物总质量约为体重的 1000 多倍，也就是说每人每年平均饮食消费达 1t 之多。人之所以能够维持生命、工作、思维，都是依靠食物中的营养供应。有些人不相信平衡膳食对健康的作用，觉得不像吃药那样立竿见影。殊不知，膳食安排不合理，就会每天都损害健康，日久天长，自然带来百病丛生的后果。20 世纪 70 年代，美国心脏健康会议发布了维多利亚宣言，提出遵循健康生活方式、预防心脏病的四项原则，所谓"健康四大基石"——即合理膳食、适当运动、戒烟戒酒、心理平衡，把合理膳食放在了第一位。

一、膳食与膳食类型

1. 膳食（Diet）

人每天都需要进食，简单地说，膳食就是人们有规律进食的食物或食品。

2. 膳食类型（Style of diet）

膳食类型即人们长期、经常进食食物的质与量的组成及烹调方式的类型，实际生活中，由于地区、民族或个人信仰与生活习惯等的不同，世界各国的人们有不同的膳食结构和食物消费习惯。膳食类型指人们长期经常进食食物的质与量的组成及烹饪方式的类型，包括如下几种。

（1）素膳（Vegetarian diet）　主要或完全由植物性食品构成，因此，也称为植物性膳食，分为纯素膳和广义素膳两种膳食类型。纯素膳是完全不含动物性食品的膳食，主要由谷类、豆类、水果和蔬菜等植物性食品组成的膳食，此外，在纯素膳中尚有部分生食膳，这似乎难以满足人体全面的营养需要。广义素膳是完全无肉的膳食，即仅排除由屠宰动物制成食品的膳食，有乳素膳和蛋乳素膳的区别。乳素膳除植物性食品外还含有乳和乳制品，蛋乳素膳则还包括蛋和蛋制品。广义素膳可以保证机体达到氮平衡，营养价值高于纯素膳。

（2）混合膳食（Mixed diet）　由植物性食品和动物性食品组成，具有更好的营养作用，实际应用最为广泛。我们平时一日三餐食用的即为混合膳食。

（3）平衡膳食（Balanced diet）　是指膳食中所含营养素不仅种类齐全、数量充足，而且配比适宜，既能满足机体的生理需要，又可避免因膳食构成的营养素比例不当，甚至某种营养素缺乏或过剩所引起的营养失调。此膳食供给的营养素与身体所需的营养保持平衡，从而对促进身体健康能发挥最好的作用。

（4）合成平衡膳食（Man - made diet）　是由纯净的 L - 氨基酸、单糖、必需脂肪酸、维生素和矿物质等人工合成的膳食，其配比符合平衡膳食的要求，不含高分子类难消

化的物质，因此，可被机体全部吸收利用，比如宇宙飞行员食用的宇宙食品。适用于外科手术的病人食用，尤其是肠切除和肠瘘管病人，因为它在小肠上段已基本吸收完毕，故医生可在肠道排空的情况下施行手术，手术后病人也可避免因消化道产气和排便等引起的不适。

（5）药膳（Medicated diet）　是为辅助治疗某些疾病，根据辩证施治的原则加入中药配制而成的非定型包装菜肴。

3. 膳食结构（Dietary pattern）

膳食结构指一定时期内特定人群膳食中动植物等食品的消费种类、数量及比例关系，它与国家的食物生产加工、人群经济收入、饮食习俗、身体素质有关。膳食结构反映了人群的营养水平，是衡量其生活水平和经济发达程度的标志之一。根据这一概念，目前世界各国的膳食结构大体上可划分为以下 4 种基本类型。

（1）以植物性食物为主，动物性食品、植物性食品并重的膳食结构　植物性和动物性食品消费量比较均衡，能量蛋白质、脂肪摄入量基本上符合营养标准，膳食结构较为合理，以日本为代表。1990—2002 年，日本谷物、薯类、食糖、酒精饮料等消费有所下降，日本人均谷物消费量由 118.6kg 降至 113.8kg，薯类由 37.6kg 降至 34.1kg，食糖和甜味剂由 33.8kg 降至 22.4kg，酒精饮料由 71.2kg 降至 51.8kg，肉类、植物油、水果消费增长，鱼类消费下降，但仍保持较高水平，肉类由 38kg 增至 43.9kg，植物油由 11.8kg 增至 14.1kg，水果由 49.7kg 增至 56.3kg，鱼类由 71.9kg 降至 66.3kg，鱼贝类使用量较大。奶类、大豆、蛋类基本稳定，2002 年人均消费量分别为 67.1kg、8.81kg、19.1kg。动物性蛋白质占蛋白质总量的一半，而水产品蛋白质又占动物蛋白质的一半，这是日本膳食结构的一大优势。能量、脂肪的供给水平低于欧美发达国家，2002 年每人日能量为 2761.1kcal，蛋白质 91.8g，脂肪 84.6g，能量、蛋白质摄入量长期保持稳定。能量构成中，碳水化合物占 59.2%，脂肪占 26%，蛋白质占 14.8%，基本合理，既保留了东方人膳食的一些特点，同时又吸取了西方膳食的一些长处。

（2）以动物性食物为主的膳食结构　高能量、高脂肪、高蛋白质的膳食结构，以欧美国家为代表。特点是谷物消费量少，按人平均每年仅 60~70kg，动物性食品占很大比例，肉类人均年消费量为 100kg 左右，奶及奶制品达 100~150kg，食糖和水果吃得多，人均年消费量分别达到 40~60kg 和 70~80kg，营养素摄入过量。2000 年，美国人均日摄入能量 3772.1kcal，蛋白质 114.0g，脂肪 151.3g，在能量构成中，碳水化合物降至 48.4%，蛋白质占 15.2%，而脂肪比例达 33.3%。英国的能量构成几乎与美国相同。这种"三高"的膳食结构，虽具有质量好、营养丰富的优点，但也带来肥胖病、心血管病等不良后果，几乎 2/3 的美国人超重或肥胖。营养过剩的弊端已引起人们的普遍关注，美国 2005 年的膳食指南强调，在选择食物时吃多种营养素密集的食物和饮料，限制摄入含有高脂肪、高胆固醇、高糖、高盐和酒精的食物，并增加蔬菜、水果和谷类（特别是粗全谷类制品）的摄入量。

（3）以植物性食物为主的膳食结构　能量基本上满足人体需要，但食物质量不高，蛋白质和脂肪较少，尤其是动物性食品提供的营养素不足，以素食为主，以印度、非洲等为代表。据 FAO 统计，2000 年，印度人均日摄入能量为 2427.9kcal，蛋白质 57.1g，脂肪 47.9g，而且许多居民绝大部分营养素来自植物性食品。至于目前仍面临饥饿和营养不良危险的非洲等地区的一些国家，首先是要解决温饱问题，进而全面提高营养水平。

（4）地中海膳食结构　营养学家发现生活在欧洲地中海沿岸的意大利、西班牙、希腊、摩洛哥等国居民心脏病发病率很低，普遍寿命长，且很少患有糖尿病、高胆固醇等现代病，经过大量调查分析谜底逐渐被揭开，发现这与该地区的饮食结构有关。此前的诸多研究显示地中海式饮食可帮助降低罹患心脏病、中风、认知障碍（如阿尔茨海默症）的风险。该膳食结构特点如下。

① 膳食富含水果、蔬菜、五谷杂粮：富含该类食物的均衡食谱可以促进健康，控制体重。这类食物主要提供维生素、矿物质、能量、抗氧化剂及纤维素。地中海沿岸各个国家饮食结构各不相同，但有一种蔬菜是各国的菜谱里都不会缺少的，那就是番茄，番茄可以抑制胆固醇的氧化，减少患心脏病的风险。番茄红素的一个显著特点是抗癌，尤其对胃癌、结肠癌、直肠癌、前列腺癌等的预防非常有效。五谷杂粮则包括小麦、大麦、燕麦、大米、稞麦、玉米等。为了防止大量维生素、矿物质和纤维素被破坏，加工烹饪的时候应尽量简化。用粗粮制成的面条和面包主要成分是碳水化合物。在地中海人的典型食谱中，面条通常只是前菜和头盘，并不当作主食吃，三明治吃得也很少，所以实际上地中海饮食法中的面食并不可怕，人们按照传统的地中海食谱吃面食，既能保证身体得到足够的能量，又不会发胖。

② 橄榄油：是地中海饮食的核心。当地居民普遍有生吃橄榄的习惯，并用橄榄油作为食用油来烹饪、烘烤食品和调拌沙拉、蔬菜。橄榄油味道有点辛辣，富含单不饱和脂肪酸，是非常健康的油脂，有助于降低胆固醇水平。而橄榄油的另一好处是能使血液变稀，有助于防止形成微小的血液凝块，从而防止心肌梗死等心脏疾病的发生。

③ 坚果、豆类、种子：是健康脂肪、蛋白质和纤维素的重要来源，它们丰富了地中海菜肴的美味与口感。豆类能缓慢、平稳地把糖分释放到血液中。豆类蛋白对癌症、肾病及糖尿病等的治疗也有帮助。

④ 香料：香料的运用可以改善食物的色香味，同时减少烹饪中油盐的用量，使菜肴变得清淡健康。同时，香料本身富含广谱抗氧化剂，添加大量多样的香料是地中海美食的一大特色。常吃大蒜对减少高血压发病率的概率在 1/3 以上。大蒜最显著的好处是能降低胆固醇水平、降低血压和血液黏稠度。

⑤ 酸奶、奶酪：每日少量、适量食用酸奶或奶酪也是地中海膳食的一个特点。该类食品中的钙能促进骨骼健康。低脂、脱脂的乳制品也降低了该类食品中原有脂肪带来的副作用。

⑥ 鱼虾海鲜：鱼虾海鲜可以给食用者提供大量健康的蛋白质。金枪鱼、鲱鱼、沙丁鱼、三文鱼、鳊鱼富含对心脏有益的 α - 亚麻酸。地中海海域盛产沙丁鱼，沙丁鱼肉中含有丰富的 $n-3$ 不饱和脂肪酸，有助于降低血液黏稠度和血压，保持正常的心律，提高有益的高密度脂蛋白的水平。含有类似营养的贝壳类海鲜有：蚌、蛤、虾等。烹调鱼虾时应少用面糊油炸。

⑦ 鸡蛋：是优质蛋白质的主要来源，尤其适合不吃肉的人。地中海地区居民烹调鸡蛋的主要方式是用于烘烤食品。

⑧ 猪肉、牛肉、羊肉（统称为红肉）：地中海地区居民只吃少量红肉，并主要吃

瘦肉。

⑨ 红酒：红酒对心脏有益是大家公认的。但饮酒要适量，男性每天不超过两杯，女性不超过一杯。

⑩ 水：是生命之源。每天适量饮水有益于保护身心健康、保持好的心情、保证精力充沛。

二、合理膳食的构成

合理平衡膳食的要求：既保证摄食者的能量和各种营养素达到营养生理需要量，又在各种营养素之间建立生理上的平衡。具体要求如下。

1. 满足身体的各种营养需要

食物中三种产能营养素的比例应适当，碳水化合物供能占总能量的 50%～65%、脂肪占 20%～30%、蛋白质占 10%～15%；维生素 B_1、维生素 B_2 和烟酸这三种维生素的摄入量都与能量的消耗有关，即每消耗 1000kcal 能量它们应保持的适宜比例为 0.5mg：0.5mg：5mg；蛋白质中的必需氨基酸之间的比例应符合理想氨基酸模式；每天所摄入的脂类中，饱和脂肪酸与单不饱和脂肪酸、多不饱和脂肪酸应保持适宜的比例，$n-6$ 系列必需脂肪酸亚油酸成人的适宜摄入量供能占总能量的 4%，$n-3$ 系列必需脂肪酸 α-亚麻酸成人的适宜摄入量供能占总能量的 0.6%；可消化的碳水化合物与膳食纤维之间也应保持平衡，膳食纤维的每天推荐摄入量为 25g；食物中的 Ca：P 最好为 1：1，此时钙的吸收率较高；每天摄取的酸性食品和碱性食品应保持平衡，以便维持体液的酸、碱度，防止酸中毒；动、植物性食品之间的比例也应适当，动物性食物最好占 1/3 以上，并且，每天都能摄取一定量的豆类制品；此外，须有充足的水分以维持体内各种生理活动的正常进行。

2. 合理的膳食制度

合理地安排一日的餐次，两餐之间的间隔及每餐的数量和质量，使进餐与日常生活制度和生理状况相适应，并使进餐和消化过程协调一致，如安排适当有利于提高劳动和工作效率。

（1）餐次及间隔 我国人民的生活习惯一般每日三餐，两餐之间时间间隔不应太长，否则有高度饥饿感，使耐劳力和工作效率受影响；但若间隔太短，上餐食物在胃中尚未排空，消化器官得不到适当休息，功能不易恢复，会影响食欲和消化，一般混合物胃中停留 4～5h，因此，两餐之间的间隔以 4～6h 为宜。

（2）促进消化、引起食欲 有良好的饮食习惯和生活卫生习惯，做到三餐定时，细嚼慢咽，保证充足的睡眠和适当的户外活动，每天正常排泄，用餐时有良好的用餐环境和愉快的情绪。

（3）保证清洁卫生，防止食物被污染，减少营养素的损失。

平衡膳食理论可归纳为以下 10 条。

① 主食与副食的平衡：主食与副食缺一不可。

② 酸性食物与碱性食物的平衡。

③ 荤与素的平衡：荤是指动物性食物，素是指各种蔬菜、水果和豆制品。二者科学搭配，既可满足食欲，又不会因食肉过多而增加血液和心脏的负担。

④ 饥与饱的平衡：饥不可大饥，饱不可大饱，过饥则伤肠，过饱则伤胃。

⑤ 杂与精的平衡：杂指各种豆类、小米、玉米、高粱等，精指精米精面。现在人们的饮食越吃越精，应提倡多吃五谷杂粮，每天最好吃 25～30 种食物。

⑥ 寒与热的平衡：食物有寒性、热性、温性、凉性四性之分。中医提倡"热者寒之，寒者热之"，寒性食物和热性食物应合理搭配，维持平衡。

⑦ 干与稀的平衡：每餐都应有干食和稀食。

⑧ 摄入与排出的平衡：指能量和各种营养素。

⑨ 动与静的平衡：指食前忌动、食后忌静，不要吃饱就睡。

⑩ 情绪与食欲的平衡：情绪决定食欲，学会调节、控制食欲，保持良好的饮食习惯。

在这 10 条中，第 4、9、10 条是关于饮食行为，其余 7 条是关于膳食结构和食物搭配。

第二节　膳食营养素参考摄入量与膳食指南

一、膳食营养素参考摄入量

营养（生理）需要量（Nutritional requirement）是指维持人体正常生理功能所需要的营养素数量，摄入量低于该数量会对机体产生不良影响；或者说能满足身体维持生命、发育、生长、妊娠及哺乳所需营养素的最低量，无安全缓冲限，为满足这一数量，人体必须摄入足够的食物以提供能量、蛋白质、矿物质及维生素。显然，每个健康人体对营养素的需要量是特定的，因膳食种类、体重、身高、年龄、性别、生理状态和体力活动而有所不同，必须考虑存在个体差异。

每日膳食中营养素供给量（Recommended daily allowance，RDA）是以正常营养（生理）需要量为参考，考虑了人群间的个体差异、饮食习惯、应激状态、食物生产、社会发展等多方面因素，而制定的膳食中必须含有的能量等各种营养素的数量。膳食营养供给量略高于营养（生理）需要量，以保证群体中绝大多数人都能获得所需的营养素。这是一种为保证正常人群的健康而提出的膳食质量指标，是为人群取得良好营养状况而设计的膳食营养准则。

1. 美国的 RDA 和 DRI

美国于第二次世界大战期间（1941 年）由国家研究院（NRC）制定了第一个推荐的膳食营养素供给量（Recommended daily allowance，RDA），其目的主要是为了预防营养缺乏症，之后的数十年中，根据国民生活水平的变化和营养科学的研究成果曾修改过多次，1989 年发表了第十版 RDA。美国居民的膳食模式中，油脂所占的能量比较高，约为 40% 或更高，营养学家希望通过努力，降至 35%，甚至 30%，但 RDA 中未具体提出脂肪的能量比。

1992—1996 年年间，美国的营养学界对 RDA 的修改展开了广泛的讨论，并形成了一篇关于膳食营养素参考摄入量（Dietary reference intake，DRI）概念的权威性文章。之后由美国和加拿大两国的著名营养学专家组成了 7 个专业组和两个分委员会，分别研究、制定当时美、加两国的 DRI。

2. 其他国家的 RDA

（1）英国 1979 年英国人提出了自己的 RDA，经过实践认为 RDA 定义不清，容易造成误解，1991 年决定采用新的术语，用 EAR（Estimated average requirement）表示人群平均的需要量，用 RNI（Recommended necessary intakes）表示人群个体的推荐摄入量，用 LRNI（Limited recommend necessary intakes）表示低于此水平对大多数人是不适宜的摄入量。

（2）日本 1969 年日本首次发布日本人的 RDA，至今已修改多次，目前使用的是 1990 年修订的。日本是世界上公认的长寿国，这与他们合理的食物搭配有很大关系，日本居民年均每人消费谷类食品 150kg，消耗动物性食品 143kg，在动物性食品中水产品的蛋白质又占动物蛋白的 50%，油脂供能占总能量的 28%、蛋白质占 12.8%、碳水化合物占 59.2%，这对我国有一定的借鉴意义。

3. 中国 RDA 的沿革

我国最早制定的膳食营养素需要量标准是在 1937 年，以后曾修改过 6 次。1988 年中国营养学会对 RDA 做了第六次修订，这次修订对年龄分组、宏量营养素的供能以及某些微量营养素的建议值做了一些调整或说明，出发点仍然是以防治营养缺乏症为主，尚未考虑到预防某些有关慢性疾病的问题。

各国的 RDA 作为一种膳食质量标准，曾对指导发展食物生产、保障居民的身体健康起了很大作用。

4. 中国居民 21 世纪 DRI 简介

（1）概述 中国营养学会根据 20 世纪 90 年代营养科学的新进展及中国社会进步给居民生活带来的重大影响，决定革新传统的 RDA 概念，引入"膳食营养素参考摄入量"即 DRI 这一比较系统的新概念，修订 1988 年的 RDA。

中国营养学会于 1996 年成立了"制定中国居民 DRI 专家委员会"工作组，并于 2000 年 10 月正式出版发行了《中国居民膳食营养素参考摄入量（Chinese DRI）》，形成了我国第一部 DRI 专著。它的问世标志着我国膳食营养素参考摄入量的研究和应用进入了一个新的时期。

近年来，中国营养学会在 2000 年版膳食营养素参考摄入量的基础上进行了修订，增加了 10 种营养素的平均需要量（EAR）/推荐摄入量（RNI），另外还基于非传染性慢性病一级预防的研究资料，提出了宏量营养素的可接受范围（AMDR），以及一些微量营养素的建议摄入量（PI－NCD）。对已有充分科学依据的少数膳食成分，提出了可耐受最高摄入量（UL）和/或特定建议值（SPL）。

（2）DRI 的概念、制定方法及应用

① DRI 的概念：膳食营养素参考摄入量（DRI）是在 RDA 的基础上发展起来的一组为了保证人体合理摄入营养素而设定的每日平均膳食营养素摄入量的一组参考值。随着营养学研究的深入发展，DRIs 的内容逐渐增加。初期主要，其中包括 4 项内容个指标：平均需要量（EAR）、推荐摄入量（RNI）、适宜摄入量（AI）和可耐受最高摄入量（UL）。《中国居民膳食营养素参考摄入量（2013 版）》增加了与非传染性慢性疾病有关的三个指标：宏量营养素可接受范围（AMDR）、预防非传染性慢性病的建议摄入量（PI－NCD）和特定建议值（SPL）。

a. 平均需要量（Estimated average requirement，EAR）：EAR 是某一个特定人群的平均需要量，主要用于计划和评价群体的膳食。根据某一年龄、性别组中摄入量低于 EAR 个体百分比来评估群体中摄入不足的发生率，评价其营养素摄入情况是否适宜。EAR 也可作为计划或制定人群推荐摄入量的基础。如果个体摄入量呈常态分布，一个人群组的目标摄入量可以根据 EAR 和摄入量的变异来估计。为了保证摄入量低于 EAR 的个体少于 2% ~3%，推荐摄入量的平均值应在 EAR 加两个标准差以上。针对个体，可以检查其摄入不足的可能性。如果个体的摄入量低于 EAR 减两个标准差，则可以肯定不能达到该个体需要量。

b. 推荐摄入量（Recommended nutrient intake，RNI）：RNI 相当于传统使用的 RDA（Recommended dietary allowance），是可以满足某一特定性别、年龄及生理状况群体中绝大多数（97% ~98%）个体需要量的摄入量。RNI 是个体适宜营养素摄入水平的参考值，是健康个体膳食摄入营养素的目标。RNI 不是评价个体或群体膳食质量的标准，也不是为群体做膳食计划的根据。当某个体的营养素摄入量低于其 RNI 时，并不一定表明该个体未达到适宜营养状态。RNI 在评价个体营养素摄入量方面的作用有限，如某个体的摄入量低于 RNI，可以认为有摄入不足的危险；如果某个体的平均摄入量达到或超过 RNI，可以认为该个体没有摄入不足的危险。膳食摄入量或其他任何单一指标都不能作为评价个体营养状况的根据。摄入量经常低于 RNI 可能提示需要进一步用生化试验或临床检查来评价其营养状况。应当指出，对个别身高、体重超过此参考范围较多的个体，可能需要按每千克体重的需要量调整其 RNI。如果需求量呈正态分布时，则 RNI = EAR + 2SD（标准差），如果 EAR 的变量不足以计算 SD 时，可假设 10% EAR = 1SD，则 RDA = 1.2EAR。RNI 的主要用途是作为个体每日摄入该营养素的目标值。

c. 适宜摄入量（Adequate intakes，AI）：AI 是根据某一人群或亚人群能够维持一定营养状态的平均营养素摄入量，通过对群体而不是个体的观察经过实验研究得到的数据。AI 主要用于个体的营养素摄入目标，也用于限制过多摄入的标准。一般大于 EAR，也可能大于 RNI，但小于 UL。AI 不一定是一个理想摄入量。在个体需要量的研究资料不足而不能计算 EAR，因而不能求得 RNI 时，可设定 AI 来代替 RNI。例如，纯母乳喂养的足月产健康婴儿，从出生到 4 ~6 个月，他们的营养素全部来自母乳，母乳中供给的营养素量就是他们的 AI 值。AI 的主要用途是作为个体营养素摄入量的目标。

d. 可耐受最高摄入量（Tolerable upper intake levels，UL）：UL 是平均每日摄入营养素的最高限量，这个量对一般人群中的几乎所有个体均不致引起不利于健康的作用。UL 主要用于检查个体摄入量是否过高，避免发生中毒。当摄入量低于 UL 时，不会产生不良反应。当摄入量超过 UL 而进一步增加时，损害健康的危险性随之增大。UL 并不是一个建议的摄入水平，"可耐受"指这一剂量在生物学中大体是可以耐受的，但并不表示是有益的，健康个体摄入量超过 RNI 或 AI 是没有益处的。由于人们食用营养素类强化食品和膳食补充剂日益增多，有必要引入 UL 来指导安全消费，在大多数情况下，UL 包括膳食、强化食品和添加剂等各种来源的营养素之和。其目的是为了限制膳食和来自强化食物及膳食补充剂中某一营养素的总摄入量，以防止该营养素引起不良作用（见图 2-1）。

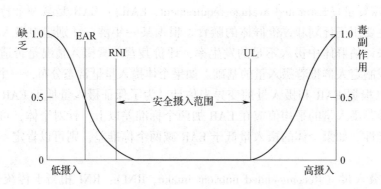

图 2 – 1　营养素摄入不足和过多的危险性图解

e. 宏量营养素可接受范围（Acceptable macronutrient distribution ranges，AMDR）：AMDR 指脂肪、蛋白质和碳水化合物理想的摄入范围，该范围可以提供人体对这些必需营养素的需要，并且有利于降低慢性病的发生危险，常用占能量摄入量的百分比表示。

f. 预防非传染性慢性病的建议摄入量（Proposed intakes for prevention non – communicable chronic diseases，PI – NCD，简称建议摄入量 PI）：膳食营养素摄入量过高或过低导致的慢性病一般涉及肥胖、糖尿病、高血压、血脂异常、脑中风、心肌梗死以及某些癌症。PI – NCD 是以非传染性慢性病（NCD）的一级预防为目标，提出的必需营养素的每日摄入量。当 NCD 易感人群某些营养素的摄入量接近或达到 PI 时，可以降低他们发生 NCD 的风险。

g. 特定建议值（Specific proposed levels，SPL）：近几十年的研究证明了营养素以外的某些膳食成分，其中多数是属于植物化合物，具有改善人体生理功能、预防慢性疾病的生物学作用。特定建议值（SPL）是指某些疾病易感人群膳食中这些成分的摄入量达到或接近这个建议水平时，有利于维护人体健康。

② DRI 的制定：制定 DRI 的主要目的是为了满足在应用中不断发展的需要，以往只有 RDA，在制定人群食物供应计划、评价个体和群体的食物消费资料、制订营养教育计划，以及指导食品加工和营养标签等都参考同一套推荐值，这样会产生针对性不强，特别是评估过量摄入的危险性可能存在。DRI 的制定是通过对人体进行全面的生理、生化测定而得出的，确定 DRI 的每一个指标都要做大量的工作，如在有代表性人群中，以特定年龄组为对象，求出其平均需要量，再按每一年龄组内的统计学上的个体差异，求测健康人群所需要增加的营养素数量。这些数值有些是在人体直接测定而来，有些则由于研究技术、人道主义等原因，间接推测估计而来。

③ DRI 的应用：由于食物生产、经济收入、气候环境、民族、生活习惯等的不同，不同国家和地区之间的 DRI 也有所区别。我国营养学会制定的膳食营养素参考摄入量，主要为人群或个体的健康服务，从宏观上指导食物的生产与分配，指导特殊生理和职业人群的膳食计划和配给，并作为营养性治疗、营养监测、食品工业开发新产品、食品营养标签等的依据。

④ 中国居民的 DRI。

a. 中国居民的体重代表值（见表 2 – 1）。

表 2 - 1 中国居民体重代表值

年龄/岁	体重/kg		年龄/岁	体重/kg	
	男	女		男	女
0 ~	6.0	6.0	14 ~	56.5	50.0
0.5 ~	9.0	9.0	18 ~	63.0	56.0
1 ~	13.5	12.5	50 ~	65.0	58.0
4 ~	19.0	18.5	60 ~	65.0	58.0
7 ~	28.5	25.5	70 ~	62.0	54.0
11 ~	42.0	41.0	80 ~	57.0	50.0

注：引自中国营养学会《中国居民膳食营养素参考摄入量》，2013。

b. 中国居民膳食能量（见表 2 - 2）。

表 2 - 2 中国居民膳食能量需要量（EER）

人群	能量/（MJ/d）						能量/（kcal/d）					
	身体活动水平（轻）		身体活动水平（中）		身体活动水平（重）		身体活动水平（轻）		身体活动水平（中）		身体活动水平（重）	
	男	女	男	女	男	女	男	女	男	女	男	女
0 ~	—	—	0.38MJ/（kg·d）				—	—	90kcal/（kg·d）		—	—
0.5 ~	—	—	0.33MJ/（kg·d）				—	—	80kcal/（kg·d）		—	—
1 ~	—	—	3.77	3.35	—	—	—	—	900	800	—	—
2 ~	—	—	4.60	4.18	—	—	—	—	1100	1000	—	—
3 ~	—	—	5.23	5.02	—	—	—	—	1250	1200	—	—
4 ~	—	—	5.44	5.23	—	—	—	—	1300	1250	—	—
5 ~	—	—	5.86	5.44	—	—	—	—	1400	1300	—	—
6 ~	5.86	5.23	6.69	6.07	7.53	6.90	1400	1250	1600	1450	1800	1650
7 ~	6.28	5.65	7.11	6.49	7.95	7.32	1500	1350	1700	1550	1900	1750
8 ~	6.90	6.07	7.74	7.11	8.79	7.95	1650	1450	1850	1700	2100	1900
9 ~	7.32	6.49	8.37	7.53	9.41	8.37	1750	1550	2000	1800	2250	2000
10 ~	7.53	6.90	8.58	7.95	9.62	9.00	1800	1650	2050	1900	2300	2150
11 ~	8.58	7.53	9.83	8.58	10.88	9.62	2050	1800	2350	2050	2600	2300
14 ~	10.46	8.37	11.92	9.62	13.39	10.67	2500	2000	2850	2300	3200	2550
18 ~	9.41	7.53	10.88	8.79	12.55	10.04	2250	1800	2600	2100	3000	2400
50 ~	8.79	7.32	10.25	8.58	11.72	9.83	2100	1750	2450	2050	2800	2350
65 ~	8.58	7.11	9.83	8.16	—	—	2050	1700	2350	1950	—	—
80 ~	7.95	6.28	9.20	7.32	—	—	1900	1500	2200	1750	—	—
孕妇（早）	—	+0		+0	—	+0	—	+0		+0	—	+0
孕妇（中）	—	+1.26		+1.26	—	+1.26	—	+300		+300	—	+300
孕妇（晚）	—	+1.88		+1.88	—	+1.88	—	+450		+450	—	+450
乳母	—	+2.09		+2.09	—	+2.09	—	+500		+500	—	+500

注：1. 未制定参考值用"—"表示；"＋"表示在同龄人群参考值的基础上额外增加量。

　　2. 引自中国营养学会《中国居民膳食营养素参考摄入量》，2013。

c. 中国居民膳食蛋白质参考摄入量（见表 2 – 3）。

表 2 – 3　　　　　　　　　　中国居民膳食蛋白质参考摄入量（DRI）

人群	EAR/（g/d）		RNI/（g/d）	
	男	女	男	女
0 ~	—	—	9（AI）	9（AI）
0.5 ~	15	15	20	20
1 ~	20	20	25	25
2 ~	20	20	25	25
3 ~	25	25	30	30
4 ~	25	25	30	30
5 ~	25	25	30	30
6 ~	25	25	35	35
7 ~	30	30	40	40
8 ~	30	30	40	40
9 ~	40	40	45	45
10 ~	40	40	50	50
11 ~	50	45	60	55
14 ~	60	50	75	60
18 ~	60	50	65	55
50 ~	60	50	65	55
65 ~	60	50	65	55
80 ~	60	50	65	55
孕妇（早）	—	+0	—	+0
孕妇（中）	—	+10	—	+15
孕妇（晚）	—	+25	—	+30
乳母	—	+20	—	+25

注：1. 未制定参考值用"—"表示；"+"表示在同龄人群参考值的基础上额外增加量。

　　2. 引自中国营养学会《中国居民膳食营养素参考摄入量》，2013。

d. 中国居民膳食碳水化合物、脂肪酸参考摄入量（DRI）（见表 2 – 4）。

表 2 – 4　　　　　　中国居民膳食碳水化合物、脂肪酸参考摄入量（DRI）

人群	总碳水化合物/（g/d）	亚油酸/（% E[2]）	亚麻酸/（% E）	EPA + DHA/（g/d）
	EAR	AI	AI	AI
0 ~	60（AI）	7.3（0.15g[3]）	0.87	0.10[4]
0.5 ~	85（AI）	6.0	0.66	0.10[4]
1 ~	120	4.0	0.60	0.10[4]

续表

人群	总碳水化合物/（g/d）	亚油酸/（% E[2]）	亚麻酸/（% E）	EPA + DHA/（g/d）
	EAR	AI	AI	AI
4 ~	120	4.0	0.60	—
7 ~	120	4.0	0.60	—
11 ~	150	4.0	0.60	—
14 ~	150	4.0	0.60	—
18 ~	120	4.0	0.60	—
50 ~	120	4.0	0.60	—
65 ~	—[1]	4.0	0.60	—
80 ~	—	4.0	0.60	—
孕妇（早）	130	4.0	0.60	0.25（0.20[4]）
孕妇（中）	130	4.0	0.60	0.25（0.20[4]）
孕妇（晚）	130	4.0	0.60	0.25（0.20[4]）
乳母	160	4.0	0.60	0.25（0.20[4]）

① 未制定参考值用"—"表示。

② "% E"为占能量的百分比。

③ 为花生四烯酸。

④ 为DHA。

注：1. 我国2岁以上儿童及成人膳食中来源于食品工业加工产生的反式脂肪酸的UL为 <1% E。

2. 引自中国营养学会《中国居民膳食营养素参考摄入量》，2013。

e. 中国居民膳食维生素的 RNI 或 AI 值（见表2-5和表2-6）。

表2-5　　　　　　　　中国居民膳食维生素的 RNI 或 AI 值（一）

年龄/岁	维生素A/（μgRE/d）	维生素D/（μg/d）	维生素E/（mgd—TE/d）	维生素K/（μg/d）	维生素B₁/（mg/d）	维生素B₂/（mg/d）	烟酸/（mg/d）	维生素B₆/（mg/d）
	RNI	RNI	AI	AI	RNI	RNI	RNI	AI
0 ~	300（AI）	10（AI）	3	2	0.1（AI）	0.4（AI）	2（AI）	0.2（AI）
0.5 ~	350（AI）	10（AI）	4	10	0.3（AI）	0.5（AI）	3（AI）	0.4（AI）
1 ~	310	10	6	30	0.6	0.6	6	0.6
4 ~	360	10	7	40	0.8	0.7	8	0.7
7 ~（男）	500	10	9	50	1.0	1.0	11	1.0
7 ~（女）	500	10	9	50	1.0	1.0	10	1.0
11 ~（男）	670	10	13	70	1.3	1.3	14	1.3
11 ~（女）	630	10	13	70	1.1	1.1	12	1.3
14 ~（男）	820	5	14	75	1.6	1.5	16	1.4
14 ~（女）	630	10	14	75	1.3	1.2	13	1.4

续表

年龄/岁	维生素 A/ (μgRE/d)	维生素 D/ (μg/d)	维生素 E/ (mgd—TE/d)	维生素 K/ (μg/d)	维生素 B$_1$/ (mg/d)	维生素 B$_2$/ (mg/d)	烟酸/ (mg/d)	维生素 B$_6$/ (mg/d)
	RNI	RNI	AI	AI	RNI	RNI	RNI	AI
18 ~（男）	800	10	14	80	1.4	1.4	15	1.4
18 ~（女）	700	10	14	80	1.2	1.2	12	1.4
50 ~（男）	800	10	14	80	1.4	1.4	14	1.6
50 ~（女）	700	10	14	80	1.2	1.2	12	1.6
65 ~（男）	800	15	14	80	1.4	1.4	14	1.6
65 ~（女）	700	15	14	80	1.2	1.2	11	1.6
80 ~（男）	800	15	14	80	1.4	1.4	13	1.6
80 ~（女）	700	15	14	80	1.2	1.2	10	1.6
孕妇（初）	+0	+0	+0	+0	+0	+0	+0	+0.8
孕妇（中）	+70	+0	+0	+0	+0.2	+0.2	+0	+0.8
孕妇（后）	+70	+0	+0	+0	+0.3	+0.3	+0	+0.8
乳母	+600	+0	+3	+5	+0.3	+0.3	+3	+0.3

注：引自中国营养学会《中国居民膳食营养素参考摄入量》，2013。

表 2 – 6　　　　　　　　　　中国居民膳食维生素的 RNI 或 AI 值（二）

年龄/岁	叶酸/（μg/d）	泛酸/（mg/d）	维生素 B$_{12}$/ (μg/d)	维生素 C/ (mg/d)	生物素/ (μg/d)	胆碱/ (mg/d)
	RNI	AI	RNI	RNI	AI	AI
0 ~	65（AI）	1.7	0.3（AI）	40（AI）	5	120
0.5 ~	100（AI）	1.9	0.6（AI）	40（AI）	9	150
1 ~	160	2.1	1.0	40	17	200
4 ~	190	2.5	1.2	50	20	250
7 ~	250	3.5	1.6	65	25	300
11 ~	350	4.5	2.1	90	35	400
14 ~（男）	400	5.0	2.4	100	40	500
14 ~（女）	400	5.0	2.4	100	40	400
18 ~（男）	400	5.0	2.4	100	40	500
18 ~（女）	400	5.0	2.4	100	40	400
50 ~（男）	400	5.0	2.4	100	40	500
50 ~（女）	400	5.0	2.4	100	40	400
65 ~（男）	400	5.0	2.4	100	40	500
65 ~（女）	400	5.0	2.4	100	40	400

续表

年龄/岁	叶酸/（μg/d）	泛酸/（mg/d）	维生素B₁₂/（μg/d）	维生素C/（mg/d）	生物素/（μg/d）	胆碱/（mg/d）
	RNI	AI	RNI	RNI	AI	AI
80～（男）	400	5.0	2.4	100	40	500
80～（女）	400	5.0	2.4	100	40	400
孕妇（初）	+200	+1.0	+0.5	+0	+0	+20
孕妇（中）	+200	+1.0	+0.5	+15	+0	+20
孕妇（后）	+200	+1.0	+0.5	+15	+0	+20
乳母	+150	+2.0	+0.8	+50	+10	+120

注：引自中国营养学会《中国居民膳食营养素参考摄入量》，2013。

f. 中国居民膳食常量元素的 RNI、AI 及 UL 值（见表 2 - 7）。

表 2 - 7　　　　　　　　中国居民膳食常量元素的 RNI、AI 及 UL 值

年龄/岁	钙/（mg/d）		磷/（mg/d）		镁/（mg/d）	钠/（mg/d）	钾/（mg/d）	氯/（mg/d）
	RNI	UL	RNI	UL	RNI	AI	AI	AI
0～	200（AI）	1000	100（AI）	—	20（AI）	170	350	260
0.5～	250（AI）	1500	180（AI）	—	65（AI）	350	550	550
1～	600	1500	300	—	140	700	900	1100
4～	800	2000	350	—	160	900	1200	1400
7～	1000	2000	470	—	220	1200	1500	1900
11～（男）	1200	2000	640	—	300	1400	1900	2200
11～（女）	1200	2000	640	—	300	1400	1900	2200
14～（男）	1000	2000	710	—	320	1600	2200	2500
14～（女）	1000	2000	710	—	320	1600	2200	2500
18～（男）	800	2000	720	3500	330	1500	2000	2300
18～（女）	800	2000	720	3500	330	1500	2000	2300
50～（男）	1000	2000	720	3500	330	1400	2000	2200
50～（女）	1000	2000	720	3500	330	1400	2000	2200
65～（男）	1000	2000	700	3500	320	1400	2000	2200
65～（女）	1000	2000	700	3500	320	1400	2000	2200
80～（男）	1000	2000	670	3500	310	1300	2000	2000
80～（女）	1000	2000	670	3500	310	1300	2000	2000
孕妇（早）	+0	2000	+0	3500	+40	+0	+0	+0
孕妇（中）	+200	2000	+0	3500	+40	+0	+0	+0
孕妇（后）	+200	2000	+0	3500	+40	+0	+0	+0
乳母	+200	2000	+0	3500	+0	+0	+400	+0

注：1. 1g 食盐中 + 含钠 400mg；钠、钾因缺乏充分的实验数据未定 UL 值。

2. 引自中国营养学会《中国居民膳食营养素参考摄入量》，2013。

g. 中国居民膳食微量元素的 RNI、AI 及 UL 值（见表 2 - 8）。

表 2 - 8　　　　　　　　　中国居民膳食微量元素的 RNI、AI 及 UL 值

年龄/岁	铁/(mg/d)		锌/(mg/d)		硒/(μg/d)		碘/(μg/d)		铜/(mg/d)		氟/(mg/d)		铬/(μg/d)	锰/(mg/d)	钼/(μg/d)
	RNI	UL	RNI	UL	RNI	UL	RNI	UL	RNI	UL	AI	UL	AI	AI	RNI
0 ~	0.3(AI)	—	2.0(AI)	—	15(AI)	55	85（AI)	—	0.3（AI)	—	0.01	—	0.2	0.01	2（AI)
0.5 ~	10	—	3.5	—	20(AI)	80	115（AI)	—	0.3（AI)	—	0.23	—	4.0	0.7	15(AI)
1 ~	9	25	4.0	8	25	100	90	—	0.3	2	0.6	0.8	15	1.5	40
4 ~	10	30	5.5	12	30	150	90	200	0.4	3	0.7	1.1	20	2.0	50
7 ~	13	35	7.0	19	40	200	90	300	0.5	4	1.0	1.7	25	3.0	65
11 ~（男)	15	40	10.0	28	55	300	110	400	0.7	6	1.3	2.5	30	4.0	90
11 ~（女)	18	40	9.0	28	55	300	110	400	0.7	6	1.3	2.5	30	4.5	100
14 ~（男)	16	40	11.5	35	60	350	120	500	0.8	7	1.5	3.1	30	4.5	100
14 ~（女)	18	40	8.5	35	60	350	120	500	0.8	7	1.5	3.1	30	4.5	100
18 ~（男)	12	42	12.5	40	60	400	120	600	0.8	8	1.5	3.5	30	4.5	100
18 ~（女)	20	42	7.5	40	60	40	120	600	0.8	8	1.5	3.5	30	4.5	100
50 ~（男)	12	42	12.5	40	60	400	120	600	0.8	8	1.5	3.5	30	4.5	100
50 ~（女)	12	42	7.5	40	60	400	120	600	0.8	8	1.5	3.5	30	4.5	100
65 ~（男)	12	42	12.5	40	60	400	120	600	0.8	8	1.5	3.5	30	4.5	100
65 ~（女)	12	42	7.5	40	60	400	120	600	0.8	8	1.5	3.5	30	4.5	100
80 ~（男)	12	42	12.5	40	60	400	120	600	0.8	8	1.5	3.5	30	4.5	100

续表

年龄/岁	铁/(mg/d)		锌/(mg/d)		硒/(μg/d)		碘/(μg/d)		铜/(mg/d)		氟/(mg/d)		铬/(μg/d)	锰/(mg/d)	钼/(μg/d)
	RNI	UL	RNI	UL	RNI	UL	RNI	UL	RNI	UL	AI	UL	AI	AI	RNI
80 ~ (女)	12	42	7.5	40	60	400	120	600	+0.1	8	1.5	3.5	30	4.5	100
孕妇 (前)	+0	42	+2.0	40	+5	400	+110	600	+0.1	8	+0	3.5	+1.0	+0.4	+10
孕妇 (中)	+4	42	+2.0	40	+5	400	+100	600	+0.1	8	+0	3.5	+4.0	+0.4	+10
孕妇 (后)	+9	42	+2.0	40	+5	400	+110	600	+0.1	8	+0	3.5	+6.0	+0.4	+10
乳母	+4	42	+4.5	40	+18	400	+120	600	+0.6	8	+0	3.5	+7.0	+0.3	+3

注：引自中国营养学会《中国居民膳食营养素参考摄入量》，2013。

h. 中国居民膳食宏量营养素可接受范围（AMDR）值（见表2-9）。

表2-9 中国居民膳食宏量营养素可接受范围（AMDR）

人群	总碳水化合物/%E	添加糖/%E	总脂肪/%E	饱和脂肪酸/%E	n-6多不饱和脂肪酸/%E	n-3多不饱和脂肪酸/%E	EPA+DHA/（g/d）
0 ~	—	—	48（AI）	—	—	—	—
0.5 ~	—	—	40（AI）	—	—	—	—
1 ~	50 ~ 65	—	35（AI）	—	—	—	—
4 ~	50 ~ 65	< 10	20 ~ 30	< 8	—	—	—
7 ~	50 ~ 65	< 10	20 ~ 30	< 8	—	—	—
11 ~	50 ~ 65	< 10	20 ~ 30	< 8	—	—	—
14 ~	50 ~ 65	< 10	20 ~ 30	< 8	—	—	—
18 ~	50 ~ 65	< 10	20 ~ 30	< 10	2.5 ~ 9.0	0.5 ~ 2.0	0.25 ~ 2.0
50 ~	50 ~ 65	< 10	20 ~ 30	< 10	2.5 ~ 9.0	0.5 ~ 2.0	0.25 ~ 2.0
65 ~	50 ~ 65	< 10	20 ~ 30	< 10	2.5 ~ 9.0	0.5 ~ 2.0	0.25 ~ 2.0
80 ~	50 ~ 65	< 10	20 ~ 30	< 10	2.5 ~ 9.0	0.5 ~ 2.0	0.25 ~ 2.0
孕妇（早）	50 ~ 65	< 10	20 ~ 30	< 10	2.5 ~ 9.0	0.5 ~ 2.0	—
孕妇（中）	50 ~ 65	< 10	20 ~ 30	< 10	2.5 ~ 9.0	0.5 ~ 2.0	—
孕妇（晚）	50 ~ 65	< 10	20 ~ 30	< 10	2.5 ~ 9.0	0.5 ~ 2.0	—
乳母	50 ~ 65	< 10	20 ~ 30	< 10	2.5 ~ 9.0	0.5 ~ 2.0	—

注：引自中国营养学会《中国居民膳食营养素参考摄入量》，2013。

i. 中国居民膳食营养素建议摄入量（PI）（见表 2 - 10）。

表 2 - 10 中国居民膳食营养素建议摄入量（PI）

人群	钾/（mg/d）	钠/（mg/d）	维生素 C/（mg/d）
0 ~	—	—	—
0.5 ~	—	—	—
1 ~	—	—	—
4 ~	2100	1200	—
7 ~	2800	1500	—
11 ~	3400	1900	—
14 ~	3900	2200	—
18 ~	3600	2000	200
50 ~	3600	1900	200
65 ~	3600	1800	200
80 ~	3600	1700	200
孕妇（早）	3600	2000	200
孕妇（中）	3600	2000	200
孕妇（晚）	3600	2000	200
乳母	3600	2000	200

注：引自中国营养学会《中国居民膳食营养素参考摄入量》，2013。

j. 中国居民膳食成分特定建议值（SPL）和可耐受最高摄入量（UL）（见表 2 - 11）。

表 2 - 11 中国居民膳食成分特定建议值（SPL）和可耐受最高摄入量（UL）

膳食成分	SPL	UL
膳食纤维/（g/d）	25（AI）	—
植物甾醇，植物甾醇酯/（g/d）	0.9，1.5	2.4，3.9
番茄红素/（mg/d）	18	70
叶黄素/（mg/d）	10	40
原花青素/（mg/d）	—	800
大豆异黄酮/（mg/d）	55	120
花色苷/（mg/d）	50	—
氨基葡萄糖，硫酸或盐酸氨基葡萄糖/（mg/d）	1000，1500	—
姜黄素/（mg/d）	—	720

注：引自中国营养学会《中国居民膳食营养素参考摄入量》，2013。

二、膳 食 指 南

1. 膳食指南的概念

膳食指南又称膳食指导方针（Dietary guideline），是根据营养学原则，结合本国国情提出的一组以食物为基础的，指导人们合理选择与搭配食物，以达到合理营养、促进健康为目的的指导性意见。要求尽量减少科学术语，使用民众易懂的通俗语言。膳食指南的对象是全体健康人民，引导民众怎样选择食物、合理配膳才能防止膳食原因如高脂膳、高动物蛋白膳、低膳食纤维膳引起的心脑血管疾病及某些癌症等。

世界上第一个膳食指南由瑞典于 1968 年提出。1977 年美国制定了自己的膳食目标，1980 年改为膳食指南，并由政府颁布，以后每 5 年修订一次，1995 年出版第四版，2005 年又修改出版，将体力活动以突出的形象表现在膳食指南予以强调。其他发达国家也纷纷于 20 世纪 70 年代和 80 年代制定了各自的膳食指南，主要以预防慢性病为目标。加拿大于 1976 年，法国、瑞典、挪威于 1981，新西兰于 1982 年，丹麦、英国于 1983 年，日本于 1984 年，德国于 1985 年，韩国、芬兰于 1987 年，匈牙利、印度于 1988 年，新加坡于 1989 年制定了自己的膳食指南。我国的第一个膳食指南是 1989 年由中国营养学会制定的。

2. 世界各国膳食指南简介

20 世纪 50 年代以来，工业发达国家中非传染性疾病死亡人数占总死亡人数的比例不断增高，主要死因为心脑血管疾病和癌，它们占了主导地位；20 世纪 70 年代以来一些发展中国家的经济发达地区也出现了这几种疾病死因特点。经多途径的研究证明与其生活方式、环境条件等改变有关，其中膳食模式转变占重要地位。

不利的生活方式有体力劳动过少，生活节奏紧张而促进应激，吸烟、饮酒过度等；环境条件改变主要是大气、水质的污染以至农田受污染引起农作物即食品原料不同程度受到污染；膳食模式方面，促成心脑血管疾病、癌等慢性病发生率增多主要与长期摄入高脂肪、高动物蛋白和精制碳水化合物组成的高能量膳食有关。

世界各国提出的膳食指南大都包含了如下内容。

（1）每日吃不同的食物　有 13 个膳食指南中提出尽量选择不同种类的食物，日本则提出 "从 6 种主要食物种类中，每日选吃 30 种食物"。

（2）进食量与消耗的能量要平衡，维持标准体重，避免超重。

（3）避免吃太多的脂肪，尤其是饱和脂肪　有的膳食指南具体提出将摄取的脂肪限制在总能量的 30% 以内，且使多不饱和脂肪酸与饱和脂肪酸的比例（P/S）在 0.5 以上。

（4）吃含淀粉丰富的谷物和富含膳食纤维的蔬菜和水果。

（5）避免吃大量的精制糖　多数膳食指南提出要少吃精制糖，有的膳食指南则认为只有在体重超重时才降低精制糖的摄入量，瑞典则具体提出所摄入精制糖不超过能量的 10%。

（6）选用含食盐有限的膳食　大多数膳食指南认为应限制食盐的摄入量，有的提出减少吃盐腌的食物，英国的膳食指南主张食盐每日限在 3g 以内，中国和日本提出限制在 10g 以内。

（7）饮酒应有节制　提倡妇女饮用含酒精饮料每天不超过 1 次，男子不超过 2 次。1 次的量为 425.25g 啤酒（627.6kJ）；141.75g 葡萄酒（418.4kJ）或 42.5g 的蒸馏白酒（418.4kJ）。

为保持牙齿健康，膳食指南建议餐间少食含精制糖的食物，使用含氟的牙膏。素食者应注意补充铁、锌和维生素 B_{12}。此外膳食指南还强调消费者应注意阅读食品包装的营养标签内容，以便选配适合自己健康需要的食品。

2011 年 6 月 2 日美国农业部新推出了膳食圆盘指南，该指南取代已经执行了 19 年的金字塔膳食指南，成为美国最新膳食指南标志。如图 2 - 2 所示，新餐盘标识不仅代表了目前的膳食推荐标准，也是美国改革的一部分。以前的膳食指南目的是提供指导信息，而新指南则旨在通过各种现代工具，从而达到改变美国人饮食行为的目的。新指南标志被命名为"我的餐盘（My Plate）"，由四个彩色部分组成：红色代表水果、绿色代表蔬菜、黄色代表谷物类、紫色代表蛋白质，同时外加一个蓝色部分代表乳制品。其中水果和蔬菜应该占据食物的一半，而蛋白质则是餐盘里最少的。

图2-2　美国膳食圆盘指南

除了基本的膳食指导，各国膳食指南中还有一些特殊的提示。

① 减少"荧屏时间"：美国在最新版的《美国居民膳食指南》中，还特别要求人们要减少"荧屏时间"，即看电视、使用电脑和玩电子游戏的时间，防止诱发肥胖症。美国专家指出，儿童及青少年每天看电视、使用电脑、玩电子游戏的时间不可超过2h。将减少"荧屏时间"写入膳食指南，说明"沙发土豆"现象已经给美国社会造成了严重的危害。

② 不断转动生命的陀螺：在最新版的《日本居民膳食指南》中，"膳食宝塔"的形状是个"陀螺"，其寓意是："均衡的营养能使生命的陀螺维持稳定"。这个陀螺最大的特别之处在于其颈部有一个正在跑步的人，说明了运动是生命陀螺旋转的原动力。

③ 愉快地进餐：欧亚一些国家的膳食指南中提出，人们应在愉快的环境中就餐。挪威的膳食指南中指出："食物＋欢乐＝健康"。人们在愉快的环境中就餐时，可取得提高食欲、增强消化系统功能的作用。英国的膳食指南则建议人们要"享受食物"，感受美好食物带来的愉快感。日本的《食育法》则规定，家长应经常教孩子做饭和种菜，让他们了解并享受饮食的快乐。

3. 中国居民膳食指南及平衡膳食宝塔

（1）中国居民营养与健康现状　我国曾于1959年、1982年和1992年分别进行过三次全国营养调查；1959年、1979年和1991年分别开展过三次全国高血压流行病学调查；1984年和1996年分别开展过两次糖尿病抽样调查。上述调查对于了解我国城乡居民膳食结构和营养水平及其相关慢性疾病的流行病学特点及变化规律，评价城乡居民营养与健康水平，制定相关政策和疾病防治措施发挥了积极的作用。2002年8—12月，在卫生部、科技部和国家统计局的共同领导下，由卫生部具体组织各省、自治区、直辖市相关部门在全国范围内开展了"中国居民营养与健康状况调查"。调查结果表明最近十年我国城乡居民的膳食、营养状况有了明显改善，营养不良和营养缺乏患病率继续下降，同时我国仍面临着营养缺乏与营养过度的双重挑战。

① 居民营养与健康状况明显改善。

a. 居民膳食质量明显提高：我国城乡居民能量及蛋白质摄入得到基本满足，肉、禽、蛋等动物性食物消费量明显增加，优质蛋白比例上升。城乡居民动物性食物分别由1992年的人均每日消费210g和69g上升到248g和126g。与1992年相比，农村居民膳食结构趋向合理，优质蛋白质占蛋白质总量的比例从17%增加到31%，脂肪供能比由19%增加到28%，碳水化合物供能比由70%下降到61%。

b. 儿童青少年生长发育水平稳步提高：婴儿平均出生体重达到3309g，低出生体重率为 3.6%，已达到发达国家水平。全国城乡 3～18 岁儿童青少年各年龄组身高比 1992 年平均增加 3.3cm。但与城市相比，农村男性平均低 4.9cm，女性平均低 4.2cm。

　　c. 儿童营养不良患病率显著下降：5 岁以下儿童生长迟缓率为 14.3%，比 1992 年下降 55%，其中城市下降 74%，农村下降 51%；儿童低体重率为 7.8%，比 1992 年下降 57%，其中城市下降 70%，农村下降 53%。

　　② 城市居民膳食结构不尽合理。

　　畜肉类及油脂消费过多，谷类食物消费偏低。2002 年城市居民每人每日油脂消费量由 1992 年的 37g 增加到 44g，脂肪供能比达到 35%，超过 WHO 推荐的 30% 的上限。城市居民谷类食物供能比仅为 47%，明显低于 55%～65% 的合理范围。此外，奶类、豆类制品摄入过低仍是全国普遍存在的问题。1992 年与 2002 年全国城乡膳食结构的比较见表 2-12。

表 2-12　　　　　　　　　　　1992 年与 2002 年全国城乡膳食结构比较

项目	城乡合计		城市		农村	
	1992 年	2002 年	1992 年	2002 年	1992 年	2002 年
谷类食物供能比例/%	66.8	57.0	57.4	47.4	71.7	60.7
动物性食物供能比例/%	9.3	13.7	15.2	19.2	6.2	11.6
脂肪供能比例/%	22.0	29.8	28.4	35.4	18.6	27.7

　　(2)《中国居民膳食指南》的主要内容　近年来，我国社会经济快速发展，居民的膳食状况明显改善，城乡儿童青少年平均身高增加，营养不良患病率下降；但在贫困农村，仍存在营养不足的问题。同时我国居民膳食结构及生活方式也发生了重要的变化，与之相关的慢性非传染疾病患病率增加，已成为威胁国民健康的突出问题。为了给居民提供最基本、科学的健康膳食信息，卫生部委托中国营养学会组织专家，对中国营养学会 1997 年版的《中国居民膳食指南》进行了修改，制定了《中国居民膳食指南》(2007)。

　　新的《中国居民膳食指南》以先进的科学证据为基础，密切联系我国居民膳食营养的实际，建议居民选择平衡膳食、注意食品卫生、进行适当的身体活动、保持健康体重，对各年龄段的居民摄取合理营养，避免由不合理的膳食带来疾病具有普遍的指导意义。

　　① 食物多样，谷类为主，粗细搭配：平衡膳食必须由多种食物组成，才能满足人体各种营养需要，达到合理营养、促进健康的目的。

　　中国营养学会将食物分为谷类及薯类、动物性食物、豆类及其制品、蔬菜和水果、纯能量食物五大类。谷类食物是中国传统膳食的主体。提出谷类为主是为了提醒人们保持我国膳食的良好传统，防止发达国家膳食的弊端。另外要注意粗细搭配，经常吃一些粗粮、杂粮等，稻米、小麦不要碾磨太精。

　　发达国家"富裕型"的膳食结构提供的能量和脂肪过高，肥胖症、高脂血症、冠心病等所谓"现代文明病"的发病率居高不下，严重威胁人们的健康。随着中国经济的发展，提出以谷类为主是为了避免发达国家膳食的弊端。

　　② 多吃蔬菜水果和薯类：红、黄、绿等深色蔬菜中维生素含量超过浅色蔬菜和一般水果，有些水果维生素及一些微量元素的含量不如新鲜蔬菜，但水果含有的葡萄糖、果

糖、柠檬酸、苹果酸、果胶等物质又比蔬菜丰富。红黄色水果是维生素 C 和胡萝卜素的丰富来源。薯类含有丰富的淀粉、膳食纤维以及多种维生素和矿物质。应当鼓励多吃这些薯类。

含丰富蔬菜、水果和薯类的膳食，对保持心血管健康、增强抗病能力、减少儿童发生干眼病的危险及预防某些癌症等方面，起着十分重要的作用。

③ 每天吃奶类、大豆或其制品：奶类除含丰富的优质蛋白质和维生素外，含钙量较高，且钙利用率也很高，是天然钙质的极好来源。给儿童、青少年补钙可以提高其骨密度，从而延缓其发生骨质疏松的年龄；给老年人补钙也可能减缓其骨质丢失的速度。豆类是我国的传统食品，含丰富的优质蛋白质、不饱和脂肪酸、钙及维生素 B_1、维生素 B_2、烟酸等。为提高农村人口的蛋白质摄入量及防止城市中过多消费肉类带来的不利影响，应大力提倡豆类，特别是大豆及其制品的生产和消费。

④ 常吃适量的鱼、禽、蛋、瘦肉：鱼、禽、蛋、瘦肉等动物性食物是优质蛋白质、脂溶性维生素和矿物质的良好来源。动物蛋白质的氨基酸种类和比例更适合人体需要，赖氨酸含量较高，和植物性蛋白质混食可以发挥蛋白质互补作用，有利于提高植物性蛋白质的营养价值。膳食中含有肉类可增加铁的吸收，因为铁与氨基酸可形成可溶性的复合物，有利于铁的吸收。鱼油所含的不饱和脂肪酸一般比陆地上动物油、植物油高。一些海产鱼的脂肪中含有的 DHA、EPA 具有降低血压、预防和治疗高脂血症、动脉硬化和某些癌症等保健生理功能。动物肝脏富含维生素 A、维生素 B_{12} 和叶酸等，但脑、肾等脏器含有相当高的胆固醇，摄入过多对预防心血管系统疾病不利。

⑤ 减少烹调油用量，吃清淡少盐膳食：我国相当一部分城市和绝大多数农村居民平均吃动物性食物的量还不够，应适当增加摄入量。但部分大城市居民食用动物性食物过多，吃谷类和蔬菜不足，这对健康不利。肥肉和荤油为高能量和高脂肪食物，摄入过多往往会引起肥胖，还是某些慢性病的危险因素，应当少吃。

吃清淡膳食有利于健康，即不要太油腻，不要太咸，不要过多的动物性食物和油炸、烟熏食物。中国人均食盐摄入量过多，平均为 15~16g/d，是世界卫生组织建议值的 2 倍以上。流行病学调查表明，钠的摄入量与高血压发病率呈正相关。世界卫生组织建议食盐用量每人应该不超过 6g/d。

⑥ 食不过量，天天运动，保持健康体重：进食量与体力活动是控制体重的两个主要因素，人们需要保持食量与能量消耗之间的平衡。体重过高或过低都是不健康的表现，可造成抵抗力下降，易患某些疾病，如老年人的慢性病或儿童的传染病等。经常运动会增强心血管和呼吸系统的功能，保持良好的生理状态，提高工作效率，调节食欲，强壮骨骼，预防骨质疏松。

⑦ 三餐分配要合理，零食要适当：合理安排一日三餐的时间及食量，进餐定时定量。一般早、中、晚餐的能量分别占总能量的 30%、40%、30% 为宜，可根据职业、劳动强度和生活习惯进行适当调整。一般情况下，早餐安排在 6：30—8：30，午餐在 11：30—13：30，晚餐在 18：00—20：00 进行为宜。要天天吃早餐并保证其营养充足，午餐要吃好，晚餐要适量。不暴饮暴食，不经常在外就餐，尽可能与家人共同进餐，并营造轻松愉悦的就餐氛围。零食作为一日三餐之外的营养补充，可以合理选用，但来自零食的能量应计入全天能量摄入之中。

　　⑧ 每天足量饮水，合理选择饮料：水是膳食重要的组成部分，是一切生命必需的物质，在生命活动中发挥着重要功能。体内水的来源有饮水、食物中含的水和体内代谢产生的水。水的排出主要通过肾脏，以尿液的形式排出，其次是经肺呼出、经皮肤和随粪便排出。进入人体内的水和排出来的水基本相等，处于动态平衡。水的需要量主要受年龄、环境温度、身体活动等因素的影响。一般来说，健康成人每天需要水 2500mL 左右。在温和气候条件下生活的轻体力劳动者，应适当增加饮水量。饮水不足或过多都会对人体健康带来危害。饮水应少量多次，要主动，不要感到口渴时再喝水。饮水最好选择白开水。

　　饮料多种多样，需要合理选择，如乳饮料和纯果汁饮料含有一定量的营养素和有益膳食成分，适当饮用可以作为膳食的补充。有些饮料添加了一定的矿物质和维生素，适合热天户外活动和运动后饮用。有些饮料只含糖和香精香料，营养价值不高。多数饮料都含有一定量的糖，大量饮用特别是含糖量高的饮料，会在不经意间摄入过多能量，造成体内能量过剩。另外，饮后如不及时漱口刷牙，残留在口腔内的糖会在细菌作用下产生酸性物质，损害牙齿健康。有些人尤其是儿童青少年，每天喝大量含糖的饮料代替喝水，是一种不健康的习惯，应当改正。

　　⑨ 饮酒应限量：高度酒含能量高，不含其他营养素。过量饮酒对个体健康和社会安定都是有害的。应严禁酗酒，若饮酒可少量饮用低度酒，建议成年男性一天饮用酒的酒精量不超过 25g，成年女性一天饮用酒的酒精量不超过 15g，孕妇和青少年不应饮酒。

　　⑩ 吃新鲜卫生的食物：一个健康人一生需要从自然界摄取大约 60t 食物、水和饮料。人体一方面从这些饮食中吸收利用本身必需的各种营养素，以满足生长发育和生理功能的需要；另一方面又必须防止其中的有害因素诱发食源性疾病。

　　（3）中国居民平衡膳食宝塔　《中国居民膳食指南》专家委员会针对我国居民膳食的主要缺陷按平衡膳食的原则，推荐了中国居民各类食物的适宜消费量，并以宝塔的形式表达，为"中国居民平衡膳食宝塔"。平衡膳食宝塔提出了一个营养上比较理想的膳食模式。中国居民平衡膳食宝塔见图 2-3。

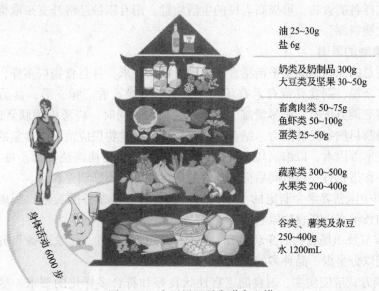

油 25~30g
盐 6g

奶类及奶制品 300g
大豆类及坚果 30~50g

畜禽肉类 50~75g
鱼虾类 50~100g
蛋类 25~50g

蔬菜类 300~500g
水果类 200~400g

谷类、薯类及杂豆
250~400g
水 1200mL

身体活动 6000 步

图 2-3　中国居民平衡膳食宝塔

平衡膳食宝塔共分五层，包含人们每天应吃的主要食物种类。

第一层：谷类、薯类及杂豆。每人每日 250～400g。

第二层：蔬菜和水果。每人每日蔬菜 300～500g、水果 200～400g。

第三层：动物性食物。每人每日 125～225g（鱼虾 50～100g，畜、禽肉 50～75g，蛋类 25～50g）。

第四层：奶类和豆类食物。每人每日奶及其制品 300g，豆类及坚果类 30～50g。

第五层：油脂类。每人每日控制 25～30g，控制食盐摄入量小于 6 g。

宝塔没有建议食糖的摄入量。因为我国居民现在平均吃食糖的量还不多，少吃些或适当多吃些可能对健康的影响不大。但多吃糖有增加龋齿的危险，尤其是儿童、青少年不应吃太多的糖和含糖食品。宝塔建议的各类食物的摄入量一般是指食物的生重。

我国新版的《中国居民膳食指南》也纳入了一些运动建议，提出人们每天应行走6000 步。如果身体条件允许，人们最好每天进行 30min 中等强度的运动。

三、食谱的编制

1. 食谱（Recipe）

食谱是反映膳食的食物配制及烹调方法的一种简明的文字形式。将每日各餐主、副食的品种、数量、烹调方法、用餐时间排列成表，称为食谱，分为一日食谱和一周食谱。

食谱编制是社会营养的重要工作内容。对正常人来说是保证其合理营养的具体措施，对营养性疾病患者来说是一种基本的治疗措施。食谱也是炊事人员配餐的依据，可提高工作效率，保证工作质量。

食谱编制是将"中国居民膳食指南"和"推荐的每日膳食中营养素供给量"，具体落实到用膳者的每餐膳食中，使其按照人体生理需要摄入足够的能量和各种营养素，以达到合理营养、促进健康的目的。

根据人体对各种营养素的需要，结合当地食物的品种、生产情况、经济条件和个人饮食习惯合理选择各类食物，可提高人民的生活质量，用有限的经济开支来取得最佳的营养效果，节约食物资源。

2. 食谱编制的原则

食谱编制总的原则是满足平衡膳食及合理营养的要求，并且食物应多样，尽量做到主食有米有面有杂粮，副食有荤有素有汤，注意菜肴的色、香、味、形。食品要求安全无害，选择食物烹调方法时，应尽量减少营养素的损失。同时，应考虑用膳者的饮食习惯、进餐环境、用膳目的和经济能力，结合当时气候情况、食物供应情况、食堂的设备条件和厨师的烹调技术等因素，以编制切实可行的食谱。要及时更换调整食谱，每 1～2 周可更换一次食谱。食谱执行一段时间后应对其效果进行评价，不断调整食谱。

（1）按照中国营养学会制定的《中国居民膳食营养素参考摄入量》所规定的能力和各种营养素的数量来选择食物原料。

（2）按季节及市场食物的变动情况、膳食者的消费水平、食堂设备和厨师的技术能力，应尽可能以分量少、品种多的方式进行食物调配。

（3）烹调方式应能使主、副食的感官性状良好和符合多样化的要求，尽量适应进食者的饮食习惯、民族习惯和地方习惯以及特殊需要。

（4）根据进食者的体力活动强度、生理和生活规律安排进餐的次数和时间，应将全天的食物适当地分配到各餐中去。每餐要努力做到既有饱腹感，又有舒适感，营养物质各餐分配也要恰当，不可一餐过多，一餐过少，或者一周食谱中前 5 天清淡，后 2 天丰盛。

3. 食谱编制的方法

食谱通常有两种编制方法，即营养成分计算法和食品交换份法，目前已有一些食谱编制软件可以使用。

中国营养学会吸取西方和日本膳食构成的经验教训，在我国传统膳食结构模式的基础上，制定了我国近期成人合理膳食的构成指标，如表 2 - 13 所示，在编制食谱时可以参考。

表 2 - 13　　　　　　　　　　一日三餐的推荐食物摄入量　　　　　　　　　　单位：%

食物种类	早餐		午餐		晚餐		全天	
	女	男	女	男	女	男	女	男
谷类	75	100	100	125	75	125	250	350
豆类	-	-	20	20	20	20	40	40
蔬菜	75	100	125	150	100	150	300	400
水果	100	100	50	100	50	100	200	300
肉类	-	-	25	50	25	25	50	75
乳类	300	300	-	-	-	-	300	300
蛋类	25	50	-	-	-	-	25	50
水产品	-	-	25	25	25	25	50	50
油脂类	5	5	10	10	10	10	25	25

注：表中成年女性按 7535kJ，（1800kcal)/d 计算；男性按 9209kJ，（2200kcal)/d 计算。
（引自《中国居民膳食指南》，2007 版）

（1）营养成分计算法　营养成分计算法主要是从"推荐的每日膳食中营养素供给量"中查找相关数据，利用食物用量计算表进行计算，来编排食谱。

（2）食品交换份法　食品交换份法是国内外普遍采用的糖尿病膳食计算方法，它将日常常用食物按所含营养素的特点进行分类，按照各类食物的习惯食用量，确定一份适当的食物质量，计算出每份食物中三大营养素和热能的含量，列表对照以供交换使用，然后根据不同的热能需要量，按蛋白质、脂肪、碳水化合物的推荐摄入量标准比例计算出各类食物的交换份数。每个人按照其年龄、性别、工作性质、劳动强度、所需热量，对照选配食物，基本上能满足平衡膳食的需要。如表 2 - 14 所示。

表 2 - 14　　　　　　　　　每单位交换份食品的营养价值

食品类别	交换份	质量/g	能量/kJ	蛋白质含量/g	脂肪含量/g	碳水化合物含量/g
谷类	1	约50	752.4	4	1	38
蔬菜类 水果类	1	蔬菜类 350～500 水果类 200～250	334.4	5	—	15

续表

食品类别	交换份	质量/g	能量/kJ	蛋白质含量/g	脂肪含量/g	碳水化合物含量/g
肉		瘦肉类 50				
蛋		鸡蛋 1 个				
乳类	1	牛奶 250	376.2	10	5	2
豆类		豆腐 100				
		干黄豆 40				
供应能量的食品	1	油脂类 1 汤勺 20g 食糖 2 汤勺 20g	334.4	—	油脂类 9g	食糖类 20g

注：引自高福成《快餐食品》，2000。

4. 食谱举例

（1）儿童营养套餐（搭配水果：橙子 100g）

① 材料：白饭 150g；虾仁、扁豆各 50g；鸡蛋 1 个；海带 20g；白芝麻 1g；油 1 杯；调味料少许。

② 品名：米饭；糖醋虾仁；炒扁豆；芝麻拌海带。附：紫菜汤。

③ 营养成分：蛋白质 21g，脂肪 17g，糖类 77g，能量 2685kJ。

（2）低油减肥食谱（搭配水果：杨桃 270g）

① 材料：白饭 200g；鳕鱼 150g；洋葱 40g；蘑菇 20g；白菜 100g；调味料少许。

② 品名：米饭；银纸烤鱼；白菜炖蘑菇。

③ 营养成分：蛋白质 29g，脂肪 9g，糖类 75g，能量 2081kJ。

（3）预防高血压食谱

① 材料：黑豆 20g；荞麦（带皮）50g；玉米面（白）50g；小白菜 120g；豆腐 20g；大蒜 10g；茄子 100g；海带 100g；鲤鱼 20g；花生油 10g。

② 品名：黑豆荞麦粥；玉米面馒头；小白菜炖豆腐；蒜泥茄子；凉拌海带；清蒸鲤鱼。

③ 营养成分：蛋白质 28g，脂肪 18g，糖类 86g，能量 2474kJ。

（4）高脂血症患者食谱

① 材料：大米 125g；豆腐 75g；鲫鱼 75g；香菇 25g；油菜 75g；胡萝卜 100g；小葱 5g；花生油 10g。

② 品名：米饭；豆腐烧鲫鱼；香菇油菜；炖胡萝卜。

③ 营养成分：蛋白质 36g，脂肪 21g，糖类 127g，能量 3245kJ。

（5）肥胖型糖尿病患者食谱

① 材料：大米 100g；基围虾 100g；芹菜 150g；豆腐干 30g；冬瓜 100g；花生油 10g；橘子 50g。

② 品名：米饭；盐水虾；芹菜炒豆腐干；冬瓜汤；橘子。

③ 营养成分：蛋白质 32g，脂肪 15g，糖类 98g，能量 2616kJ。

第三章　不同生理状况下人群的合理营养与科学烹调

第一节　婴幼儿的营养与膳食

婴幼儿正处于生长发育的旺盛阶段，需要大量的各种营养素，但婴幼儿的各种生理机能尚未发育成熟，消化吸收功能较差，因而婴幼儿的膳食不同于成人，有一定特殊要求。正在生长发育的婴幼儿，各种组织、细胞都在不断增大，除每天摄入一定数量的营养素供体内能量消耗和组织、细胞修复更新需要外，还要提供生长发育所需的全部营养素，所以婴幼儿的营养需要相对较成人高。

一、婴幼儿的合理营养

婴儿时期的发育速度最快，到青春期又是一个发育高峰期，此外婴幼儿基础代谢率较高。生长旺盛的婴幼儿必须有充足的蛋白质为生长发育提供必需的物质基础，但婴儿的肾脏及消化器官未发育完全，过多地摄入蛋白质会加重肾脏的负担。糖类可为婴幼儿提供能量，但糖类也不能摄入过多，特别是精制糖的摄入要适度，防止从小养成偏喜甜食的习惯而影响正常食欲，而且易发生龋齿。

人体所需矿物质中对婴幼儿特别重要的有钙、磷、铁、碘和锌。钙和磷是骨、牙的基本组成成分，对生长发育特别重要。婴幼儿如长期缺乏足够的钙可影响发育，并易患佝偻病。食物中钙与磷之比是2:1时最易于钙的吸收。母乳的钙磷比适宜，所以母乳喂养的婴儿患营养不良与佝偻病者明显低于人工喂养的婴儿。铁在乳中含量不高，人乳含铁仅为0.08mg/100g，牛乳为0.05mg/100g，人乳中铁的吸收率可高达75%，但仍不能满足婴儿的生理需要，必须动用婴儿体内的铁贮备，这些铁的贮备来自胎儿期，一般可维持至出生后3～4个月。自第4个月起即应补充其他含铁食物如蛋黄等，蛋黄可以1/4个、1/2个直至全个蛋黄逐渐添加，半岁后可供肝泥、菜泥等食品。锌对婴幼儿发育极为重要，缺锌的小儿食欲降低，发育迟缓。通常含蛋白质丰富的动物性食物中一般含锌都较丰富。儿童缺锌问题近年来世界各国都很重视；我国儿童缺锌问题也存在，婴儿断奶前应注意乳母膳食中锌的含量，断奶后应注意选择适于婴幼儿食用的含锌丰富的食品。

小儿年龄愈小需水量愈大，进食量大，摄入蛋白质和无机盐多者水的需要量增多。牛奶含蛋白质及无机盐较人奶多，因此人工喂养儿水分需要增多。

婴幼儿缺乏任何一种维生素都可影响其正常的生长发育，在膳食中应特别注意维生素A、维生素D、维生素B$_1$、维生素B$_2$、烟酸和维生素C的供给。维生素A促进生长和提高机体抵抗力的作用对婴幼儿最为明显，缺乏维生素A的婴幼儿发育迟缓，体重不足，也易患传染病。乳类是婴幼儿维生素A的主要来源，婴儿断奶后应多给肝、蛋黄和各种绿叶蔬菜，必要时可补充维生素A制剂或鱼肝油。维生素A不能摄入过多，否则会引起中毒。维生素 D 促进体内钙磷的吸收，对正在发育的婴幼儿预防佝偻病发生极为重要。普通食物中维生素 D 含量较少，婴幼儿也可通过补充鱼肝油而获得维生素 D，但服用过量也会引起慢性中毒。此外婴幼儿应多接触阳光。维生素 B₁、维生素 B₂ 和烟酸这三种水溶性 B 族维生素的供给量，原则上应与能量摄入量成比例，乳母如长期食用精白米、面又缺乏肉类、大豆制品的供给则乳汁中也将缺乏维生素 B₁，以致引起婴儿脚气病。维生素 B₂ 的主要来源是肝、蛋、乳类等动物食品，其次为大豆、花生及新鲜绿叶蔬菜。维生素 C 对骨、牙、毛细血管间质细胞的形成非常重要。人乳中含有一定量的维生素 C，母乳喂养的婴儿不易缺乏。牛奶中含量较少，且在消毒煮沸和存放过程中易于损失，以牛乳喂养的婴儿出生 2 周后即可补充菜汤、柑橘汁或番茄等富含维生素 C 的食品，必要时也可补充维生素 C 制剂。

二、婴幼儿的营养需要

婴幼儿的营养需要主要分为能量、蛋白质、脂肪、碳水化合物、矿物质和维生素几部分。

（1）能量　能量主要分为基础代谢、食物热效应、活动能量、排除能量和贮存能量。1 周岁以内 RNI 0.33MJ（80kcal）/（kg·d）；1~2 岁 RNI 男童 4.60MJ（1100kcal）/d，女童 4.40MJ（1050kcal）/d；2~3 岁 RNI 男童 5.02MJ（1200kcal）/d，女童 4.81MJ（1150kcal）/d。

（2）蛋白质

蛋白质 RNI：婴儿为 1.5~3.0g/（kg·d）；1~2 岁幼儿为 25g/d；2~3 岁幼儿为 30g/d。

婴幼儿单位体重蛋白质的需要量大于成人，必需氨基酸比例同样大于成人。

（3）脂肪　提供高能量营养素，促进脂溶性维生素的吸收，避免必需脂肪酸的缺乏。脂质供应的能量占总能量的 35%~50%，主要来源是乳类和代乳食品。母乳中脂质所占的能量 50%~55%，不饱和脂肪酸含量 55% 以上。脂肪供能比：6 月龄以内 40%~48%；6 月龄~2 岁 35%~40%；2 岁以上 20%~30%。

（4）碳水化合物　应有 28%~65% 的能量由糖类获得，母乳组成中 37%~38% 的能量来自乳糖，牛乳中仅有 26%~30%。婴儿 3 个月时开始有淀粉酶产生，多糖类食物要在 4~6 个月才慢慢添加。不应养成爱吃甜食的习惯。

（5）矿物质　钙的摄入可以基本上由母乳和牛奶供给。正常新生儿有足够的铁贮存，可以满足 4~6 个月的需要，4~6 月后要添加含铁辅助食品。

（6）维生素　母乳中维生素 D 稍低，母乳不足时，可以考虑每天额外补充 5~10μg 的维生素 D。另外可能缺乏维生素 C，在整个喂哺期保持。

三、婴幼儿喂养

1. 婴儿喂养

婴儿时期喂养很重要，它关系着婴幼儿的正常生长和发育。婴儿生长发育快，但消化功能发育尚未完善，喂养不当，容易发生腹泻和营养不良。母乳喂养是婴儿喂养的最好办法，近年来世界各国都提倡母乳喂养。无母乳时，如能正确掌握人工喂养也可以使婴儿正常生长发育。通常婴儿喂养分母乳喂养、混合喂养和人工喂养。

（1）母乳喂养　健康母亲的乳汁可供婴儿食用至四个月而不会出现营养不良。母乳由母亲直接哺喂，不易污染且温度适宜、经济方便。母乳所含的各种营养素比较全面，与婴儿的生长发育和胃肠功能相适应，母乳内乳糖含量比牛乳高，对婴儿大脑发育有利。含有的双歧乳杆菌具有抑制肠道致病菌生长的作用，而含有的免疫球蛋白，能与肠内细菌及病毒结合而有去毒的作用。采用母乳喂养，可促进母亲产后子宫的复原并有利于身材的恢复，同时可加深母子之间的感情。由于母乳喂养优点很多，应尽可能保证婴儿母乳喂养到8个月或1年。

婴儿出生后12h即可开始喂奶，3个月以前每日6次，3个月以后每日5次，两次喂乳间可喂些水（30mL或随月龄增大而增加）。通常6个月后可开始用牛乳或豆浆代替1～2次人乳，7个月后可逐渐增加牛乳量及其他辅助食品，8～12个月逐渐断奶。断奶对小儿来说就是停止吮吸，改用小勺和杯子吃东西，从吞咽流质食物改为咬、咀嚼半流质、半固体及固体食物。

（2）混合喂养及人工喂养　凡不用人乳而以牛乳、羊乳或其他乳品喂养婴儿的称人工喂养；若母乳和牛乳等同时喂养的称混合喂养。

婴儿配方奶粉主要有以下基本要求：① 增加脱盐乳清粉；② 添加与母乳同型的活性顺式亚油酸和适量 α – 亚麻酸；③ α – 乳糖和 β – 乳糖按4:6的比例添加；④ 脱去牛奶中部分 Ca、P、Na 盐，将 K/Na 比例调整至 2.5～3.0，Ca/P 调整至2；⑤ 强化维生素 A、维生素 D 及适量的其他维生素；⑥ 强化牛磺酸、核酸、肉碱等；⑦ 可用大豆蛋白作为蛋白质来源生产配方奶粉。

根据小儿的营养需要结合食物供给情况，应尽量为婴幼儿制作一些多样化的断奶食品。断奶食品的作用在于补充婴幼儿生长时期的营养，通过喂食母乳以外的其他食物，加强婴儿的吞咽能力、咀嚼能力和消化能力。

（3）断奶过渡期喂养

① 4～5月龄：米糊、粥、水果泥、菜泥、蛋黄、鱼泥、豆腐及动物血。

② 6～9月龄：饼干、面条、水果泥、菜泥、全蛋、肝泥和肉糜。

③ 10～12月龄：稠粥、烂饭、面包、馒头、碎菜及肉末；辅食添加原则，先单纯后混合，先液体后固体，先谷类、水果、蔬菜后鱼、蛋、肉。

④ 1周岁前避免含盐量或调味品多的家庭膳食。

2．幼儿膳食

断奶后的幼儿虽已能适应多种食品，但咀嚼力和消化力仍未完全成熟，有一定限度，对其膳食仍须细心照顾。一方面按照幼儿的营养需要，应特别注意富含蛋白质、钙、铁和维生素的食品供给，另一方面要求食物通过烹饪后达到软、细、碎烂，便于幼儿咀嚼，而且品种要多样化，注意色、香、味，促进幼儿食欲。饮食要定时，除三顿主餐外，上午10时及下午4时各加一餐点心。

第二节　儿童、青少年的营养与膳食

一、学龄前儿童的营养与膳食

学龄前儿童生长速度略低于 3 岁前，但仍属于迅速增长阶段。该年龄段儿童活泼好动，消耗量大，智力发育迅速，是逐渐形成个性和培养良好习惯、品德的重要时期。此时乳牙已出齐，咀嚼能力增强，消化、吸收能力基本接近成人。他们对能量和各种营养素的需要量按每千克体重计大于成人，为了使幼儿膳食中各种营养素供给量平衡，食谱应多样化。每日仍可保持三顿饭和一餐点心，除脂肪太多、糖太多，浓茶、辣椒和其他刺激性物品或不易消化的食物外，大人吃的东西都可以食用。

这一阶段主要会产生的营养问题为：① 食物摄入不足导致的营养素缺乏；② 挑食、偏食导致营养素缺乏，如微量元素，铁、锌及维生素的缺乏；③ 农村蛋白质、能量摄入不足；④ 城市脂肪类食物摄入过多或运动减少造成的肥胖。

幼儿进食应养成不需成人照顾的良好习惯，定时定点、定量进食，注意饮食卫生。避免养成吃零食、挑食、偏食或暴食暴饮、饥饱不匀等的坏习惯。

二、学龄儿童、青少年的营养与膳食

1. 学龄儿童、青少年的营养特点

7 ~ 12 岁学龄儿童，生长发育相对缓慢和稳定。身高平均每年增长 5cm，体重平均每年增加 2 ~ 3kg，抵抗疾病的能力比幼儿期增强。女孩约到 10 岁、男孩约 12 岁，开始进入人生第二次生长发育突增期——青春发育期，并且性征和性器官开始发育和成熟。在青春期身高年增长值为 5 ~ 7cm，个别可达 10 ~ 12cm；体重年增长值为 4 ~ 5kg，个别可达 8 ~ 10kg。女性直至 17 岁、男性 22 岁左右身高基本停止增长。合理营养是保证正常生长发育的重要物质基础，为满足生长发育所需，儿童和青少年对热能和营养素的摄取量相对地高于成人。该年龄段的人群主体是中、小学生，合理营养也是完成紧张的学习任务和参加体育锻炼的基本条件。

2. 营养需求

（1）能量　1350 ~ 1800kcal。

（2）蛋白质　学龄前儿童摄入蛋白质的最主要目的是满足细胞和组织的增长。蛋白质缺乏直接影响儿童的体格和智力发育，表现为体重偏低、生长发育迟缓。严重的会出现水肿和干瘦。中国营养学会建议摄入量：40g ~ 60g/d。

（3）脂肪　儿童生长发育所需的能量、免疫功能的维持、脑和神经系统的发育都需要脂肪，特别是必需脂肪酸。建议使用含有 α - 亚麻酸的大豆油、低芥酸菜籽油或脂肪酸比例适宜的调和油为烹饪油。可多食用鱼类等富含长链多不饱和脂肪酸的海产品。脂肪供能比应控制在 20% ~ 30% 。

（4）碳水化合物　学龄前儿童膳食完成了从奶和奶制品为主向谷类的过渡。谷类所含有的碳水化合物是其主要的供能来源，供能比应为 50% ~ 65% 。应以含有复杂碳水化合物的谷类和豆类为主，不宜用过多的糖和甜食。

（5）矿物质

① 钙：满足骨骼生长，1000～1200mg/d。

② 铁：缺铁容易患缺铁性贫血，主要依赖食物铁的补充，13～18mg/d。

③ 锌：缺锌易导致厌食甚至异食癖，7～10mg/d。

④ 碘：缺碘会导致生长发育障碍，90～110μg/d。

（6）维生素

① 维生素 A：500～670μg/d。

② 维生素 B_1：1.0～1.3mg/d；维生素 B_2：1.0～1.3mg/d。

③ 维生素 C：40mg/d（3岁），50～65mg/d（4～7岁）。

3. 学龄儿童、青少年的膳食

（1）中、小学生一日三餐

① 早餐：学生和家长都要认识到吃好早餐的重要意义。学校里上午一般有四节课，还有早自习和课间操，学习负荷和活动量都较大，故消耗能量也大。因为前一日晚餐热量几乎耗尽，进食间隔时间过长，血糖下降，脑活动能量不足，如果不吃好早餐，则易出现反应迟钝、精力不集中等现象。

早餐的进食量应当适量，在食品营养选择上除应提供足量的谷类食品以保证热量摄入外，还要提供蛋白质含量高的食品，如乳类、肉类、豆类、蛋类等。早餐食品应既有主食，又有副食；既有固体食品，又有液体食品。

② 午餐：学生经过上午的紧张学习，已消耗大量体内能量，并且还要为下午继续学习和活动贮备能量，所以午餐要吃饱，要成为一日三餐的主餐，应吃谷类食品150～250g，肉、蛋、豆制品等蛋白质含量高的食品 50～100g，各种蔬菜 200～250g。

③ 晚餐：晚餐食物量要根据活动量和上床时间迟早而定。一般说来，学生在晚上活动量不大，所以能量消耗少，进食量也可适当少些。一方面要纠正早餐马虎、午餐凑合、晚餐丰富，误把晚餐当主餐的错误倾向；另一方面也要避免晚餐过少，胃排空早，在睡眠中或上床时感到饥饿的现象发生，这对健康也十分不利。

（2）课间加餐食品　儿童、青少年正处于生长发育的重要阶段，并且活动量大，学习任务繁重，所以对膳食能量和各种营养素需要量大，单就一日三餐，显得不足。并且，目前不少学生往往吃不到符合营养要求的早餐。为此，采取课间加餐制十分必要。我国推行学生"豆奶计划"，即课间加餐时，让学生每天喝一杯豆奶或牛奶，对增进学生的身体健康是十分有益的。研究表明，加餐学生身高体重的增长均优于不加餐者，加餐学生听课精力集中，学习效果好，成绩优良。由此可见，课间加餐对于全面提高学生素质有重要意义。

课间加餐食品有如下要求：① 提供含量高、质优的蛋白质，并富含钙、铁、维生素 A 和核黄素。② 提供的食物量和营养素要适量，不能因课间进食过多而影响午餐的食欲。③ 食品和包装要符合卫生要求，学生食前应洗手。

目前市场上出售的方便食品，如酸奶、无菌包装的纯牛奶、豆浆、豆奶、饮料、糕点、面包、饼干，都宜做课间加餐食品。

（3）健脑益智食品　合理营养与智力密切相关。儿童青少年要多食健脑食品，如动物内脏、水产品、核桃和芝麻等有益智力的健脑食品。

（4）学校营养午餐制　为使学生进食的各类食品符合营养原则，使营养素摄入量达到供给量标准，全面实施学校午餐制十分必要。大多数省市的部分学校也已开始试行学生营养午餐制。

（5）养成良好的饮食习惯　青少年喜结伴行动，互相模仿，在饮食习惯上也常相互影响，容易发生饮食无节制、暴食暴饮、偏食、爱吃零食，以及女孩子为怕肥胖而盲目节食减食等行为，因此，应正确加以诱导、启发，使其自觉抵制这种不良的习性，养成良好的饮食习惯。

第三节　大学生的营养与膳食

一、合理的饮食构成

大学生正处于青春年盛、向成年过渡的时期。不仅身体需要足够的营养，而且繁重的脑力劳动和较大量的体育锻炼也需消耗大量的能源物质。因此，合理的饮食和营养有助于提高大学生的身体素质和学习效率。

1. 充足的主食、丰富的副食

大学生饮食除应保证充分的能量需要外，还应补充足够的、多样的副食品，一般每人每天平均需供给肉类 75～100g、豆类 50～100g、鸡蛋 1～2 个、牛奶 250mL、蔬菜 500g 及水果 1～2 个，基本能满足一天各种营养素的需要。膳食中的蛋白质最好以动物蛋白或豆类为主，优质蛋白能占总蛋白量的 50% 以上，并应平均分配在一日三餐中。

2. 补充多种矿物质和维生素

人们在精神紧张时水溶性维生素 B_1、维生素 B_2、维生素 C、烟酸等消耗会增加，故大学生在紧张的学习和考试中，应从食物中给予补充这些维生素。此外，我国膳食中比较容易缺乏和不足的营养素还有钙、铁、维生素 A、核黄素等，特别是在食堂就餐的大学生更应注意预防上述营养素的缺乏。

缺铁在女大学生中更为多见，因为女大学生因为生理上的原因，每月都存在血液的丢失问题，使身体对铁的需要量增多，很容易出现缺铁性贫血。因此，女大学生更应注意补充铁，应多食含铁丰富且吸收利用率高的猪肝、瘦肉、动物血、木耳、红枣、海带等食物。

维生素 A 和核黄素是我们膳食难以满足需要量的两种维生素，而这两种维生素又与视力有关。大学生使用眼睛的时间较长，更须特别注意这两种维生素的补充。含维生素 A 和核黄素丰富的食物除猪肝、鸡蛋、牛奶外，柑橘类水果和黄绿色蔬菜中含量也较丰富。如每天能进食 250g 以上的柑橘类水果或黄绿色蔬菜，就能提高这两种维生素的摄入量，从而满足营养需求。

钙和碘元素对大学生的身体发育和适应繁重的学习任务具有重要意义。每天膳食中应注意多食牛奶、鸡蛋、大豆、虾皮、海带、紫菜、各种海鱼等含钙和碘丰富的食物。

卵磷脂是构成神经细胞的脑细胞代谢的重要物质，应多食富含磷脂的食物如鸡蛋、豆类、瘦肉、肝和牛奶等，对提高大学生的智力和精力都有益处。

二、存在的问题

1. 挑食、偏食

现在的学生中，独生子女越来越多，很多人从小就养成了偏食、忌食的习惯。进入大学后，脱离了父母的监管，饮食上的单一性就愈显突出，这就必然会妨碍营养物质的摄取，甚至产生某种营养物质的缺乏病。

2. 饮食无规律

在大学生中，有相当一部分人由于学习紧张或其他原因不吃早餐，一天吃两餐饭；或者进食无规律，饥饱不定。这些做法都是不可取的，因为人的脑力活动主要靠血中葡萄糖的氧化供给能量。如果晚上 5 点半吃饭，到第二天早晨 5 点半已经 12h，这时血糖已降到较低水平，如果不及时补充饮食，血糖还会继续下降。血糖量不足，脑力活动会因能量缺乏而减退，这时注意力不集中，思维紊乱，并出现饥饿、头昏、四肢乏力、手抖和心慌等症状。经常这样会使机体抵抗力下降，容易患各种疾病。

3. 三餐量的分配不合理

早餐吃得太少，对早餐的质量不够重视，特别忽视优质蛋白质的摄入，会影响学习和工作效率。如果膳食不平衡，体内能量贮备不足，在日常学习、工作、社交活动中常常会感到疲劳和力不从心。特别是女生有晚上入睡前加餐的习惯，不能吃得过饱，特别要控制脂肪类食物的摄入，否则胰岛素将不断分泌，所吸收的糖类因夜间睡眠时运动少或不运动很容易变成脂肪，造成皮下脂肪增多导致肥胖。

4. 减肥不当

有的女生想减肥，建议一日三餐能量的分配比例是：早餐占 25%，午餐占 50%，晚餐占 25%。千万不能不吃，人体能量摄入的减少，会使身体抵抗力、免疫力下降。学生处于身体新陈代谢旺盛时期，当时可能感觉不到，于是盲目追求身材，而到了一定年龄阶段，弊端就会暴露。可以采用低脂、低碳水化合物，同时给予高蛋白的食谱控制能量的入超，限制糖类、甜食、甜薯类和油炸食物、肥肉等的摄入，特别是冰淇淋、花生、巧克力、奶油蛋糕等含能量很高的食品要严格控制。多吃含纤维素多的蔬菜与水果，减少脂肪和胆固醇含量高的食品摄入，多吃供给充裕的高蛋白食品，如鱼类、豆制品、瘦肉等。

5. 怕冷、畏寒现象

大学女生应该青春勃发、活力四射，然而有些同学总是在秋、冬季节手脚冰凉、精神萎靡，早早穿上防寒衣物仍感到周身不温。这种现象多半是体质虚弱引起，只有长期进行饮食调养，才能使体质有所改善。怕冷的原因很复杂，往往与贫血、低血压、瘦弱等有关，也与不吃早餐、节食过度、运动不足等有关。三餐定时定量有助于控制体温节律。早餐的质量对于一天的体温十分重要，因此怕冷者务必摄入充足的早餐。食物和饮料应尽可能温热、易消化。B 族维生素对身体的能量供应很有帮助，蛋白质可以增加身体的热量散发，因此膳食中应多补充些牛奶、鸡蛋、豆类和肉类食品。维生素 E 可以使血液循环顺畅，调整体内激素平衡，因此可以多吃些葵花籽、核桃、芝麻等坚果和海鱼、豆制品等食物，或直接服用维生素 E 丸。有些食物对身体的产热机能有特别的帮助，怕冷者可经常用它们来配菜食用，如胡萝卜、韭菜、葱、姜、大蒜、洋葱、辣椒等。

三、良好的饮食习惯

在讲究用膳的科学性的同时，必须注意养成良好的饮食习惯。

1. 不要暴饮暴食

暴饮暴食使食物摄入量突然增加，超过胃容量的正常水平，轻者会影响消化系统的功能，重者会导致急性胃扩张、胃穿孔，有时还能诱发急性胰腺炎而危及生命。

2. 不要饭、水同进

因为进食后，胃受到食物刺激，会分泌出相应量的胃酸、胃液（消化液）使食物易于吸收。而水和汤会冲淡胃酸、胃液的作用，影响食物的消化，也就影响到营养素的吸收、利用。

3. 不要边吃饭边看书或电视

边吃饭边干其他事情，会抑制中枢神经系统的活动，同时由于看书、看电视时情绪紧张，流入大脑的血流量增多，相对减少了胃肠的血流量，使消化液的分泌量减少，胃肠道吸收的营养也就相应减少。长期如此，容易发生慢性消化道疾病。

4. 注重三餐的质量

大学生的课程主要集中在上午和下午，应注意提高早餐质量。学校的晚餐时间早，几个小时晚自习后，多数同学或多或少感到饥饿，晚自习后适当进食夜点是有必要的，但要注意科学性，最好进餐半小时或一小时后再入睡。

四、特殊阶段的营养

1. 考试阶段的营养

考试阶段的营养非常重要，在此阶段，用脑时间久，经常出现头昏脑涨的现象，这是血糖低、脑缺氧的反映。

考试需要充足的蛋白质，因为蛋白质直接影响到大脑皮层活动，可增强记忆力，并使精力集中，所以考试期间应吃些奶、蛋、鱼、瘦肉和豆类这些含优质蛋白质丰富的食品，以改善脑部营养，并应多吃含水溶性维生素丰富的食物，如蔬菜、水果、蛋类、豆类及动物性食品。若参加考试的学生，因维生素 B_1 缺乏，往往会出现疲倦、健忘、易怒、食欲不振等情况。考试期间，大学生日以继夜地攻读迎考，眼睛视力损害明显，特别是夜间温习功课对维生素 A 的需求量增加，因此考试期间要多食用绿色、红色、黄色的蔬菜和水果及肝、肾等动物性食品。

2. 运动期间的营养

对于体育专业的大学生来说，他们的大部分时间都在运动，运动时需要良好而合理的营养，有利于消除运动的疲劳与体力的恢复，能促进体育锻炼和比赛成绩的提高，同时也能促进体格发育，增强体质。运动时的膳食不仅强调营养素的质与量以及色、香、味等性状，还需要结合训练竞赛的内容及气温等情况适当调整。如力量型训练应供给足量的高蛋白质食品，速度型训练应注意营养素的全面与平衡，耐力型训练应供给充裕的能量、水、无机盐等元素。

进餐时间宜安排在运动前 2h，使摄入胃内的食物在运动开始时已大部分消化。若餐后 1h 即参加剧烈运动，将导致消化腺的分泌机理处于抑制状况，并由于运动导致食物在胃内振荡而会感到恶心、不适、运动能力下降。若饭后 4h～5h 运动又会出现空腹感或血糖下降，影响运动的兴奋性和耐久力。运动结束后也应休息 40～60min 再进餐，此时机体的循环和呼吸机能已恢复到正常状态，有利于食物的消化和吸收。

3. 运动员的饮食

主食仍以米、面制品为主，辅以乳类、瘦肉、花生、芝麻、核桃、动物肝脏、豆制品等优质蛋白、B 族维生素及多种矿物质丰富的食品；蛋类是运动员每日的必备食物；为减轻因运动使血中乳酸增多而引起的疲劳，运动员应每日多吃一些蔬菜、水果等碱性食品。有些耐力运动项目如长距离游泳可于赛前 30min 补充 20% 的低聚糖溶液。运动员在比赛期间应避免吃产气多、维生素多的食品。

以乒乓球或羽毛球集训队男运动员为例，若运动员体重为 60kg，一日总能量供给量为 12.56MJ 时，一日的食物大致包括主食 400g（米和面各占 1/2）、蔬菜 500g、水果 400g（柑橘类占 1/2）、牛奶 500g、肉类（包括畜、禽、鱼肉及蛋等）共 150g、豆制品 50g、食盐 10g、酱油 10g、白糖 15g～20g、植物油 30～40g、黄油 10g 等，基本上可满足各种营养素的需要。一些技巧性运动项目，平常膳食中可以多食用一些甲鱼、虾、黄鳝、花粉等食物，以维持运动员的神经兴奋，提高运动的水平。

运动员参加长时间的运动项目，如马拉松、长距离竞走和游泳等比赛及训练途中，足球、篮球和排球等比赛中间歇或换人时常需要饮用途中饮料。饮用这些饮料的目的主要在于补充水分、糖、无机盐和某些水溶性维生素，预防大运动量使糖原耗尽引起的低血糖及由大量出汗缺水和电解质引起的运动能力下降、心律失常等现象发生。

理想的运动员饮料，在色泽、滋味、甜度及酸度方面应符合大多数运动员的口感，并能促进体液迅速吸收，保持细胞外液的体积，为运动的肌肉提供一定的能量。为此，运动员饮料常采用天然复合果汁、蔬菜汁如甜橙汁、酸梅汁、草莓汁、胡萝卜汁等，糖含量一般为 6%～8%，如糖浓度高于 10%，易刺激咽部黏膜，常引起腹胀和恶心。对一些耗时长的大运动项目，饮料糖可用低聚糖代替部分葡萄糖，同时可以添加 0.3% 氯化钠和 0.1% 氯化钾。

对长时间大量出汗的运动来讲，运动员的饮料补充，每隔 30min 补液 15～250mL，饮料温度在 10～13℃ 比较适口，有利降低体温。赛前一般不宜饮用含酒精饮料，因为酒精会延缓反应，同时产生乳酸盐，影响微细的协调能力，亦不宜饮用咖啡或浓茶饮料，以免引起比赛中的利尿作用。

五、大学生食谱举例

1. 学生营养早餐食谱

（1）肉末菜粥、豆沙包、芹菜豆腐干

肉末菜粥：粳米、糯米、肉末、菠菜、胡萝卜；

豆沙包：面粉、赤豆沙、果脯、猪油；

芹菜豆腐干：芹菜、豆腐干丝、茭白丝、香菇。

（2）燕麦粥、菜肉包、什锦泡菜

燕麦粥：燕麦片、火腿丝、胡萝卜末、香菜；

菜肉包：面粉、肉末、腌小白菜、豆腐干、香菇；

什锦泡菜：大白菜、榨菜、小黄瓜、辣椒等。

（3）黑枣粥、鲜肉小笼、茭笋豆干

黑枣粥：粳米、糯米、马芽枣、核桃；

鲜肉小笼：面粉、肉末、冬笋、香菇；

茭笋豆干：茭笋、豆腐干、胡萝卜、香菇。

（4）皮蛋粥、果酱包、雪菜肉末

皮蛋粥：粳米、糯米、皮蛋、芹菜、火腿；

果酱包：面粉、果酱、核桃、牛奶；

雪菜肉末：雪菜、肉末、土豆、胡萝卜。

（5）菜肉馄饨、白果糕、鹌鹑蛋

菜肉馄饨：面粉、肉末、腌小白菜、香菇、姜；

白果糕：糯米、粳米、白果、核桃、葡萄干；

鹌鹑蛋：鹌鹑蛋、绿豆芽、青椒丝。

（6）牛奶果羹、鲜肉青团、牛肉土豆丁

牛奶果羹：牛奶、苹果、橘子、葡萄干；

鲜肉青团：糯米、青菜汁、肉末、香菇、冬笋、火腿末；

牛肉土豆丁：牛肉、土豆、胡萝卜、圆椒。

2. 学生营养午餐菜谱

（1）茭白肉丝 – 素什锦

主菜：鲜肉、茭白、圆椒；

副菜：黄瓜、腐竹、胡萝卜、黑木耳。

（2）海带肉丝 – 素什锦

主菜：鲜肉、浸海带、榨菜、青椒；

副菜：西芹菜、西兰花、油面筋、水发肉皮。

（3）韭芽猪肝丝 – 素什锦

主菜：韭芽、猪肝、瘦肉；

副菜：茭白、油面筋、芦笋、黑木耳。

（4）莴笋肉丁 – 木耳菜

主菜：肥瘦肉、莴笋、胡萝卜；

副菜：木耳菜、花生、虾皮。

（5）肉末豆腐 – 香菇小白菜

主菜：肥瘦肉、豆腐、青椒、竹笋、芝麻；

副菜：小白菜、香菇。

（6）土豆肉排 – 香菇菜心

主菜：肉排、土豆、西芹；

副菜：油菜、豆腐干丝、香菇。

（7）鸡蛋肉块 – 生菜

主菜：小鸡蛋、肥瘦肉、青椒丝；

副菜：生菜、虾皮、枸杞。

（8）苹果什锦 – 金针菇

主菜：苹果、瘦肉、鸡肝、圆椒；

副菜：金针菇、海蜇丝、香菜末。

3. 学生营养晚餐菜谱

（1）鸡肝 – 鱼丸菠菜

主菜：鸡肝、鸡肫、冬笋、榨菜；

副菜：青鱼、菠菜。

（2）胡萝卜烧牛肉 – 黄豆芽

主菜：胡萝卜、牛肉、青蒜；

副菜：黄豆芽、雪菜、虾皮。

（3）冬瓜肉片 – 蒜末木耳菜

主菜：冬瓜、咸肉、干贝、黑木耳；

副菜：木耳菜、蒜末。

（4）肉末豆腐 – 麻酱拌菜心

主菜：猪肉、豆腐、咸鱼干、青椒；

副菜：白菜心、胡萝卜、粉条、芝麻酱。

（5）炒五丝 – 白菜黑木耳

主菜：鱿鱼、红萝卜、洋葱、甜椒、豆腐干；

副菜：白菜、黑木耳、虾皮。

（6）狮子头 – 豌豆苗

主菜：猪肉、鸡蛋、海米、葱；

副菜：豌豆苗、胡萝卜丝、香菇。

（7）洋葱炒蛋 – 白菜黄豆芽

主菜：洋葱、鸡蛋、肉丝、海带；

副菜：白菜、黄豆芽、枸杞。

（8）萝卜氽丸子 – 拌三样

主菜：红萝卜、瘦猪肉、虾皮末、紫菜；

副菜：绿豆芽、豆腐干丝、金针菇。

4. 增加学生记忆与体力的养生食谱

（1）清蒸鲈鱼

材料：鲈鱼600g、葱2根、生姜3片、盐少许、酒少许、切片人参15g。

做法：① 鲈鱼洗净，清除内脏；

　　　② 人参片置入鱼腹内；

　　　③ 加入适量的盐和酒腌渍20min；

　　　④ 葱切段，生姜切丝置入盘中；

　　　⑤ 放入锅中蒸15～20min 即可。

功效：增强记忆，消除压力及因熬夜、晚睡产生的身体缺氧状态，维持身体的基本代谢功能。

（2）罗宋汤

材料：包心菜500g、胡萝卜300g、番茄450g、排骨（或牛尾）250g、盐。

做法：① 排骨洗净，包心菜切片，胡萝卜削皮切块，番茄切块置入锅中；

      ② 加水熬汤，熬2h；

      ③ 加入适量的盐。

功效：开胃，增进食欲、助消化，保护视力，促进肠蠕动，避免便秘，补充骨胶与钙质，增加营养吸收。如果食欲欠佳，加用罗宋汤补充热量。

（3）桂圆红枣茶

材料：桂圆肉15g、百合10g、红枣10g、人参片5g。

做法：上述材料用6碗水煮40min，剩至2碗水。

用法：以上材料为一日分量，可分2~3次服用。

功效：消除紧张的忧郁，增加压力耐量，提升记忆力，安神镇定，帮助睡眠，松弛肌肉。

第四节　孕妇的营养与膳食

一、孕妇营养与母婴健康的关系

1. 孕妇营养与孕妇自身健康的关系

怀孕妇女所摄取的营养素不但要维持自身需要，还要供给胎儿生长发育，所以孕妇摄取营养素不足，较未孕妇女更易导致营养不良。如孕妇钙摄入量不足，易患钙缺乏症——手足抽搐或骨质软化症；铁摄入不足或铁质量不高，易患缺铁性贫血；蛋白质摄入不足，易发生妊娠合并症，如"先兆子痫"；叶酸缺乏易患巨幼红细胞性贫血。据调查，我国巨幼红细胞性贫血孕妇患者占总患者43.2%。

2. 孕妇营养对胎儿、婴儿健康的影响

"优生优育"，提高人口素质是关系到国家未来发展状况的命脉，也是每个家庭倍加关注的大事。胎儿的生长发育靠母体营养，因此孕妇的营养状况将明显地影响出生婴儿的体格发育、胎儿死亡率、新生儿死亡率和婴儿的智力发育。

（1）孕妇营养与出生婴儿体格、发育的关系　若孕妇的膳食质量好，孕妇的营养状况就好，出生婴儿的体格状况也好；反之体格状况就差。另外，胎儿牙齿和骨骼钙化在2个月时即开始，8个月后猛然加速，人类一生中决定牙齿的整齐度、坚固度的关键时期是胎儿期和婴儿期。胎儿出生时乳牙已俱形成，第一个恒牙也已钙化，如胎儿期没有供给充足的钙、磷及维生素D，婴儿不仅出牙时间推迟，而且出生后也有患佝偻病的可能。另外孕妇维生素缺乏亦使胎儿发育受到很大影响，有报道指出孕妇缺乏维生素A，新生儿易患角膜软化症；缺乏维生素K，新生儿易发生出血性疾病；缺乏维生素B_6，新生儿易出现缺乏维生素B_6性的抽搐等。

（2）孕妇营养与胎儿、新生儿死亡率的关系　孕妇营养状况的好坏，直接影响到胎儿体重及生长发育。若孕妇营养不良易造成自然流产或新生儿出生体重低，体重小于2500g的低体重儿体质差，抗病力弱，易引起死亡。

（3）孕妇营养与婴儿智力发育的关系　妊娠5个月后胎儿的脑开始逐渐形成，降生

时脑细胞可达100亿~140亿个，脑质量达400g左右，特别是婴儿在出生前3个月至出生后6个月是大脑细胞分裂的激增期。如果在该期孕妇、乳母营养不良会使胎儿、婴儿营养状况差，进而细胞分裂减慢或停止，导致婴儿头围小，智力发育迟缓。这种婴儿期的智力发育迟缓，即使到儿童期仍可存在思维迟钝、记忆力差及学习效率低下等，到成年期大脑功能仍差于一般人。

二、孕妇的生理特点

妊娠是一个复杂的生理过程，在妊娠期间需进行一系列的生理调整以适应胎儿的发育，胎儿的代谢废物也要通过孕妇的排泄排出体外。因此，孕妇各器官的功能发生了较大变化，生理代谢有如下特点：孕妇消化液分泌减少、肠蠕动减弱、胃肠道张力下降，易出现胀气和便秘，在妊娠早期有恶心、呕吐或食欲下降等症状。孕妇泌尿系统需排出自身和胎儿的代谢废物，肾小管过滤量增加，当过滤量大于重吸收量时出现尿糖等现象。孕妇母体要贮留一部分钠，分布于细胞外液中及供给胎儿需要，在贮留钠的同时也贮留了水，母体细胞外液、胎儿体内、胎盘、羊水、子宫和乳房等处共增加贮水量约7kg。孕妇母体由于向胎儿供血，所以循环血容量增加，虽然红细胞量也增加，但不及血容量增加多，血液被稀释，因而出现"生理性贫血"。孕期甲状腺功能增高，基础代谢率增强，此外孕妇对钙、铁、维生素B_{12}和叶酸等的吸收能力增强。

三、妊娠期的营养需要

妊娠期的营养需要包括能量、蛋白质、脂类、碳水化合物、矿物质和维生素等。

1. 能量

妊娠全过程中孕妇体重要增加12kg左右。孕中、后期每天要增长60g，每增加1g体重需热能5kcal，故每日需多增加300kcal。用于胎儿生长+胎盘、母体组织增长+代谢耗能。孕前肥胖的妇女，孕期不要用减肥膳食，并需密切注意体重增长情况。

中国营养学会建议：自妊娠4个月至临产，每日能量供给量比非孕妇女增加300~450kcal。

2. 蛋白质

蛋白质用于胎儿生长及胎盘、母体组织增长。妊娠期母体有关器官及胎儿的发育共需贮存蛋白质950g。孕期自尿中排出氨基酸较多。对蛋白质的需要量存在消化吸收率的差别与个体差异。

中国营养学会建议蛋白质每日增加量：孕中期15g/d，晚期30g/d。

3. 脂类

孕期需要3~4kg的脂肪积累以备产后泌乳。DHA和ARA是脑磷脂合成所必需的长链多不饱和脂肪酸。为了胎儿的脑发育应多摄入富含磷脂的豆类、卵黄，对胆固醇不必过于限制。

虽然孕期贮存脂肪较多，但孕妇血脂已较非孕时增加，故不宜增加脂肪过多，能达到脂肪供热比25%即可。注意少摄入富含饱和脂肪酸的畜肉、禽肉，多采用植物油。

4. 碳水化合物

摄入碳水化合物可很快供给能量，胎儿以葡萄糖为唯一的能量来源，因此消耗葡萄糖较多。如果母体摄入碳水化合物不足，需动员体内脂肪分解，可产生酮体，发生酮症酸中毒，影响胎儿的智能发育。以摄入淀粉类多糖为宜，不必直接摄入葡萄糖或过多蔗糖，以免血糖波动。

5. 矿物质

孕妇易缺乏的矿物质为钙、铁、锌、碘等。

四、孕妇的合理营养

孕妇在整个妊娠期，体重可增加 11kg 以上，其中胎儿 3.2kg 左右。由于体重增加致使活动时能量消耗量增加，此外自妊娠中期开始孕妇基础代谢率增高，因此孕期能量供给应高于非孕妇女。但是，孕妇能量摄入量过高会使体内脂肪蓄积而肥胖，进而易患糖尿病、高血压等疾病，所以应注意避免此类现象发生。

孕妇在妊娠过程中自身脂肪存积 2～4kg，并且胎儿的脂肪贮备也由母体供给。脂类又是脑细胞及其他神经细胞的重要组成部分，为保证胎儿脑组织和神经细胞的生长发育，孕妇必须每日摄取一定量的动植物油脂。但脂类摄入量过多，会导致血脂升高，形成高血压等心血管疾病，因此脂类摄入量应适宜。

胎儿体内代谢过程中消耗葡萄糖较多，这些葡萄糖都由母体供给。平时孕妇的血糖水平低于非孕妇，孕妇若由于碳水化合物供给不足而氧化脂肪有时易患酮症。所以孕妇膳食中要有充足的碳水化合物，同时亦要注意适当供给一些不能被人体消化吸收的膳食纤维，如纤维素、半纤维素、木质素、果胶、海藻多糖等，以便增加肠道蠕动，防止便秘。

若孕妇维生素 A 长期摄入不足，会引起眼睛适应能力减弱，并使胎儿生长发育受阻，而维生素 A 长期过量则会出现中毒症状，表现为胎儿骨骼发育异常和畸形。早产儿在产前维生素 E 贮备不足，出生后肠道对维生素 E 吸收能力差，易发生溶血性贫血。

维生素 B_6 可使谷氨酸转换成为 γ - 氨基丁酸，前者对大脑有兴奋作用，而后者有抑制作用。当维生素 B_6 缺乏时这种转换作用受阻，中枢神经系统兴奋，发生妊娠呕吐。维生素 B_6 缺乏还可使色氨酸代谢受阻，胰岛素活力下降，出现糖代谢障碍。另外，维生素 B_6 还与血红素合成有关。叶酸、维生素 B_{12} 与红细胞形成与成熟有关，孕妇对这两种维生素需要量增加，若摄入不足易患巨幼红细胞性贫血，同时可使畸形儿发生比例增加。抗坏血酸可促进组织胶原的形成，有利于骨骼、牙齿的正常发育，有利于创伤愈合。孕妇缺乏维生素 C 易患贫血、易出血、早产、流产、新生儿有出血倾向，孕妇对抗坏血酸的需要量应相应增加。

胎儿骨齿钙化速度在妊娠后期明显加快，自第 30 周开始，胎儿每日要贮存 260～300mg 钙。另外孕妇每日要贮存 20～30mg 钙为泌乳做准备，母体整个妊娠期要贮备 50g 钙。若孕妇钙摄入不足，将导致血钙下降而引起肌肉痉挛，特别是小腿和拇指还会出现局部疼痛，严重时产生骨质疏松或骨质软化症。母体在妊娠过程中平均向胎儿提供铁约 270mg、胎盘和脐带铁 90mg、分娩时出血丢失铁 150mg、正常机体代谢排出铁 170mg、血红蛋白增加需铁 450mg，以上共计铁 1130mg，因此，孕妇对铁的需要明显增加。孕妇常有胃液分泌不足，影响食物中三价铁转变成二价铁而减少了铁吸收，若再有铁摄入不足或铁质量差等情况，则易患缺铁性贫血。所以孕妇特别要注意动物性食品中铁的摄入。酒精中毒妇女血锌水平低，所生婴儿常见多发性畸形，说明母体锌营养状况会明显地影响胚胎的生长发育。锌是体内多种酶的成分，参与能量代谢、蛋白质合成、胰岛素合成，锌对孕期胎儿器官的形成极为重要，胎儿对锌的需要量在怀孕末期最高，有人认为锌与孕妇味觉异常有关。妊娠期妇女甲状腺功能增强，碘需要量增大，孕妇碘摄入不足，易发生甲状腺肿大，并影响胎儿发育，发生克汀病。

五、孕妇的膳食

妊娠期中的妇女体内各器官、各系统均处于特殊的生理状态，对膳食有着特殊的营养要求，不同妊娠期不完全相同。

1. 妊娠早期（1~3 个月）

胎儿很小，生长缓慢，每日体重平均只增加 1g。孕妇对各种营养素的需要增加很少，基本上与未孕时相同。在此期常伴有恶心、呕吐、食欲不振等症状，膳食可少量多餐。各种食品应少油腻、易消化，并且色、香、味要符合孕妇口味。有些孕妇恶心、呕吐多发生在早晨，因而应尽量在午餐和晚餐多补充食物，在此期间应多吃些蔬菜、水果调节口味和促进消化，并且增加矿物质和维生素的摄入。少量进食营养价值高的食品如乳、肉、禽、蛋和鱼等也是必要的。人体每天需要摄入 400μg 的叶酸，通过每日正常饮食能够获取。而孕妇每天需要摄入的叶酸达到 600μg，除非妊娠期膳食搭配十分合理，否则一般来说孕妇很难从食物中摄入足够的叶酸。因此，孕妇需要每天额外补充 300~400μg 的叶酸。

2. 妊娠中期（4~6 个月）、后期（7~9 个月）

早孕反应一般已结束，胎儿生长加快，在中期平均每日增加体重 10g。母体也开始在体内贮备蛋白质、脂肪、钙、铁等多种营养素，以备分娩和泌乳期的需要，特别是妊娠 7~9 月胎儿生长最快，膳食中优质蛋白质、富含钙的食物要充足。在条件许可的情况下，每日应摄入以下食物：谷物（最好有多种杂粮）400~500g；豆类及豆制品 50~100g；肉、禽、鱼等动物性食品 50~150g，1~2 个鸡蛋；鲜奶 250~500mL；蔬菜 400~500g 及水果 100~200g；烹调植物油应控制在 15~20g，盐、糖适量。

六、妊娠期营养不良对母体和胎体的影响

妊娠期营养不良对母体的影响主要有以下几点：① 营养性贫血（缺铁性贫血、巨幼红细胞性贫血）；② 骨质软化症（缺乏钙、维生素 D）；③ 营养不良性水肿（蛋白质摄入严重不足、维生素 B_{12} 严重缺乏引起）。

妊娠期营养不良对胎体的影响：① 先天畸形（Congenital malformation），叶酸缺乏，维生素 A 缺乏或过多。② 低出生体重（Low birth weight，LBW），指出生体重低于 2500g。影响因素：① 母亲孕前体重或孕期体重增长低者；② 孕期血浆总蛋白和白蛋白低者；③ 贫血患者；④ 能量摄入低者；⑤ 其他，如吸烟（≥20 支/d）者、酗酒者；⑥ 脑发育受损（胎儿脑细胞的快速增长期为妊娠 30 周至出生后 1 年）；⑦ 早产儿，即妊娠期小于 37 周。

第五节　乳母的营养与膳食

一、乳母的合理营养

母乳为婴儿的理想食品，已有资料说明乳母乳汁的质和量直接与膳食营养有关。如乳母膳食中某些营养素供给不足，首先会动用母体的营养贮备以稳定乳汁的营养成分。乳母营养长期供给不足将导致母体营养缺乏，乳汁的分泌量也随之减少。因此，在哺乳期中，应重视乳母的合理营养以保证母婴健康。

授乳期妇女基础代谢上升，分泌乳汁需消耗能量，加之自带孩子操劳能量消耗增多，因此乳母每日能量应比正常妇女增加。人乳蛋白质含量平均为1.2%，按日泌乳量750g计，每日乳汁中蛋白质约需10g，而且是高生物价的蛋白质。膳食中若供给的脂肪小于每千克体重1g时泌乳量会下降，乳中脂肪量也下降。人乳脂肪酸的种类与膳食有关，当膳食中脂类所含必需脂肪酸多时则乳汁中相应的必需脂肪酸也增多，因此乳母最好每日能食用数个核桃和少量花生、芝麻等。

乳汁中钙含量较为稳定；而且不论乳母膳食中钙含量是否充足都是如此，正常乳汁中应含钙30～34mg/100mL。当膳食中钙供应不足时会动用母体骨牙组织中的钙贮备来维持乳中的钙量稳定，如母体长期处于钙的负平衡状态则会出现骨牙酸痛，重者引起骨软化症。母体血清中的铁与铜不能通过乳腺，因此人奶中铁、铜含量极少（0.1mg/100mL），不能满足乳儿需要，6个月内婴幼儿靠出生前的贮存来满足需要，但为了防止母体贫血以及产后复原的需要，膳食中应多供给含铁丰富的食物。

膳食中各种维生素必须相应增加，以维持乳母健康，促进乳汁分泌。脂溶性维生素中，维生素A能少量通过乳腺，如食物中富含维生素A，乳汁中的量可满足乳儿需要，但食物中的维生素A转到乳汁中的数量有一定限度，即使大量摄入，乳汁中的含量也并不按比例增加。维生素D几乎不能通过乳腺，婴幼儿应适当多晒太阳或补充鱼肝油才能满足需要。水溶性维生素可大量自由通过乳腺，但乳腺有调节作用，达到饱和后乳汁中含量不会继续升高。

乳汁分泌量与摄入量密切相关，水分不足时，直接影响泌乳量。乳母除每天饮茶水外，还要多吃流质食品如肉汤、骨头汤、鲫鱼汤、各种粥类，既可补充水分又可补充其他营养素。

二、乳母的膳食

乳母对各种营养素的需要量都增加，因而必须选用营养价值较高的食物，合理调配、组成平衡膳食。为保证母婴健康，乳汁分泌量多、质量高，每天可吃5餐，最好持续到断奶为止。一般人在产后第1个月吃得很好，以后就减少到与平时一样，这将影响乳汁的质量。有些人产假后上班乳汁逐渐减少，这与工作紧张、休息不好及营养状况都有关系。乳母膳食应每日供给以下食品：牛奶250g、蛋类200g、畜禽鱼等肉类200g、豆类制品100g、新鲜蔬菜及水果500g、食糖20g、烹调用油30g、谷类450～500g。

我国民间习惯产妇多吃鸡蛋、红糖、小米和芝麻，南方提倡多吃鸡汤、猪蹄煮汤等都是符合营养原则的，但必须满足平衡膳食的需要。

第六节　老年人的营养与膳食

中华医学会老年学会 1982 年确定，我国 60 岁以上为老年人，45～59 岁为老年前期，60～89 岁为老年期，90 岁以上为长寿期。联合国认定如一个国家 60 岁以上老年人的人数占总人口的 10% 以上，为老年型社会。据统计，目前世界上有 55 个国家和地区已进入老年型社会，美国 65 岁以上老人已超过 3200 万，占总人口 13.3%；日本 65 岁以上老人超过 1200 万，占总人口 10.3%；目前我国 60 岁以上老人超过 1.3 亿，占总人口 10%。在经济比较发达的地区如上海、南京、北京、天津、无锡等地于 20 世纪 80 年代已相继步入老年型社会，预测 2020 年我国老年人将达到 2.8 亿，约占人口总数的 20%，将成为典型的老年型国家。

一、人体衰老的变化

衰老也叫老化，是生物在生命过程中，机体的形态、结构、功能逐渐衰退的总体表征。衰老是人体不可避免的自然发展规律，人在 45 岁以后进入初老期，但在 45 岁以前，若有两鬓斑白、耳聋眼花、记忆力减退等现象发生，则为早衰。

在人衰老的过程中，人体生理功能将发生以下一系列的变化。

1. 基础代谢减慢

基础代谢随年龄增加而减慢，儿童较高，成人较儿童低，老年人较成年人低。

2. 身高、体重和体成分改变

据报道，男性身高在 30～90 岁之间平均减少 2.25%，女性减少 2.5%。大多数人 50 岁以后体重逐渐减轻，60 岁以后明显减轻；而部分人由于能量摄入量大于消耗量，体力活动减少，导致体重增加。但是体脂占体重的百分比则随年龄增长而增多，一般女性体脂占体重比例大于男性，然而随着年龄的增长，女性体脂增长比例小于男性。

3. 器官功能减退

包括以下几个方面。

（1）口腔　黏膜过度角化，牙齿磨损、脱落，牙周组织退化，唾液淀粉酶分泌减少。

（2）胃、肠　胃黏膜萎缩，胃液和肠液分泌减少，胃肠运动功能减弱。

（3）胰脏　胰腺分泌减少，胰蛋白酶和淀粉酶活性下降。

（4）肝、胆　肝细胞数量减少，肝细胞线粒体数减少而体积增大，血清白蛋白减少，胆囊胆管变厚，胆汁变浓，含大量胆固醇，易患胆结石。

（5）吸收功能改变　吸收速度减慢，脂肪吸收延迟，钙、铁、硫胺素及核黄素吸收减慢。

（6）泌尿系统　表现为肾血流量下降，肾小球过滤率下降。

（7）神经系统　表现为视力和听力下降，注意力减退，意识障碍，感觉迟钝。

（8）骨骼肌肉萎缩　表现驼背，肌肉老化，皮肤起皱，出现老年斑。

（9）毛发变稀、脱落，指甲生长缓慢、变脆。

除上述一些功能变化外，尚有心血管、呼吸、生殖、内分泌等系统发生退行性变化。

4. 疾病发生率高

老年人由于各系统在形态和功能上都发生退行性变化，故各种疾病患病率明显增高。其中与营养有关的疾病主要有心血管病、肥胖、糖尿病、骨质疏松症、缺铁性贫血和肿瘤等。

二、老年人的营养需求

对于能量的需求：50～65岁1700～1750kcal；80岁以上1500kcal。

蛋白质供能10%～15%，脂肪供能20%～30%，碳水化合物供能50%～65%，多不饱和脂肪酸、饱和脂肪酸供能分别占总供能的3.25%～13%和不超过10%为宜。

钙的需求量约为1000mg，铁12mg，锌7.5～12.5mg；同时，老年人易缺乏维生素A、维生素D、叶酸和维生素B_{12}。

三、老年人的合理营养

老年人与青年人比较，基础代谢率降低，活动量减少，从而能量消耗量下降。为保持能量平衡，摄入量应减少。老年人体重保持正常者各种病患病率低，体质健壮；过胖易导致高血压、冠心病发病率高，过瘦易导致支气管炎、肺心病等疾病。

蛋白质对老年人极为重要。衰老过程中，蛋白质以分解代谢为主，蛋白质的合成过程逐渐减慢，因此老年膳食中应多供给生理价值高的蛋白质。但老年人由于消化功能降低，肾脏功能减退，过高的蛋白质又会加重肝、肾负担，还会增加体内胆固醇的合成。由于老年人胆汁分泌量减少，脂酶活性降低，脂肪代谢减慢，血脂偏高，从而消化脂肪的能力下降，所以老年人膳食脂肪摄入量应减少。对于老年人来说，降低脂肪摄入量固然重要，但更重要的还在于脂肪的质量，要减少动物性脂肪摄入量，增加亚油酸摄入量，以防脑细胞退化，如多摄入富含卵磷脂的食物，可预防老年性痴呆。蔗糖、果糖、葡萄糖等简单碳水化合物在体内经代谢可转化为甘油三酯，即碳水化合物转化为脂肪，引起血脂升高或贮存于体内而发胖。所以老年人应控制精制糖的摄入量，能量应主要来自谷类中的大分子碳水化合物。为防止便秘，老年人应适当吃些粗杂粮、蔬菜和水果，以增加膳食纤维的摄入量。

老年人需要充足的各种维生素，不少老年性疾病的发生与维生素摄入不足有关。维生素A具有防癌、抗癌作用，应保证摄入充足；维生素D对预防老年性骨质疏松尤为重要；维生素E为抗氧化剂，可以保护细胞膜不受脂质过氧化而破坏，还可消除衰老组织中脂褐质色素的沉积；抗坏血酸具有解毒作用，可提高免疫功能和防癌等，是老年人不可缺少的维生素；此外，老年人对维生素B_6、叶酸和维生素B_{12}的供给也必须引起重视。

老年人肠道吸收钙的能力下降，易发生负钙平衡，进而引起骨质疏松症。为防止骨质疏松，老年人应多摄取维生素D、多晒太阳和保持体育运动，更应注意摄取足量钙。老年人对铁的吸收能力下降，缺铁性贫血患病率高，应多摄取鱼、肉等含铁丰富的食物。铬是胰岛素的辅助因子，可增强胰岛素降血糖的效能，补充铬可使糖耐量改善，老年人铬缺乏会导致糖尿病；铬还可降低血清总胆固醇，增高高密度脂蛋白，预防动脉粥样硬化。硒是谷胱甘肽过氧化物酶的组成成分，具有抗氧化作用，硒与维生素E协同保护细胞膜不受脂质过氧化，起到抗衰老的作用。

四、老年人的膳食

1. 合理膳食原则

现在老年人选择食品的消费观已由"食以味为先"转为"食以补为先"的原则，应注意节制饮食、务求清淡、少量多餐、易于消化以及多补钙和铁。

膳食原则：① 平衡膳食；② 粗细搭配；③ 易于消化；④ 充足的蔬果；⑤ 适度体力活动，保持能量平衡；⑥ 注意食品的色香味形和硬度。

2. 每日膳食构成

老年人一日的合理膳食组成应包括：谷类 250g；瘦肉、禽类、野味类及鱼类 50 ～ 100g；蛋 40g；豆类及其制品适量；新鲜蔬菜 250～300g，烹调用油 20～30g；有条件者还可选用鲜乳、新鲜水果等。此外，经常食用花生、核桃、芝麻、海鱼、紫菜、贝类等，对预防血管硬化和血栓形成有益。

3. 抗衰老、延年益寿的天然食品

虽然目前人们还未发现一种食物或药品能使人"长生不老"，但人们在防老抗衰的研究中却发现了许多可延年益寿的天然食品。

（1）碱性食物　豆类（大豆、红豆）、蔬菜（萝卜、番茄）、海菜（海带、紫菜、绿藻）、水果（橘子、草莓、柠檬、香蕉、葡萄）及不加糖的果汁。

（2）抗氧化的食物　蔬菜中的红心地瓜、胡萝卜、茼蒿、菠菜、绿葱、南瓜等含有丰富的 β - 胡萝卜素；猕猴桃、橘子、番茄等是维生素 C 的良好来源，此外还有哈密瓜、桃子、李子等水果。

（3）富含膳食纤维的食物　蔬菜、水果、糙米、全麦面粉、绿豆、黑豆、杏仁、芝麻、黑枣等。

（4）含动情激素的食物　动情激素可用植物性的激素来代替，如玉米、小麦、胚芽、樱桃、香蕉、苹果、李子、地瓜、番茄、青椒、豆粉、腰果、葵花子、人参、大蒜等。

（5）其他　如香菇、蘑菇、木耳、枸杞、蜂王浆、蜂蜜等。

第七节　科学烹调

一、科学烹调的重要性

食物经过烹调，可发生一系列的物理化学变化，除去食物的生、腥味，杀灭其中有害的微生物和寄生虫，改善食品的色、香、味，提高食品的感官性状，增强人们的食欲；并且在保持一定营养素的基础上，使食物变性、水解，便于人体的消化和吸收。例如烹调时，食物中的淀粉糊化，蛋白质分解成肽及氨基酸，加热时蛋白质发生凝固，淀粉粒膨胀，植物细胞间果胶软化，水溶性物质浸出，芳香物质挥发等发生一系列的物理化学变化，提高了食物所含营养素在人体内的利用率。但是，如烹调方法不科学，也会使营养素遭到破坏和损失，减少或丧失食物的营养价值。因此在烹调过程中，一方面要求提高食品的感官品质，促进消化吸收；另一方面要尽量设法保存食物中原有的营养素，以避免破坏损失。所以，讲究科学的烹调方法十分重要。

二、食物烹调的方法

1. 清洗

各种食物原料在烹调前需经清洗。如米在淘洗时，应尽量减少淘洗次数，不要流水冲洗或用热水淘洗，不宜用力搓洗，应轻洗，这样可减少维生素和无机盐的流失。各种副食原料在清洗时，不要在水中浸泡，洗的次数不宜过多，洗去泥渣即可。

2. 切配

各种副食原料应洗后再切配，以减少水溶性营养素的流失。原料切块适宜，如果切得太碎，则原料中易氧化的营养素与空气接触的机会增多，营养素的氧化损失必然增多。原料应尽量做到现切现烹，现做现吃，以减少营养素的氧化损失。如蔬菜炒熟后，放置 1h，维生素 C 损失 10%；放置 2h 损失 14%；5h 后再回锅烹煮，其损失率则更高。

3. 水烫

有些蔬菜原料需经水烫处理再烹调。操作时一定要大火沸水，加热时间短，原料分次下锅，使水温不致下降得过低，可减轻原料色泽的改变，同时减少维生素的损失，如维生素 C 的平均保存率可达 84.7%。因为蔬菜原料中含有某些氧化酶，易使维生素 C 氧化破坏，温度若达到 80℃ 以上则酶活性减弱或破坏。蔬菜经沸水烫后，虽然会损失一部分维生素，但也能除去较多的草酸，有利于钙在人体内的吸收。原料出水后，不要挤去汁水，会使大量水溶性营养素流失。如白菜切后煮 2min 捞出，挤去汁水，可使水溶性维生素损失 77%。

4. 上浆挂糊

原料先用淀粉和鸡蛋上浆挂糊，烹调时浆糊可在原料表面形成一层外壳（保护层），一方面可使原料中的水分和营养素不致大量溢出，以减少营养素与空气接触的机会，减少营养素氧化后的损失；另一方面，原料受浆糊层的保护（间接加热），不会因高温而使蛋白质过度变性，并可减少维生素的高温分解损失。所以，这样烹制出来的菜肴，味道鲜嫩，营养素保存较多，消化吸收率也较高。

5. 加醋

很多维生素耐受碱不耐酸，酸可保护食物原料中的维生素少受氧化。凉拌蔬菜和调配动物性原料时，都可以先放醋。如红烧鱼、糖醋排骨，先放醋可增加原料中钙的浸出量，促进钙在人体内的吸收。加碱烹调，会使食物中的维生素和无机盐大量损失，因此烹调各种食物时，应尽量不加碱。

6. 旺火急炒

炒菜应用大火热油快炒。各种副食原料通过旺火急炒，能缩短菜肴的成熟时间，使原料中营养素的损失率大大降低。如蔬菜类用旺火急炒，可使维生素 C 的平均保存率达 60%~70%，胡萝卜素的保存率达 76%~96%。同时在旺火急炒时，加盐不宜过早，过早则渗透压增大，会使水溶性营养素溶出而遭受氧化或流失。

7. 勾芡

勾芡是在菜肴即将出锅时，将事先调好的淀粉汁淋入锅内，或者在菜肴烹好装盘后，将制好的卤汁浇淋在已装盘的菜肴上。淀粉中的谷胱甘肽所含的巯基（-SH）具有保护维生素 C 的作用，所以勾芡可减少营养素损失。肉中也含有谷胱甘肽，所以蔬菜和肉类放在一起烹调是一种好方法。

8. 煮

将蔬菜与水一同加热,往往使水溶性维生素、无机盐溶于水中,可使碳水化合物及蛋白质部分水解。煮菜最好连汤一起食用,或以鲜汤作为一些菜肴的调配料,如四川的鸡汁馄饨和肉汤豆腐等。煮菜汤时应水沸下菜,时间要短。

9. 蒸

用水蒸气加热,既能保持食品的外形,又可不破坏食品的风味,但可使部分 B 族维生素遭受破坏。

10. 煎炸

煎是用少量油快炸食品,如煎鸡蛋、煎虾饼等,因其时间短,营养素损失不大。炸是将食物放到大量的高温油中加热,时间长,所以营养素遭受重大损失,蛋白质可发生变性,脂肪也因此受破坏失去其功能,甚至产生妨碍维生素 A 吸收的物质。为了不使原料的蛋白质、维生素减少,挂糊油炸常作为最佳补救措施。

11. 熏烤

直接在明火上烤或利用烤箱间接烘烤,均可使维生素 A、B 族维生素、维生素 C 受到相当大的破坏。肉、鱼熏烤后,其中脂肪的不完全燃烧、淀粉受热后不完全分解可产生致癌物质,所以一般不应用明火直接熏烤。

12. 煨、烧、焖

这几种方法的主料虽先经过炸、煎、煮、煸炒等处理,但一般这个过程较短,主料块又较大,因此前期处理对原料营养素影响不大,主要是靠后期小火较长时间的加热使原料熟透。这个过程中,维生素损失较多,同时有较多的营养成分溶解于浓稠的汤汁中,有利于消化吸收。

13. 微波烹调法

微波烹调时加水量会影响原料中维生素 C、B 族维生素等水溶性维生素的损失率。传统烹调方式通常需要加水,造成水溶性维生素随汤汁大量流失;使用微波烹调不加水时可较好地保留食品中的水溶性维生素,若在微波烹调时加水,如微波蒸煮,则原料中维生素的保留率与传统烹调相差无几。

第四章　营养与疾病

第一节　营养不良（Malnutrition）

人体所需的各种营养素由食物供给，食品是保证营养的物质基础。任何一种天然食物不可能包括所有的营养素，进入体内的营养素还涉及消化、吸收、利用等种种因素，在代谢过程中各营养素又必须比例适宜才能协同作用，相互制约，发挥最大的营养效能。人体健康在很大程度上取决于合理营养。营养不良经常导致疾病恶化，并从而产生更为严重的营养不良。这个恶性循环开始于免疫系统受损，为疾病敞开了大门，然后疾病干扰食物的消化吸收，营养状况再进一步恶化。营养不良是一种不正常的营养状态，由能量、蛋白质及其他营养素不足或过剩造成的组织、形体和功能改变及相应的临床表现。包括营养低下和营养过剩。

一、消化吸收不良

1. 消化不良

由于胃液、胆汁、胰液或肠液的分泌减少或缺乏，胃肠道运动功能失常等而产生的消化功能障碍。消化不良通常表现为食欲不振、腹胀、腹泻、体重减轻等症状。常因喂养不当或细菌、病毒感染等引起，多见于 2 岁以下的小儿，又名小儿腹泻。

腹泻可导致水分、钠、钾、氯与碳酸氢盐的大量丢失，拖延治疗，会影响其他营养素如蛋白质、脂类、维生素与矿物质的吸收。因此首先应尽快消除病因；口服或静脉补给水、矿物质与能量，可给淡茶水、葡萄糖水和米汤；用稀释乳、酸牛乳、脱脂牛乳等喂养，使之逐渐恢复正常。消除病因治疗原发病外，相应的膳食营养措施有：① 避免高脂饮食，不用油煎食品；② 避免进食诱发症状的特点食物；③ 食物清淡有味；④ 饮食规律，细嚼慢咽，少量多餐；⑤ 吃半流质食物。

2. 脂肪痢

由脂类消化、吸收障碍所引起，致使在粪便中有过多的脂类。通常粪便中存在过量已消化但未被吸收的脂类，主要是不溶性的脂肪酸钙盐。脂肪痢除引起粪便中脂肪增加外，常伴有脂溶性维生素的吸收障碍。

引起脂肪痢的原因很多，如由不同疾病引起的胰脂酶缺乏、胆盐缺乏，广泛肠切除等引起的肠黏膜摄取脂肪消化产物减少等。

脂肪痢患者粪便中虽有大量脂类排出，但其成分与食物中的脂肪不同，缺乏短链脂肪酸。故可用短链或中链脂肪酸构成的甘油酯代替膳食中的长链脂肪酸予以防治脂肪痢。

3. 乳糖不耐症

乳糖不耐症亦称乳糖吸收不良症。指摄食乳糖或含乳糖的食物后，出现腹泻、呕吐、腹胀、胃肠道不适等症状，是乳糖吸收不良的表现，主要因乳糖酶缺乏引起。乳糖酶存在于肠黏膜上皮中，人类乳糖酶的活性即使在哺乳期也有一定限度，而在断乳后逐渐消失。缺乏乳糖酶时乳糖不能消化吸收，滞留在肠腔中，由于小肠及结肠细菌的作用发酵成乳酸、甲酸等小分子有机酸，使肠腔内容物渗透压增加，促使肠壁水分反流入肠腔，结果出现水样腹泻，大便酸性增加。此外发酵产生的气体可引起腹胀等。

乳糖酶缺乏分为以下三种类型。

（1）先天性乳糖酶缺乏　这较为罕见，在婴儿出生后的最初几周变得明显。

（2）原发性个体发育性乳糖酶缺乏　乳糖酶的活性从哺乳期的高水平降至断乳后的低水平且持续一生。然而常喝牛乳的西欧、北欧人以及一些非洲的部落，进入成年期后乳糖酶活性仍很高。所以种族间乳糖酶缺乏的发生率差异很大，不喝奶的种族可高达95%，喝奶的种族可低至5%。

（3）继发性乳糖酶缺乏　由于各种原因的黏膜损伤造成，如感染、营养不良、细菌过度繁殖、肠胃炎等。由此造成的乳糖酶缺乏是暂时的。

根据上述情况，在食品加工时可生产少含或不含乳糖的乳制品以满足乳糖不耐症患者的需要，酸奶一类的发酵乳制品适合缺乏乳糖酶的人饮用。

二、营养低下（Undernutrition）

营养低下亦称营养不足。主要是能量或蛋白质摄入不足或吸收不良的一种不正常的营养状态，常称为"蛋白质能量营养不良"。它也常常伴有一种或多种矿物质和/或维生素缺乏。主要表现有体重下降、消瘦、疲倦、精神萎靡、皮下水肿、低血压、脉缓、易感染等。多见于贫困、饥荒、战争及其他食物短缺的情况。

2002年"全国营养与健康状况调查"结果显示：一些营养缺乏病依然存在。儿童营养不良在农村地区仍然比较严重，5岁以下儿童生长迟缓率和低体重率分别为17.3%和9.3%，贫困农村分别高达29.3%和14.4%。生长迟缓率以1岁组最高，农村平均为20.9%，贫困农村则高达34.6%，说明农村地区婴儿辅食添加不合理的问题十分突出。铁、维生素A等微量营养素缺乏是我国城乡居民普遍存在的问题。我国居民贫血患病率平均为15.2%；2岁以内婴幼儿、60岁以上老人、育龄妇女贫血患病率分别为24.2%、21.5%和20.6%。3~12岁儿童维生素A缺乏率为9.3%，其中城市为3.0%，农村为11.2%；维生素A边缘缺乏率为45.1%，其中城市为29.0%，农村为49.6%。全国城乡钙摄入量仅为391mg，相当于推荐摄入量的41%。

目前，在发展中国家，存在着四个普遍性营养问题，即蛋白质-能量营养不良、维生素缺乏、碘缺乏和铁缺乏。这也是世界范围内的四大营养问题。

1. 蛋白质-能量营养不良（Protein-energy malnutrition，PEM）

一种因蛋白质和能量长期摄入不足所致的营养缺乏病，它是目前发展中国家较严重的营养问题，主要见于儿童，因他们对蛋白质与能量的需要量相对较高。据中国中医药大学2000年的报道，全国中小学生中轻度营养不良和体重不达标者，分别为90.9%和43.8%。另对上海市13万中小学生所做的营养监察，营养不良率也达到24%，其中70%的学生为轻度营养不良，可见营养现状不容乐观。

因食物缺乏引起的为原发性蛋白质-能量营养不良；因某些疾病造成食物摄入、消化或利用困难引起的为继发性蛋白质-能量营养不良。单纯的蛋白质缺乏或能量缺乏极为少见，多为二者同时缺乏，表现为混合型的蛋白质－能量营养不良。根据临床特征可分为干瘦型、浮肿型和混合型。

干瘦型营养不良（Marasmus）是一种蛋白质－能量营养不良的临床病型，见于能量和蛋白质均长期严重缺乏时。多见于婴儿，又称婴儿萎缩症，但成人亦可发生。Marasmus一词来源于希腊语，意指消耗、衰弱。严重的干瘦型营养不良儿童似"小老头"或"皮包骨"。该病多发生于饥荒时，主要特征是皮下脂肪消失、肌肉萎缩、生长迟缓、明显消瘦，常有腹泻、脱水、全身抵抗力下降，但无浮肿。

浮肿型是蛋白质严重缺乏而能量勉强满足需要时出现的水肿型营养不良综合征，亦称夸希奥科综合征（Kwashiorkor syndrome），它不同于干瘦型的是通常没有严重的脂肪丢失。Kwashiorkor 原为对生活在阿克拉的加族人所患疾病的命名。在夸希奥科病流行的地区，每个婴儿在下一个婴儿降生时就会被断奶，不再喂养母乳，而用来代替母乳喂养的只是稀糊状的谷物，其中仅含有少量的低质量的蛋白质。病者多为 6 个月到 2 岁左右婴幼儿，因断乳后的饮食中缺乏蛋白质或必需氨基酸而发病。主要表现为水肿、腹泻，常伴突发感染、食欲不振、生长滞缓、消瘦、头发稀少无光泽、皮肤有色素沉着或减退、虚弱无力，伴有肝脏病变、血浆蛋白低下、贫血等。

蛋白质－能量营养不良可使机体免疫系统遭受损害，缺乏免疫蛋白使得营养不良的儿童特别容易感染疾病，原因是抵抗入侵细菌的抗体都被分解为氨基酸而用在其他方面。为防治蛋白质－能量营养不良，最主要的是因地制宜地供给高蛋白、高能量的食品，以乳粉、牛奶或乳制品为最好，配方合理的豆制代乳粉等效果也较好。但应注意食物中的蛋白质、能量应逐渐增加，以防消化功能紊乱。存在乳糖不耐症的蛋白质－能量营养不良儿童，以牛乳或乳制品补充蛋白质时，可能引起腹泻和营养情况恶化，可使用含乳糖量低或不含乳糖的发酵乳制品或其他代用品。

2. 维生素缺乏病

维生素是身体健康所必需的化学物质，人体内无法大量制造它，而必须依赖食物来补充。当食物中某种维生素长期不足或缺乏，即可引起代谢紊乱及出现病理状态，形成维生素缺乏症。

（1）维生素 A 缺乏病（Vitamin A deficientcy）　体内缺乏维生素 A 引起的以眼、皮肤改变为主的全身性疾病。多见于婴幼儿。维生素 A 的化学名为视黄醇，是最早被发现的维生素。维生素 A 有两种：一种是维生素 A 醇（Retinol），是最初的维生素 A 形态（只存在于动物性食物中）；另一种是胡萝卜素（Carotene），在体内转变为维生素 A 的预成物质（Provitamin A，可从植物性及动物性食物中摄取）。体内缺乏维生素 A 时，视网膜杆状细胞中的视紫红质合成减少，失去正常暗适应能力。弱光下视觉发生障碍，看不清物体，产生夜盲症状。因为维生素 A 是生长所必需的物质，而且是皮肤支持上层表皮的必需物质，所以维生素 A 缺乏不仅会影响视力，头发与皮肤也一样会受到影响。多表现为皮肤开始变干、容易剥落，油脂腺也会被角质所堵塞，呼吸道也会失去纤毛表层及保护肺部的黏膜。

维生素 A 缺乏病的预防，平时要注意膳食的营养平衡，经常食用富含维生素 A 的动物性食物和深色蔬菜一般不会发生维生素 A 缺乏。小年龄儿童是预防维生素 A 缺乏的主要对象，孕妇和乳母应多食上述食物，以保证新生儿和乳儿有充足的维生素 A 摄入。母乳喂养优于人工喂养，人工喂养婴儿应尽量选择维生素 A 强化的乳方，每日推荐供给量婴幼儿为 400μg 视黄醇当量（RE），5 岁以上儿童为 750μgRE，少年和成人为 800μgRE，孕妇为 1000μgRE，乳母为 1200μgRE（1IU 维生素 A = 0.3μgRE = 6μgβ 胡萝卜素）。在维生素 A 缺乏的高发地区，可以采取每隔半年给予一次口服 6000μgRE（20×10^4 IU 维生素 A）的预防措施。对患感染性疾病如麻疹、疟疾和结核病等，以及慢性消耗性疾病的病人应及早补充维生素 A 制剂。有慢性腹泻等维生素 A 吸收不良者可短期内肌注维生素 A，数日后再改为口服。或采用水溶性维生素 A 制剂，采用大剂量维生素 A 做预防时应注意避免由过量而造成中毒。

（2）佝偻病（Rickets）　由于缺乏维生素 D 引起钙、磷代谢障碍所致的疾病。多见于 3 岁以下的小儿。

维生素 D 维持血液中的矿物质含量，特别是钙和磷，具有调节钙、磷代谢和促进钙、磷吸收的作用，当机体缺乏维生素 D 时，人体对食物中钙、磷的吸收和利用减少。患儿早期出现皮肤苍白、多哭吵、易出汗等，以后则发生枕骨软化，用手指按压如乒乓球样感，并逐渐出现方头、囟门迟闭、胸廓向前凸出和狭窄（称鸡胸），出牙和走路较晚，下肢呈向内（"O"形）或向外弯曲（"X"形）畸形。

为预防佝偻病，除可多食用含维生素 D 丰富的食物如动物肝脏、鱼肝油、禽蛋等外，还可适当食用维生素 D 强化的食品。乳类含维生素 D 不多，故以乳类为主食的 6 个月以下婴儿，尤应注意维生素 D 的补充。同时尽量鼓励儿童多做户外活动，以便有充分的紫外线照射。与此同时还应增加含钙食品的摄食。

（3）坏血病（Scurvy）　亦称维生素 C 缺乏症。这是人和某些动物长期缺乏维生素 C 引起的一种营养缺乏病。主要表现为皮肤、皮下组织、肌肉、关节、腱鞘等处出血，内脏黏膜亦可出血而引起鼻出血、血尿、便血及月经过多，牙龈出血、浮肿并有溃疡及继发感染。严重者可造成牙龈及齿槽的坏死。婴儿和儿童患者有骨骼变化，骨质疏松并造成骨折。

维生素 C 属于己糖醛酸，因具有抗维生素 C 缺乏病的作用，故旧称抗坏血酸（Ascorbic acid），为无色结晶，有酸味，溶于水，具有很强的还原性。抗坏血酸主要来自新鲜蔬菜和水果，如柑橘类水果、番石榴、柿椒、苦瓜、菜花、甘蓝、青菜、塌棵菜、荠菜、菠菜等，水果有酸枣、红果、沙田柚、刺梨、沙棘、猕猴桃等，都富含维生素 C。我国北方冬季缺乏新鲜蔬菜，特别是冬末春初，除了应增加新鲜果蔬的摄取及注意防止抗坏血酸氧化破坏外，食用抗坏血酸强化食品，如强化果汁、强化固体饮料等也可增加抗坏血酸的摄入量，防止发生坏血病。

（4）脚气病（Beriberi）　亦称维生素 B_1 缺乏病、硫胺素缺乏病。人体内由于维生素 B_1 缺乏引起的营养缺乏病。临床以神经系统、心血管系统及消化系统功能异常为其特点，多见于精白米为主食导致的维生素 B_1 摄入量不足；或是由于维生素 B_1 摄入量不能满足某些特殊条件下的需要量增高。碾磨谷类，特别是碾磨精度很高时，可使其中的维生素 B_1 损失 80% 以上。煮粥、煮豆或蒸馒头，若加入过量的碱，也可造成维生素 B_1 的大量损失。长期食用精白米和精白面及其制品，又缺乏其他杂粮和多种副食品的补充时，可造成硫胺素缺乏，引起脚气病。

成人患脚气病时，首先出现疲倦、头痛、失眠、食欲不振及其他胃肠道症状，继续发展可造成：① 干性脚气病，主要症状为多发性神经炎，表现为肢端麻痹或功能障碍；② 湿性脚气病，主要症状是由心力衰竭引起的水肿；③ 急性混合型脚气病，既有神经炎又有心力衰竭和水肿。

乳母患脚气病时，其分泌的乳汁中也缺乏维生素 B_1，可引起婴儿脚气病，严重时婴儿甚至可因硫胺素缺乏造成死亡。

通常应多食粗粮、粗粮制品和其他含维生素 B_1 丰富的食品，如豆类及豆制品、肉与肉制品、蛋与蛋制品等。谷类的糊粉层与胚芽中含有丰富的 B 族维生素，是维生素 B_1 的良好来源。

（5）癞皮病（Pellagra） 亦称糙皮病。由于体内缺乏烟酸而引起的营养缺乏病。多流行于以玉米为主食的地区。其原因是玉米中的烟酸为结合型，不能被人体吸收利用，必须水解为游离型才能为人体利用。而且玉米中的色氨酸含量也很少，色氨酸在体内可转变为烟酸。

本病的典型症状有腹泻（Diarrhea）、皮炎（Dermatitis）与痴呆（Dementia），通常称为"三 D"症。发病前可有前驱症状，如食欲不振、消化不良、头痛、失眠等。

为预防本病，应合理调配膳食。豆类、大米和小麦及其制品含有丰富的烟酸和色氨酸，而且所含的烟酸绝大部分为游离型，可直接为人体吸收利用，故可增加其食用比例。此外，也可在玉米粉中加入 0.6% 碳酸氢钠，使结合型烟酸水解为游离型烟酸，为人体利用。

3. 营养性贫血（Anaemia）

贫血指单位体积的外周血中红细胞数、血红蛋白浓度低于同年龄、性别和地区的正常值。可由多种原因引起。虽然意外的出血会使人贫血，但更常见到的原因却是细胞中红细胞太少或带氧的血红蛋白过少所引起。红细胞、血红蛋白及酶的制造，几乎需要任何一种营养素，如果缺乏其中数种时，经常会引起贫血。营养性贫血可分为营养性小红血球（缺铁性）贫血、巨幼红细胞（维生素 B_{12}、叶酸缺乏）贫血和缺铜性贫血。

（1）缺铁性贫血（Iron deficiency anemia，IDA） 一种常见的营养缺乏病。体内贮存铁耗竭，血红蛋白合成减少所引起的贫血。由于铁摄入不足、吸收不良或损耗过多，影响血红素合成所致。据 WHO 调查发现，全世界约有 30 亿人患有不同程度的贫血，男性发病率约 10%，女性大于 20%，亚洲发病率高于欧洲。据 2000 年我国营养调查结果显示，我国城市儿童的贫血率为 12.3%，农村儿童的贫血率为 26.7%，孕妇的贫血率则高达 35%。

缺铁的原因主要有以下三方面。

① 人体对铁的需要量增加而摄入铁量相对不足：婴幼儿生长速度很快，正常婴儿出生 5 个月体重增加一倍，1 岁时增加两倍。婴儿在 4~6 个月后，体内贮存的铁已消耗渐尽，如仅以含铁少的乳类喂养，易导致缺铁性贫血。育龄妇女由于妊娠、哺乳，需铁量增加，加之妊娠期消化功能紊乱，铁的摄入和吸收不佳，易致贫血。

② 铁吸收障碍：动物性食品中的血色素铁可直接以卟啉铁的形式吸收，吸收率较高；非血色素铁的吸收取决于铁在胃肠道的溶解度等。多种因素可阻碍铁的吸收。

③ 慢性失血：长期因各种疾病引起的慢性失血，体内总铁量显著减少，导致贫血。

人体贫血时面色苍白，口唇黏膜和眼结膜苍白，重者可出现食欲不振、心率增快、心脏扩大等；婴幼儿严重贫血时可出现肝、脾和淋巴结肿大等。化验可见血红蛋白较红细胞数减少更明显，常在 6% ~ 10g%，属低血色素性小红血球性贫血。

为预防缺铁性贫血，婴儿应及时添加富含铁质的辅助食品，孕妇与乳母应补充足量的铁，多吃富含维生素 C 的食品，以帮助铁的吸收。由于植物性食品中铁的吸收率一般较低，动物性食品的铁吸收率较高，所以应多食用动物性食品，如动物肝脏、动物血、肉与肉制品、鱼和鱼制品等。此外，也可食用铁强化食品，如铁强化面粉、食盐、固体饮料等。

（2）巨幼红细胞贫血（Megaloblastic anemia, macrocytic anemia） 维生素 B_{12} 和（或）叶酸等造血原料缺乏，导致骨髓中出现巨幼红细胞的一种贫血。维生素 B_{12} 和叶酸都在核酸代谢中起辅酶作用，其实质是细胞内脱氧核糖核酸合成障碍及分裂受阻。巨幼红细胞是一种形态及功能均有显著变异的细胞，不仅影响红细胞造血，粒细胞及巨核细胞也易受累。在我国，因叶酸缺乏所致的巨幼红细胞性贫血，以山西、陕西、河南和山东等地比较多见，维生素 B_{12} 缺乏所致者很少见，恶性贫血尤为罕见。

维生素 B_{12} 缺乏可引起巨幼红细胞性贫血和神经系统的损害；叶酸缺乏除引起巨幼红细胞性贫血外，还有舌炎、口炎性腹泻等。

预防巨幼红细胞性贫血主要应保证食物中有一定量的叶酸与维生素 B_{12}。叶酸广泛存在于绿叶蔬菜中，肝脏、小麦胚芽含量最丰富。而动物性食物中富含维生素 B_{12}，特别是草食动物的肝、心和肾，其次为肉、蛋、奶类。因食物中与蛋白质结合的维生素 B_{12} 只有在胃液的作用下才能游离出来，其吸收需要胃黏膜细胞分泌的一种糖蛋白即内因子的协助，所以对胃酸缺乏者应考虑注射维生素 B_{12}。

（3）缺铜性贫血（Copper deficiency anemia, CDA） 铜缺乏时发生的不同程度的贫血。铜为构成含铜酶的重要成分。这些酶的主要功能是参与氧化还原反应、组织呼吸、铁的吸收和利用、红细胞生成、保持骨骼和胶原组织的正常结构和功能等。铜主要在十二指肠近端吸收。食物中的铜仅约 1/3 被吸收，其吸收受食物成分影响，如锌、镉、硫酸盐、植酸盐等可干扰或妨碍铜的吸收。除一部分铜以肝铜蛋白的形式贮存于肝内外，另一部分合成铜蓝蛋白，输送入血液以满足各器官组织对铜的需要。铜参与铁的代谢和红细胞的生产。亚铁氧化酶 I（铜蓝蛋白）和亚铁氧化酶 II 可氧化铁离子，对生产运铁蛋白起主要作用，并可将铁从小肠腔和贮存点运送到红细胞生成点，促进血红蛋白的形成。铜缺乏时可产生寿命短的异常红细胞。正常骨髓细胞的形成也需要铜。主要表现为面色苍白、四肢无力、食欲不振、腹泻、肝脾肿大、生长停滞、肌张力减退和精神萎靡等。

缺铜性贫血的治疗，关键是补充足够量的铜铁元素。因铜在人体内不能贮存，故必须每天从外界摄取，方能奏效。补充方法有食补和药补，以食补为佳，既安全可靠，又无副作用。可适当多食些含铁铜较丰富的食物，如肝、肾、心等动物内脏，牡蛎和鱼虾等水产物，荞麦、红薯等粗粮，核桃、葵花子和花生等坚果类，以及豆制品、蘑菇和黑木耳等。另外多食含糖量高的食品能导致缺铜，因糖代谢过程中需消耗一定量的铜。对贫血患儿，父母应严格限制其进食过量的糖果、饼干等高糖食品。

4. 其他营养缺乏病

（1）甲状腺肿（Goitre） 由于缺碘或某些致甲状腺肿因素而引起的甲状腺非肿瘤性增生。单纯性甲状腺肿是以缺碘为主的代偿性甲状腺肿大，但一般不伴有甲状腺功能失常。根据发病原因可分为地方性与散发性两种。地方性甲状腺肿（简称地甲病）流行于世界许多地区，估计世界约有 2 亿人患此病。散发性甲状腺肿无地区限制，多发生于青春期、妊娠期、哺乳期及绝经期的女性。本病可由碘的绝对或相对缺乏以及其他一些原因引起。

① 缺碘：机体所需要的碘可以从饮水、食物及食盐中取得。这些物质中的碘量主要决定于各地区的生物地质化学状况。一般情况下远离海洋的内陆山区或不易被海风吹到的地区，其土壤和空气中含碘较少，因而水和食物中的含碘量也不高，因此可能成为地方性甲状腺肿高发区。

② 致甲状腺肿物质：许多食物含致甲状腺肿物质。芸薹属蔬菜，如油菜、白菜等，其中含硫代葡萄糖配体，在葡萄硫苷酶的作用下水解释放出硫氰酸盐和异硫氰酸盐，它们具有致甲状腺肿作用。萝卜等含硫脲类物质，亦可在酶的作用下水解为甲状腺肿素而具有致甲状腺肿的作用。这类物质的作用多可因热加工而破坏。

③ 碘相对不足：青春期、妊娠期、哺乳期及绝经期的女性，以及其他应激情况下对碘的需要量增加，摄入的碘如果相对不足可诱发或加重甲状腺肿。

④ 其他因素：很多事实证明，在缺碘程度相同的条件下，卫生条件不好、水质不良和营养不平衡都能增加地方性甲状腺肿的发病率，特别是营养不平衡影响最为显著。此外，还有些地区是由于高碘而引起地方性甲状腺肿。这些地区居民的发病是由于食用了高碘的海产品等引起，只要限制高碘食物的摄入量就可预防地方性甲状腺肿。

本病主要表现为甲状腺肿大，如果胎儿或出生后前几个月的婴儿碘的供给极度缺乏，可因甲状腺素的分泌不足而影响体格发育，出现生长迟缓，成侏儒体型，发育明显迟滞，性发育受阻，智力迟钝，运动失调，为克汀病。预防缺碘性甲状腺肿可经常吃含碘高的海带、紫菜等海产品。不能经常吃到海产品的内陆山区，以采用食盐加碘最为有效。

（2）克山病（Keshan disease）　一种原因未明的慢性心肌病。可能是因缺乏硒及其他微量元素所致。在中国黑龙江省克山县首先发现。依发病的急缓和心脏代偿功能不同，可分急型、慢型、亚急型及潜在型。病因虽然没有完全明了，但我国学者证实缺硒是克山病的一个重要病因。硒是红细胞中谷胱甘肽过氧化物酶的必需成分，我国在克山病防治工作中发现，克山病流行区的主粮、学龄儿童的头发与全血中硒含量都低于非流行区，全血中谷胱甘肽过氧化物酶活力下降。连续进行 10 年观察，肯定了用亚硒酸钠预防克山病可收到良好效果，这说明硒是克山病病区致病的主要水土因素。尽管如此，它并不是唯一因素，因为低硒地区不一定均是克山病区；流行期间不同地区的发硒均值可不同；病区新发病人与非病人全血硒浓度无差别；高发季节时发硒值无相应下降。在导致克山病流行的因素中，除低硒为其共同必需因素外，尚有其他因素作用，有待进一步研究探讨。

人体摄入的硒几乎全部来自食物。海产品、肾、肉、大米与其他谷类含硒量较高，蔬菜和水果通常含量较低。有资料表明，越是精制食品含硒量越少。近年来我国学者在病区采用亚硒酸钠预防克山病已取得显著效果。此外，通过食物途径补充似乎更合理。

三、营 养 过 剩

营养过剩是长期过量摄入能量及宏量营养素引起的一种不健康状态，早期表现超重，进一步发展为肥胖病，易导致血脂升高，血糖升高，胰岛素抵抗及一些慢性非传染性疾病的发生。

1. 脂肪过多

在日常生活中，有些疾病与吃大量脂肪有关，如胆囊炎、胆石症和胰腺炎等。长期食用动物脂肪或内脏食物，可致血液中的胆固醇含量增高，引起心绞痛、心肌梗死、高血压等病症，还有糖尿病、脂肪肝和肥胖症等。

2. 蛋白质过多

蛋白质摄入过多对人体有害无利。首先高蛋白食物通常也是高脂肪食物，容易导致肥胖从而给健康带来各种相应的危害。其次，动物性蛋白食物中含有大量的饱和脂肪，而饱和脂肪酸是导致粥状动脉硬化和心脏病的重要原因。最近的研究发现，过量地摄入蛋白质也会造成一些弊端。

（1）易在人体内形成酸性体质　人体细胞外体液应保持弱碱性，酸性体质的人常会出现一系列渐进性症状，如精神萎靡、头昏、头痛，思维及决断能力降低等。

（2）毒副产物　蛋白质在人体内的分解产物较多，其中氨、酮酸、铵盐、尿素等在一定条件下会对人体产生毒副作用，尤其是儿童，如过量食用高蛋白食物，不仅会增加肝脏负担，而且易引起肠胃消化不良。

（3）增加患癌危险　美国科学家曾发表一项声明指出，食入过量的蛋白质，会增加患直肠癌、胃癌、乳腺癌、胰腺癌等的危险。

（4）诱发心脏病变　食用过多的动物性蛋白质，如蛋、奶、肉等易引发心脏病变，1kg 体重儿童每天只需 2g 蛋白质就足够了。动物性蛋白摄入太多，易缺乏碳水化合物和维生素 C，使人感到疲劳、嗜睡、活动能力下降、抗病能力降低。

所以，平时应注意荤素搭配，合理安排膳食。

3. 低聚糖过多

低聚糖（Oligosaccharide）亦称寡糖，是由 2 ~ 10 个单糖单位以葡萄糖苷键连接而成的直链或支链的糖。其甜度通常只有蔗糖的 30% ~ 60%，它是替代蔗糖的新型功能性糖源，广泛应用于食品、保健品、饮料、医药、饲料添加剂等领域。已知的几种重要低聚糖有棉籽糖、水苏糖、异麦芽低聚糖、低聚果糖、低聚甘露糖、大豆低聚糖等。研究发现糖醇类低聚糖如甘露醇、山梨糖醇、木糖醇摄入过多时会导致腹泻。据报道，摄入过多的精制糖，与妇女乳腺癌及冠心病的发生直接有关。

4. 维生素和矿物质过多

（1）维生素 A 过多　维生素 A 是脂溶性维生素，吸收后可以在体内特别是在肝脏内大量贮存，长期过量摄入，可以引起中毒。摄入过量的早期症状有食欲不振、视觉模糊、儿童停止生长、头痛、皮痒和过敏。维生素 A 急性中毒，可出现颅内压增高、恶心、呕吐、嗜睡、前囟门膨出等症状。慢性中毒则出现食欲不振、毛发脱落、肝脏肿大、皮肤粗糙、体重减轻、面部或全身发生鳞样脱皮。长期服用正常供给量的数十倍或百倍以上的维生素 A，还可以引起过多症或中毒症状。及时停用维生素 A，症状会很快消失。提供活性维生素 A 的食物是动物性食物，最丰富的来源是鱼肝油，因此，鱼肝油的摄入不能过量。

（2）维生素 D 过多　维生素 D 在所有维生素中潜在的毒性最大。长期过量的摄入会引起食欲减退、恶心和呕吐。由于维生素 D 对中枢神经系统的作用还可能造成一种严重的心理压抑。如果连续过量摄入维生素 D 会将血液中各种矿物质的水平提高到一个危险的界限，迫使钙沉积在心脏和肾脏这样的软组织中。钙沉积在关键器官可能会引起功能失常，表现为血钙增高、毛发脱落、四肢麻痹、肾小管及其他软组织钙化、肾功能减退、动脉硬化等。如摄入量再加大，甚至会引起死亡。

（3）钙过多　过量钙的摄入可能增加肾结石的危险性。持续摄入大量钙可使钙素分泌增加乃至发生骨硬化。摄入钙质过多可产生钙质沉着症。有些孕妇唯恐胎儿缺钙，每天喝大量牛奶，吃许多钙片和维生素 D，这可能导致新生儿患高钙血症，表现为囟门过早闭合，髂骨变宽而突出，鼻梁前倾，主动脉窄缩等，严重的还可能造成智商减退。此外，高钙膳食可明显抑制铁、镁、磷的吸收及降低锌的生物利用率。

（4）钠过多　钠是保持细胞外体液体积的主要离子，也帮助维持酸碱平衡，在肌肉收缩、神经传导过程中也占有重要地位。钠摄入过多，尿中 Na^+/K^+ 值增高，是高血压的重要因素。研究表明，尿 Na^+/K^+ 值与血压呈正相关。

（5）锌过多　摄入过多的锌会抑制肠道对铁的吸收。高剂量的锌可能会降低血液中对人体有益的高密度脂蛋白 HDL 的浓度。此外，大量地服用锌补品会超过人体的负载能力，导致锌中毒，严重者甚至出现死亡。中毒的症状为恶心、呕吐、急性腹痛、腹泻和发热。对实验动物给大剂量的锌，会产生贫血、生长停滞和突然死亡。

（6）硒过多　摄食或吸入过量硒会发生中毒现象。硒化合物主要有二氧化硒、氧化硒、二氯化硒、硒化镉、亚硒酸钠、硒酸钠等。除元素硒外，均为剧毒。在土壤含硒量很高的高硒地区，其所产的粮食等含硒量也常常很高，从而引起人畜的硒中毒。摄食大量硒亦可引起急性硒中毒，表现为脱发、脱甲，神经系统有肢体疼痛麻木、站立不稳，甚至麻痹、偏瘫。慢性中毒可引起头痛、头昏、倦怠无力、口内金属味、肝肿大、肝功能异常、胃肠功能及植物神经功能紊乱等。吸入高浓度硒主要损害上呼吸道、眼、皮肤、肝、肾、血液及神经系统，可引起刺激症状、头晕、头痛、无力；也可致化学性支气管炎，严重者出现化学性肺炎和肺水肿。

（7）氟过多　氟通常以氟化物形式广泛存在于自然界中。氟化物的摄入与牙齿及骨骼的健康有关。过量氟摄入可引起中毒，急性中毒多见于职业性接触，慢性中毒主要为高氟地区居民长期摄入含氟量高的饮水而引起。氟化物在体内积累过多可导致氟牙症和氟骨症。氟牙症亦称氟斑牙、斑釉牙，表现为牙表面粗糙，失去光泽，并有白垩样或黄褐色的大小不等、形状各异的斑点或条纹，牙齿脆而易折断或磨损。如饮水中氟的含量超过 1.5mg/L，则该地区的人可能发生氟斑牙症。有调查指出，如饮水中氟的含量达到 2.5mg/L，则 75%～89% 的居民将患氟斑牙症；如达到 6mg/L，所有居民都会患氟斑牙症。氟骨症是长期摄入过量氟化物引起氟中毒并累及骨组织的一种慢性侵袭性全身性骨病。由于长期摄入大量氟，氟与钙结合为氟化钙而沉积于骨组织中，使骨质、骨膜、韧带及肌腱等硬化，并破坏钙磷代谢以及有关酶的活性等而形成。主要症状为关节疼痛、头昏、四肢麻木无力，骨骼变形。

第二节　饮食营养与肥胖

在发达国家，由于食品供应丰富，工作中以静坐为主，生活中体力劳动减少，肥胖病检出率高。不仅如此，发展中国家随着生活水平的提高，饮食条件的改善，肥胖症患者也面临迅速增长的趋势，现已成为全球性多发病。国际肥胖特别工作组（TOTF）指出：肥胖已成为 21 世纪威胁人类健康和生活满意度的最大杀手。肥胖病是一种慢性病，世界卫生组织（WHO）提出它是人类目前面临的最容易被忽视，但发病率却在急剧上升的一种疾病。2002 年"全国营养与健康状况调查"结果显示：我国成人超重率为 22.8%，肥胖率为 7.1%，估计人数分别为 2.0 亿和 6000 多万。大城市成人超重率与肥胖现患率分别高达 30% 和 12.3%，儿童肥胖率已达 8.1%，应引起高度重视。与 1992 年全国营养调查资料相比，成人超重率上升 39%，肥胖率上升 97%，预计今后肥胖患病率将会有较大幅度增长。

随着社会经济的发展和人们生活水平的提高，肥胖病也悄无声息地进入这个社会，逐渐成为一种危害人们生命健康的疾病。现在肥胖已经成为影响全世界的健康问题，肥胖问题严重影响着一部分人的生活、学习和工作，其中包括大部分青少年，不仅对其生理产生影响，而且会对其心理造成严重伤害。

一、肥胖的定义与分类

肥胖是指能量的摄入大于能量的消耗，多余的能量以脂肪的形式贮存在体内，当人体脂肪含量达到一定量时，即称为肥胖症。肥胖是一种代谢疾病，是一种营养素不平衡的表现，因为多余的食物被转化为脂肪后贮存，表现为脂肪细胞增多，细胞体积加大，体重超过按身长计算的标准体重 20% 以上。轻度肥胖者无症状；中度肥胖者有易疲乏、无力、气促现象；重度肥胖者可致左心扩大，心力衰竭，以致发生猝死。

根据肥胖的发病机理，肥胖可分为遗传性肥胖、继发性肥胖和单纯性肥胖。遗传性肥胖主要指遗传物质（染色体、DNA）发生改变而导致的肥胖，这种肥胖极为罕见，常有家族性肥胖倾向。继发性肥胖是由内分泌混乱或代谢障碍引起的一类疾病，占肥胖人群的 2% ~5%。单纯性肥胖是指排除由遗传性、代谢性疾病、外伤或其他疾病所引起的继发性、病理性肥胖，而单纯由于营养过剩所造成的全身性脂肪过量积累，这类肥胖人数占肥胖人总数的 95% 左右。

单纯性肥胖的分类有多种。按肥胖的程度可分轻、中、重 3 级或 Ⅰ、Ⅱ、Ⅲ 等级。按脂肪的分布，肥胖可分为苹果型和鸭梨型两大类型。苹果型肥胖的特点是腹部肥胖，俗称"将军肚"，多见于男性。脂肪主要在腹壁和腹腔内蓄积过多，被称为"中心型"或"向心性"肥胖，对代谢影响很大。向心性肥胖是糖尿病、高血脂和心血管疾病等多种慢性病的最重要危险因素之一。鸭梨型肥胖的特点是肚子不大，臀部和大腿粗，脂肪在外周，所以叫外周型肥胖，多见于女性。通常，外周型肥胖者患心血管疾病、糖尿病的风险小于苹果型肥胖。

二、肥胖的诊断方法

当前，超重和肥胖最简单、最常用的鉴定方法有体重、身体质量指数、腰臀比和皮褶厚度测量法。

1. 体重（Body weight）

指人体的总质量，它是反映个体的生长发育水平和营养状况的形态指标。通常用以下几种方法进行评价。

标准体重（Standard weight）亦称理想体重，即不同年龄、性别和不同身高条件下符合健康概念的体重值。

婴儿和儿童的标准体重可按如下方法计算。

婴儿 1~6 个月标准体重（g）＝出生体重（g）＋月龄×600

7~12 个月标准体重（g）＝出生体重（g）＋月龄×500

1 岁以上标准体重（kg）＝年龄×2＋8

成人理想体重的参考值国外常用 Broca 公式，国内适用 Broca 改良公式或平田公式：

男性标准体重（kg）＝身高（cm）－105

女性标准体重（kg）＝身高（cm）－100

我国对于体重对胖瘦的评价标准为：实测体重占标准体重±10%范围内为正常；＞10%为超重，＞20%为肥胖，超过40%为过度肥胖；＜10%为瘦弱，＜20%为严重瘦弱。

2. 身体质量指数（Body mass index，BMI）（kg/m²）

亦称体质指数，为体重（kg）除以身高（m）的平方的计算值。目前国际上广泛采用 WHO 推荐的 BMI 作为诊断或判定肥胖症的标准和方法。按 WHO1997 年建议的标准，$18.5 \sim 24.9 kg/m^2$ 为成人正常 BMI 范围，$BMI \geqslant 25 kg/m^2$ 为超重，$BMI \geqslant 30 kg/m^2$ 为肥胖，肥胖症的 BMI 为 40 以上。中国肥胖问题工作组织根据对我国人群大规模的调查数据，于 2003 年提出了中国成年人判断超重和肥胖程度的界值，规定成人 BMI≥28 为肥胖，24~27.9 为超重，18.5~23.9 为正常体重，BMI<18.5 为体重过低。

BMI 方法简便可行，只需测量身高、体重，不需要特殊设备和技术，比较实用并不受性别影响，在评价肥胖对健康的危害方面非常有用，但不能用来衡量机体组成及脂肪分布情况。因此，BMI 值不能应用于运动员、孕妇和哺乳期妇女和 65 岁以上的老人。

3. 腰臀比（Waist - tip ratio，WHR）

肥胖者把多余的能量以脂肪的形式贮存在体内，因此，随着肥胖程度的增加，自身体型也会逐渐发生变化。反映体型最简单的检测方法是腰臀比 WHR，即腰围和臀围的比值。腰围为空腹状态下经脐部测得的身体水平周径，臀围为经臀部最隆起的部位测得的身体水平周径。世界卫生组织向心性肥胖标准为男性腰围不小于102cm，女性腰围不小于88cm。中国肥胖问题工作组织建议，中国男性腰围超过90cm（2 尺 7 寸），女性腰围大于等于80cm（2 尺 4 寸）可视为肥胖。

WHR 通常用来判定腹部脂肪的分布和变化。该值与 CT 测量出的腹腔内脂肪面积有较好的相关性，有一定的指示性。WHR 值高指示上半身脂肪堆积，WHR 值低指示下半身脂肪堆积。WHR 值超过0.9（男）或0.85（女）可视为向心性肥胖，但其分界值随年龄、性别、人种不同而不同。研究发现，体质指数正常或不很高的人，若腹围男性大于101cm、女性大于89cm，或 WHR 值男性大于0.9、女性大于0.85的腹型肥胖者，其危害与体质指数高者一样大，患心脏病的机会较高。

4. 皮褶厚度测量法（Skinfold Measurement）

皮褶厚度指身体某些部位皮肤捏起后的厚度。皮褶厚度和体脂含量间有相关关系，可通过皮褶厚度的测量值估计人体体脂含量的百分比，从而判定肥胖程度。皮褶厚度测量法是测量皮肤及皮下脂肪厚度之和的一种方法。测量方法有 X 光、超声波、皮褶卡钳等。通常测量的部位有上臂肱三头肌部（代表四肢）和肩胛下角部（代表躯体）和髂嵴上部等。采用皮褶卡钳测量肩胛下和上臂肱三头肌腹处皮褶厚度，二者加在一起即为皮褶厚度，一般男性高于 40mm，女性高于 50mm 可诊断为肥胖。但是皮褶厚度一般不单独作为肥胖的标准，而是与 BMI 结合起来判定。

皮褶厚度法虽然简单易行，相对简便、经济，但是其测量结果会受到诸多因素的影响，如不同测量部位的选择、读数时的误差、脂肪的可压缩性、皮下脂肪分布等，所以这种方法的判断结果和实际脂肪量之间存在一定的误差，且需要经过专门训练的人员才能精确得出测量的结果。

三、肥胖的危害

肥胖可始于任何年龄，但多见于 40～50 岁中、壮年。人到中年很容易肥胖，发生肥胖后，一系列健康问题就接踵而至了。肥胖对人体健康的危害是多方面的。肥胖症患者不但体态臃肿、动作迟缓、工作效率降低，因心肺功能不全，心脏负担过重，还常出现心慌、气喘、易疲劳、内分泌代谢紊乱甚至精神抑郁等多种疾病。此外，肥胖是多种慢性疾病的共同危险因素，最为典型的就是肥胖可引起高血压、高脂血症、高血糖、冠心病和胆囊炎、胆石症，甚至被冠以专门的名称，叫"肥胖五联症"。医学研究显示，肥胖症患者的心脏病、高血压、糖尿病发病率是正常体重者的 3 倍，癌症的发病率是正常体重者的 2 倍，发生胆石症的危险是正常体重者的 3～4 倍。70%～80% 的 40 岁以上糖尿病患者合并有肥胖症，这些都导致肥胖者死亡率升高。多数研究认为肥胖症与高死亡率有关。病死率高低与 BMI 的关系是：BMI < 25 为极低度危险，BMI 为 25～30 低度危险，BMI 为 30～35 中度危险，BMI 为 35～40 高度危险，BMI > 40 极高度危险。当 BMI 为 35 时，病死率 30%～40%。据统计，中年以后发胖对健康伤害很大，年龄 40～45 岁的人，体重每增加近 500g，病死率就约要增加 10%。

四、发生肥胖的原因

肥胖形成的原因是多方面的，如遗传、饮食、运动，神经、内分泌的调控及药物等。多数人的肥胖原因是摄入能量 > 消耗能量，其实质是进食过多和体力活动过少使能量摄入与能量消耗不平衡，过多的能量以脂肪形式贮存，使体脂增多，脂肪组织增生，引起肥胖。

1. 遗传因素

遗传因素对于肥胖的形成有重要的作用，一些肥胖患者常有家族肥胖历史。据统计，父或母一方有肥胖的其子女肥胖的几率为 40%～50%；父母双方都肥胖的，其子女肥胖的几率将增加到 60%～80%。

2. 膳食因素

正常人的能量消耗与摄入能量相当时，机体不会产生肥胖。但是当摄入能量大大超过机体的能量消耗时，多余的能量变成脂肪被机体贮存下来。特别是摄入过多的脂肪时，更易于变成体脂贮存。因此不良的饮食习惯是导致肥胖的主要原因。

3. 社会环境因素

据统计，在发达国家中富裕的阶层肥胖的几率比中下阶层的低。其原因是富裕阶层的人吃的都是优质食品，也较为注意营养的合理搭配及参加户内外体育活动。在一些发展中国家和贫穷国家，肥胖主要发生在富裕阶层的人，他们的营养意识还较淡薄，而且习惯大量进食动物性食品、脂肪等高热能食品。此外，由于交通的发达和方便快捷，人们的活动量明显减少。因此，体力活动少也是造成人体肥胖的重要原因。

4. 神经内分泌因素

神经内分泌在调节机体的饥饿与饱食方面发挥一定作用。情绪对食欲亦有很大影响，饱食终日容易引起肥胖。

据报道，出生后的一年是人类脂肪细胞再生的敏感期，而且所形成的细胞长久不消失。故成人的肥胖从婴儿时期就开始出现者，要减轻他们的体重是困难的。另有报道，大约1/3的肥胖成人，其肥胖是从儿童时期开始的。由此可见，防止肥胖应从儿童时期就开始，尽量保持膳食平衡，使能量的摄入与消耗基本平衡以维持正常体重。

五、营养治疗和减肥

肥胖的原因是能量摄入与消耗的不平衡，多余的能量通过脂肪贮存在体内。造成肥胖的部分原因是不可改变的遗传因素，但更多的在于环境因素、饮食结构和运动。因此可以通过调整饮食结构和营养平衡、改变饮食习惯、加强体育运动等方式加以预防和治疗。

1. 能量与减肥

肥胖者长期总能量摄入超过合理膳食范围，大部分是饮食不当，饮食习惯和膳食结构不合理所致。肥胖的本质是摄入能量大于支出能量，因此在减肥过程中，每天对能量的摄入量应低于消耗量。肥胖者每日总进食量和总能量摄入量可参照我国居民膳食指南和DRI逐步减少。可通过适当控制饮食量、增加运动量、改变不良生活方式等措施，迫使机体逐步消耗贮存的脂肪来提供能量从而减轻体重。但是能量控制要因人而异，适可而止。研究发现，如果饮食能量限制适度（约1200kJ/d），加之每日运动，其休息代谢速率不会降低。因此，能量摄入限制与运动相结合其效果是叠加的。经常运动的人的休息代谢速率高于不常运动的人的5%～10%。对于尚未开始运动的人来说，刚刚起步的运动强度应小一点，然后可随健康状况的改善而缓慢的增加。散步、慢跑、骑自行车、羽毛球、游泳等运动如果长期坚持的话，其减肥效果与高强度体育活动一样。每人每日膳食功能至少为4184kJ（1000kcal），每周减肥0.1～1.0kg，以缓慢减轻体重为宜。

2. 碳水化合物与减肥

摄入低碳水化合物的膳食可使体重迅速下降，其原因是此时体内需要的能量只能从脂肪的代谢中得到满足，从而加速脂肪的消耗。减肥过程中碳水化合物的功能比例以40%～55%为宜，应多选粗杂粮等谷类食物，严格控制精制糖的摄入量，适当增加膳食纤维的摄入量。膳食纤维是既让人吃饱又不会使人发胖的减肥食品，因而强化了膳食纤维的食品，可成为减肥的热门食品。

3. 脂肪与减肥

食物中的脂类进入人体后分解为甘油和脂肪酸后被人体吸收，在体内，它们很容易以脂肪形式被贮存起来。肥胖易感人群的膳食脂肪供能比例应控制在20%～25%，肥胖者还可更低，可为15%～20%。膳食胆固醇的每天摄入量应低于300mg。日常烹饪多选用主要由单不饱和脂肪酸和多不饱和脂肪酸构成的植物油，如橄榄油、玉米油、花生油等，少食动物油脂和煎炸食品。

4. 蛋白质与减肥

虽然减少脂肪、碳水化合物的摄入量，以节食或饥饿可快速减肥，然而，为了满足机体能量的需要，会大量消耗瘦肉组织中的蛋白质，可能会使机体的某些器官受损坏。理想的减肥方法是快速去除脂肪而又不损失肌肉中的蛋白质。有人建议，减少脂肪摄入量的同时，摄入易消化的蛋白质以满足肌体的能量需求，可有效地减肥又不至于身体虚弱。对于肥胖病患者，蛋白质的功能比例可高达 20% ~ 30%。为维持正常的氮平衡，必须保证膳食中有足够的优质蛋白质食物，如牛奶、鸡蛋、鱼类、豆类和瘦肉类等。

5. 平衡营养膳食与减肥

机体组织和器官细胞的正常代谢是身体健康的保证。平衡的营养膳食的摄入是机体组织和器官细胞正常代谢的前提，不平衡的营养膳食将会引起一系列的代谢混乱。节食减肥时，由于长期限制饮食，容易导致微量营养素摄入不足，故应注意补充新鲜蔬菜和水果，以确保维生素、矿物质、膳食纤维和水分的摄取。机体对各营养素的要求是因人而异的。各国的有关政府部门为指导人的健康所发表的膳食指导方针可作为正常人的参照和减肥的参考。特异的肥胖者的减肥，需要以代谢功能的特殊试验数据做依据，以便正确地确定蛋白质、脂肪和碳水化合物的摄入比例。

6. 改变不良的饮食习惯

采用健康的饮食行为，正确、合理地安排一日三餐。经常饮酒的肥胖患者应做到少量饮酒或戒酒，少抽烟或戒烟。每顿饭要控制进食量，细嚼慢咽，降低进食速度，少吃能量密度较大的各类高脂、高糖食物；一日三餐定时定量，晚餐少吃，睡前不进食，烹调少用煎、炸，尽量用煮、蒸、烧等，食物要大众化、多样化，只要采用低能量的平衡膳食，任何普通饮食都可成为好的减肥饮食。

调整饮食结构和坚持运动是预防肥胖的关键。减少热能的摄入，使能量代谢呈现负平衡，可促进脂肪的动员，有利于降低体质量。但能量摄入的降低应适可而止，不能因追求减肥的速度而过分限制能量的摄入，防止出现副作用。对于轻度肥胖者只需在饮食上适当调整，并增加体力活动即可；中度及以上肥胖者需就医、遵医嘱，因为节食减肥是个复杂的过程，有个体差异并常有反弹，减肥不当还可能给身体带来损害。

第三节　饮食营养与心血管疾病

当今，人类的最大杀手是心血管疾病（Cardiovascular disease，CVD）。由于各种因素影响心脏和全身血管功能而发生的疾病统称为心血管疾病。最常见的有：动脉粥样硬化、冠心病、高脂血症、原发性高血压、心功能不全和脑卒中等。心血管疾病是死亡的重要原因，特别是发达国家。近年来，我国心脑血管疾病患病率逐年提高，根据卫生部统计数据，2008 年我国冠心病患者约为 2000 万人，且每年新增超过 100 万。2012 年心血管患病总人数 2.9 亿（以往 2.3 亿），其中高血压 2.66 亿（新增 7000 多人），心肌梗死 250 万（以往 220 万），心力衰竭 450 万（以往 420 万），我国每 10s 就有 1 人因 CVD 死亡。美国近 3.1 亿人口，其中 2012 年心血管患病总人数 0.836 亿，高血压 0.78 亿，冠心病 1540 万，心力衰竭 510 万，美国每 40s 就有 1 人因 CVD 死亡，美国东南部心血管患病率较其他地区更高。美国自 1995 年后心血管病死率明显下降，全国胆固醇教育计划是其中重要原因之一，此外一系列调整生活方式的措施也是有效原因之一。

我国在 2002 年进行的第四次"全国营养与健康状况调查"结果显示，肥胖、高血压、高脂血症、糖尿病、肿瘤是目前威胁国民健康最主要的慢性疾病。目前，我国成人高血压患病人数约为 1.6 亿，糖尿病患者 5000 多万，血脂异常者约为 1.6 亿，超重和肥胖人数分别约为 2.0 亿和 6000 多万，每年新增肿瘤病例 150 万 ~180 万。这些疾病的发生、发展和转归，与饮食营养关系密切，如膳食高热能、高脂肪及体力活动少与超重、肥胖、糖尿病和血脂异常的发生密切相关；高盐饮食与高血压的患病密切相关；饮酒与高血压、血脂异常密切相关；50% ~60% 肿瘤的病因与高脂肪饮食、营养不良、食品含黄曲霉毒素和受亚硝胺污染等密切相关。特别应该指出的是脂肪摄入最多而体力活动最少的人，患上述各种慢性病的机会最多。

一、心血管疾病的危险因素

为了了解全球各国 CVD 的危险因素情况，WHO 于 20 世纪 90 年代开展了全球大规模的莫尼卡监测项目。WHO 在收集了全球心血管疾病流行病学研究、监测及干预结果后，推出了以控制心血管疾病危险因素来达到控制全球心血管疾病的目的。可控制的生物和行为危险因素包括高血压、高血脂、糖尿病、吸烟、肥胖；其他可补充的能达到预防 CVD 的因素还包括营养膳食、身体活动、吸烟、饮酒等。对 CVD 的发病来说，与饮食相关的重要的危险因素有 II 型糖尿病、肥胖、血液中胆固醇高及高血压。四个因素中的任何一个都能独立地增加 CVD 发生的危险性，而当它们并存时，更可以协同地增加发病的危险性，因而阻止这四种因素出现是非常重要的。人体体重每增加 5kg，患心血管疾病的风险就增加 30% ~50% 。与体质指数 BMI 为 $23kg/m^2$ 的人相比，BMI 为 $33kg/m^2$ 的人患心血管疾病的风险要高出 3.2 倍。高血胆固醇，尤其是低密度脂蛋白（Low density lipoprotein，LDL）和高密度脂蛋白（High density lipoprotein，HDL）比例高时预示着 CVD 的危险。研究发现 LDL 中的胆固醇与心脏病直接相关，相反 HDL 中的胆固醇与之负相关。总胆固醇量高通常表明 LDL 含量的升高。血中平均胆固醇量低 10% 的人群，他们的 CVD 发作危险性将降为原来的 1/3；血中胆固醇量低 30% 预示其危险性要低 4 倍。

二、膳食脂肪的影响

在日常饮食中摄入过多的膳食脂肪和胆固醇会导致血总胆固醇浓度的增高，增加心血管疾病发生的危险。美国胆固醇教育项目对血总胆固醇水平不低于 5.2mmol/L 个体（两岁以上的人群）的最新建议是脂肪摄入量要小于膳食总能量的 30% 。中国营养协会推荐的膳食脂肪摄入量为膳食总能量的 20% ~30% 。但是，研究还表明，血胆固醇浓度还与摄入的膳食脂肪的种类有关，更准确地说是与膳食脂肪中的脂肪酸种类有关。

1. 饱和脂肪酸（Saturated fatty acid，SFA）摄入量

流行病学研究表明，饮食脂肪的摄入总量，尤其是饱和脂肪酸摄入量与动脉粥样硬化发病率呈正相关。脂肪酸组成对血脂水平的影响不同，饱和脂肪酸高的膳食脂肪（简称饱和脂肪）一般会导致血胆固醇浓度的上升，但对甘油三酯影响不同。此外，饱和脂肪酸碳链长短对血脂的影响也不同。短链脂肪酸（$C_{6:0}$ ~ $C_{10:0}$）和硬脂酸（$C_{18:0}$）对血胆固醇的浓度影响很小；12 ~16 个碳原子的饱和脂肪酸豆蔻酸（$C_{14:0}$）、月桂酸（$C_{12:0}$）和棕榈酸

（$C_{16:0}$）可使血脂升高。因此，WHO 和中国营养学会均建议，饱和脂肪酸在膳食脂肪中含量不能超过 1/3，即饱和脂肪的摄入量少于膳食总能量的 10%。

2. 单不饱和脂肪酸（Mono unsaturated fatty acid，MUFA）摄入量

研究发现，富含单不饱和脂肪酸的食物，如橄榄油、茶油和油酸等，能降低血清中总胆固醇和 LDL，且不降低 HDL。中国营养学会建议单不饱和脂肪的摄入量占摄入总能量的 10% 左右。

3. 多不饱和脂肪酸（Poly unsaturated fatty acid，PUFA）摄入量

$n-6$ 系列 PUFA 中的亚油酸能与胆固醇结合成酯，并促使其降解为胆酸而排泄，故有降低血浆中胆固醇和甘油三酯含量的作用，有助于防止动脉粥样硬化。$n-3$ 系列 PUFA 主要来源于海产动物脂肪，如鱼油、海豹油中所含 EPA（$C_{20:5}$）和 DHA（$C_{22:6}$）。此外，苏子油、豆油、菜籽油中的 $\alpha-$ 亚麻酸（$C_{18:3}$）被人体吸收后，通过延长碳链和去饱和作用，也可以转化为 EPA 和 DHA。EPA 和 DHA 有明显降低甘油三酯的作用，可阻碍甘油三酯渗入肝内极低密度脂蛋白颗粒中，使得血清甘油三酯降低；此外还有降低血浆总胆醇、增加高密度脂蛋白的作用。EPA 还有较强的抗血小板凝集作用，对预防血栓形成有重要意义。EPA 和 DHA 还在视网膜和大脑的结构膜中起重要作用。WHO 建议多饱和脂肪酸供能占总能量的 3%～7%，亚油酸供能占膳食总能量的 3%～5%。

4. 反式脂肪酸（Trans-fatty acid，TFA）摄入量

自然界绝大多数不饱和脂肪酸都是顺式。人造的反式脂肪酸是植物油加氢（氢化）将顺式不饱和脂肪酸转化为室温下更稳定的饱和脂肪酸，并产生反式脂肪酸。如将植物油氢化后变成人造黄油的过程中会产生反式脂肪酸。反式脂肪酸主要是油酸，进食反式油酸，可增加胆固醇，特别是 LDL 胆固醇，同时还会降低 HDL 水平，被认为是引发动脉硬化和冠心病的危险因素之一。WHO/FAO 建议膳食中的反式脂肪酸最大摄取量不应超过总能量的 1%。

三、膳食胆固醇的影响

心血管疾病除了与摄入膳食脂肪有关外，还与摄入膳食胆固醇有关。一个人血液中的胆固醇浓度被认为是心脏病发作和中风的先兆，胆固醇浓度越高，这些疾病发作就越早。人体胆固醇有外源性及内源性两种，外源性占 30%～40%，直接来源于饮食；其余大部分在肝内进行内源性胆固醇合成。流行病学和动物实验研究发现，饮食胆固醇可影响血胆固醇水平，并增加心血管疾病的发生危险。与血液中胆固醇含量高有关的主要食物因素是摄入的饱和脂肪较多，与饱和脂肪相比，单独食物中胆固醇的贡献很小。只有当含胆固醇的食品同时又富含饱和脂肪酸时，这种可能性才会发生。

WHO 建议每日胆固醇的摄入量要少于 300mg。胆固醇和饱和脂肪酸含量较高的食物有蛋黄、动物肝脏、脑、肾脏、鱼卵、黄油和奶酪等。

综上所述，减少心血管疾病发生的危险，可以通过以下的途径。

（1）减少饮食中饱和脂肪酸、总脂肪和胆固醇的摄入量，如尽量减少用于调味与烹饪的脂肪，减少红色肉类的摄入量，剔除高脂肪食物中的脂肪，用自然的低脂食物来代替高脂食物，少吃含大量上述成分的肥猪肉、蛋黄、牛油、奶酪和冰淇淋等。

（2）在减少总脂肪摄入量的同时，用单不饱和脂肪酸与多不饱和脂肪酸的植物油取代动物油。对高脂血者，则建议饱和脂肪酸的量要少于总能量的 7%，胆固醇每天摄入量少于 200mg。

四、能量和糖类的影响

人体长期摄入能量超过消耗能量时，多余的能量就会转化为脂肪，贮存于皮下或身体组织中形成肥胖。肥胖者冠心病和高血压发病率较正常人高。饮食糖类摄入过多，除引起肥胖外，还可直接诱发高脂血症，主要表现为血浆低密度脂蛋白和甘油三酯增高，这是肝利用多余糖类合成甘油三酯增多所致。故高脂血症又分为脂肪性和糖类性高脂血症，欧美国家多为脂肪引起的高脂血症。调查发现糖类摄入量和种类与冠心病发病率有关，果糖对甘油三酯的影响比蔗糖大，说明果糖更易合成脂肪；其次为葡萄糖；淀粉更次之。因我国饮食糖类含量较高，故高甘油三酯血症较为常见。中国营养学会建议糖类占总能量的60% 左右，以复合多糖为主，应限制单糖和双糖含量高的食物。

五、蛋白质的影响

供给动物蛋白质越多，动脉粥样硬化形成所需要的时间越短，且病变越严重。动物实验表明，动物性蛋白升高胆固醇的作用比植物性蛋白明显。流行病学调查也发现，食用动物性蛋白较多的地区居民，冠心病发病率较食用动物性蛋白较少的地区居民现状增加，而大豆蛋白质则有明显降低血脂的作用。用大豆蛋白代替动物蛋白，可使血胆固醇下降19% 左右。大豆蛋白既含有丰富的氨基酸，还有较高的植物固醇，有利于胆酸排出，减少胆固醇合成。因此，供给大豆蛋白不会导致冠心病发病率增高。

六、体育锻炼的影响

单靠调整饮食来降低 CVD 的危险是不够的。如果说合理的饮食安排有一定的好处，那么体育锻炼的益处就更多，而将二者相结合的话效果会更好。体育活动可以增强低脂饮食的治疗效果。耐力运动如散步或慢跑，可以有效地降低 LDL，增加 HDL。有氧锻炼，尤其是与低脂饮食相结合，甚至有助于逆转动脉粥样硬化。事实上，心血管健康水平适中或较好的人死于心脏病的概率要比心血管不健康的人小得多。即使前者存在有其他的危险因素如高血胆固醇等情况时也是如此。经常运动除了使血脂正常化外，还可以增加心血管的强度、使身体组成低脂富肌化、降低血压、改进胰岛素相应、增加心脏血液搏出量以减轻心脏负担。

七、心血管疾病的饮食指导原则

1. 动脉粥样硬化（Artherosclerosis）的饮食指导原则

动脉粥样硬化是指在中等及大动脉血管内膜和中层形成脂肪斑块，这些斑块主要由胆固醇和胆固醇酯组成。多发生在 40 岁以上的人。因其常导致心、脑、肾等缺血性疾病（如冠心病）而产生严重后果。

冠状动脉粥样硬化（Coronary atherosclerotic cardiopathy）亦称缺血性心脏病，简称冠心病，为常见的心脏病之一。由冠状动脉血液供应不足引起。发病率在 40 岁以后逐渐增加，也受遗传影响。

预防动脉粥样硬化必须以平衡饮食为基础，根据饮食对动脉粥样硬化的影响，其调整和控制原则是：控制总能量摄入，控制体重，限制饮食脂肪和胆固醇，限制单糖和双糖摄入，增加膳食纤维，供给矿物质和多种维生素。

（1）控制总能量，保持理性体重　因许多动脉粥样硬化患者常合并超重或肥胖，故应通过限制能量摄入或增加消耗，使体重控制在理想范围内。通常为 2000～3000kcal，合并高脂血症者应限制在 2000kcal 左右。

（2）控制脂肪，限制胆固醇　脂肪数量和质量都很重要。每天脂肪摄入量应占总能量的 25% 以下。降低饱和脂肪酸摄入，少吃动物油脂，适当增加 MUFA 和 PUFA 的摄入，使 P: M: S = 1: 1: 1。每天胆固醇摄入量应少于 300mg。

（3）糖类适量，少吃甜食　糖类应占总能量的 60% 左右，以复合糖类为主，限制单糖和双糖的摄入。

（4）适量蛋白质，多吃植物蛋白　蛋白质占能量的 10%～14%。其中植物性蛋白占总蛋白的 50%。

（5）保证充足的膳食纤维、矿物质和维生素摄入　膳食纤维，尤其是可溶性纤维对降低胆固醇有明显效果。可多吃粗粮、蔬菜、水果等膳食纤维丰富的食物，多食用新鲜果蔬，以保证足够的膳食纤维、维生素和各种矿物质的摄入。

（6）饮食宜清淡少盐　WHO 建议每天食盐量应控制在 6g 以下。

（7）适当多吃保护性食物，少饮酒　适当多吃大蒜、洋葱、香菇、木耳等食物，禁用刺激性食物如辣椒、芥末、胡椒、咖喱、大量酒、浓咖啡等。

2. 原发性高血压（Primary hypertension）的饮食指导原则

原发性高血压亦称高血压病，是常见的全身性慢性疾病，一种异常的血压升高的疾病。以血压升高为主要特征，伴有血管、心、脑、肾等器官生理性或病理性改变的全身性疾病。长期处于精神紧张状态、体力活动过少、嗜烟等，对高血压病发生和发展有促进作用。家族中有高血压患者，其后代高血压病发病率明显增高。

高血压病的防治应注意平衡膳食，饮食治疗要适量控制能量及食盐量，降低脂肪和胆固醇的摄入水平，控制体重，防止或纠正肥胖，利尿排钠。

（1）限制总能量　将体重控制在标准体重范围内，肥胖者应节食减肥，体重以每周减轻 1～1.5kg 为宜。

（2）适量蛋白质　应选高生物价的优质蛋白，按 1g/kg 补给，其中植物蛋白质可占 50%，动物性蛋白宜选用鱼、鸡、牛奶、瘦猪肉、牛肉等。

（3）限制脂类　建设脂肪和胆固醇的摄入，脂肪供给量为 40～50g/d，胆固醇应在 300mg/d 左右。同时患高脂血症及冠心病者，更应限制动物脂肪的摄入，多食用含维生素 E 和较多亚油酸的植物油。

（4）多选用复合糖类　多食用糖类、膳食纤维丰富的食物，如淀粉、糙米、玉米、小米等可促进肠蠕动，加速胆固醇排出。限制葡萄糖、果糖及蔗糖的摄入量。

（5）限制钠盐的摄入　每天食盐以 2～5g 为宜。

（6）补充维生素 C　大剂量维生素 C 可使胆固醇氧化为胆酸排出体外，改善心功能和血液循环。多吃新鲜蔬菜和水果，尤其是富含维生素 C 的食物，如橘子、大枣、番茄、油菜、芹菜叶等。

（7）注意补钙　钙对高血压病的治疗有一定的作用，每天以供给 1000mg 为宜。含钙丰富的食物有黄豆及其制品、核桃、牛奶、花生、鱼、虾、芹菜、红枣等。

3. 高脂（蛋白）血症（Hyperlipoproteinemia）的饮食指导原则

血脂高于正常值上限称为高脂血症，即血清总脂浓度超过 7g/L 或甘油三酯超过 1.8mmol/L 或胆固醇超过 6.5mmol/L 者。引发的原因分外源性（如饮食因素）及内源性（遗传因素、慢性肾炎等）。

高脂血症主要与脂质代谢异常有关，其饮食控制原则为：限制总能量，控制体重；应注意选用低脂肪、低胆固醇饮食，每日胆固醇摄入量低于 300mg，P/S 值以 1.0 ~ 1.5 为宜；适当补充蛋白质，尤其是豆类及其制品、瘦肉、去皮鸡鸭肉、鱼类等，蛋白质占总能量的 15% ~ 20%；多食新鲜蔬菜及瓜果类，增加膳食纤维，以利胆固醇的排出；多食用洋葱、大蒜、香菇、木耳、大豆及其制品等能降低胆固醇的食物；忌食蔗糖、果糖、甜点心及蜂蜜等单糖食物；戒烟酒。

第四节　饮食营养与糖尿病

糖尿病（Diabetes mellitus）是一组由于胰岛素分泌和作用缺陷所导致的碳水化合物、脂肪、蛋白质等代谢紊乱，而以长期高血糖为主要表现的综合征。分原发性及继发性两类。主要为原发性，又可分为胰岛素依赖型和非胰岛素依赖型。根据世界卫生组织与国际糖尿病联盟的分型建议，糖尿病可分为四种类型：I 型糖尿病（即胰岛素依赖型糖尿病，Insulin – dependent diabetes mellitus，IDDM）、II 型糖尿病（即非胰岛素依赖型，NIDDM）、妊娠糖尿病（Gestational diabetes，GDM）和其他类型糖尿病（如由于其他疾病引起胰腺损伤或严重胰岛素抵抗性而导致的继发性糖尿病）。据估计，IDDM 只占糖尿病人中的 5% ~ 10%，NIDDM 占 90%，约有 2% 的孕妇发生 GDM，且一般发生在第二和第三孕期。

糖尿病的典型症状为"三多一少"，即多尿、多饮、多食和体重下降。轻型患者开始无症状，尤其是 II 型患者。重症者常伴有心脏、肾、神经系统及视网膜病变。所有患者，在应激状态下都可发生酮症酸中毒。糖尿病会使细胞无法吸收营养，所有的器官变得衰弱，其中最容易引起障碍的是血管。和正常人相比较，糖尿病患者得脑溢血的概率是两倍，心肌梗死则是四倍。此外，眼睛、肾脏和神经部位的疾病也是糖尿病常见的三大并发症。

目前，糖尿病在世界各地正以令人警惕的速度蔓延，这与发达国家及发展中国家日益增加的肥胖症有关。美国疾病预防与控制中心的 2005 年报告称，2003—2005 年两年间糖尿病的发生率升高了 14%。2008 年美国的糖尿病统计数据显示，美国有 7.9% 的人患有此病。1994 年及 2000 ~ 2001 年间开展的全国性调查显示，我国糖尿病患病率分别为 2.5% 和 5.5%。2002 年"全国营养与健康状况调查"结果显示：我国 18 岁及以上居民糖尿病患病率为 2.6%，空腹血糖受损率为 1.9%。估计全国糖尿病现患病人数 2000 多万，另有近 2000 万人空腹血糖受损。城市患病率明显高于农村，一类农村明显高于四类农村。与 1996 年糖尿病抽样调查资料相比，大城市 20 岁以上糖尿病患病率由 4.6% 上升到 6.4%、中小城市由 3.4% 上升到 3.9%。但到了 2007 年，我国糖尿病人数大幅增加。当年开展的全国性调查显示，糖尿病患病率达 9.7%。2010 年中国成人患糖尿病的情况，从成人患病率上看，中国（11.6%）与人们印象中肥胖问题非常严重的美国（11.3%）不相上下。

最新的国际糖尿病联盟 2013 年统计数据表明，在 20 ~ 79 岁成人中，全球糖尿病患病率为 8.3%，患者人数已达到 3.82 亿，其中 80% 在中等和低收入国家。中国糖尿病人数 9840 万，居全球首位，其次是印度 6510 万，美国 2440 万，巴西 1190 万，俄罗斯 1090 万。另外中国还有 6.9% 的人有糖耐量异常（前驱糖尿病患者），也就是说 10 个人里面就有 1 个患有糖尿病，0.5 个人患有糖耐量异常。

糖尿病的发病特点是中、老年人高于年轻人，脑力劳动高于体力劳动，超重或肥胖者高于体重正常者，城市高于农村，富裕地区高于贫穷地区，发达国家高于发展中国家。目前，全世界的糖尿病发病率正持续攀升，由此所带来的治疗费用也在逐年上升。尽管人类对糖尿病的认识在不断深入，治疗方法也在不断发展，但是糖尿病带来的挑战仍然前所未有。

一、容易诱发糖尿病的因素

糖尿病是全球关注的问题。糖尿病病因包括不可控因素如遗传、种族和年龄因素，也包括可控因素，如生活方式和饮食习惯。

家系研究发现，父母中有一方有糖尿病，其后代患糖尿病的可能性是 38%。如果父母双方都患有 II 型糖尿病，其后代患糖尿病的可能性增至 60%。流行病学调查显示，很多少数民族和种族易发生糖尿病，如非西班牙裔的黑人、西班牙裔美国人、南亚人、澳大利亚土著人和南非黑人等。爱斯基摩人的糖尿病发生率较低（3.8%），但糖耐量受阻的比例较高。种群的迁入和迁出会显著影响一个国家的发病率。此外，文化环境的变化也会带来发病率的升降。

与所有慢性病一样，糖尿病的发生随着年龄的增长而增长。发展中国家的发生年龄高峰年轻化比发达国家明显。此外，随着年龄的增长，肥胖状况的增加和运动的减少扩大了年龄对糖尿病的影响。过多的能量摄入会导致超重和肥胖。肥胖是导致糖尿病发病率上升的主要原因。相较于体重正常的成年人，患肥胖症的成年人的糖尿病发病率要高出 3 ~ 7 倍。此外，与体质指数 BMI $< 25kg/m^2$ 的人群相比，BMI $> 35kg/m^2$ 的人群患糖尿病的几率要高 20 倍。据估计，60% ~ 90% 的 II 型糖尿病可以归咎于肥胖症。

尽管糖尿病的发病机制尚未全部明晰，但是科学家通过研究已经证实改变生活方式，包括改变饮食习惯和体力活动，坚持三年左右，可将葡萄糖耐量受损而形成糖尿病的风险减低 58%。多项研究表明，有氧运动对 II 型糖尿病患者的血糖控制、糖耐量和胰岛素灵敏性有影响。每周有 3 ~ 4 天进行 45min 的适当有氧运动是比较合适的。美国糖尿病协会建议糖尿病患者的运动要结合力量训练和有氧运动。

总之，糖尿病是慢性疾病，且它在全世界的发病率和影响日益增长。遗传与生活环境之间的交互作用不能忽视，环境因素反映生活方式，即与肥胖相关的膳食习惯和体力活动。改变环境因素能减弱遗传的影响。

二、糖尿病的诊断

糖尿病可通过空腹血糖检测或葡萄糖耐量检测的方法来诊断。前者让病人在一夜未食后抽取血液，医生测量其血液中葡萄糖浓度是否下降到正常范围内。后者让身体去承受陡然升高的大量葡萄糖，在未进食过夜之后，让被测者空腹口服葡萄糖，成人正常空腹血糖为 3.9～6.9mmol/L，餐后 2h 血糖值低于 7.8mmol/L，4～6h 后，一般情况下血糖浓度恢复正常。但糖尿病人的血糖仍然很高，而且血中胰岛素含量通常也很高。美国糖尿病协会（ADA）1997 年公布的诊断标准，包括我国在内的许多国家都在采用，其诊断原则为：有糖尿病症状者或糖尿病危险人群（老人、肥胖、心血管疾病、糖尿病家族史等），空腹血糖值高于 7.0mmol/L，或任何一次血糖高于 11.1mmol/L 即可诊断为糖尿病；如结果可疑，应再做葡萄糖耐量试验。成人空腹 75g 葡萄糖后测血糖，餐后 2h 血糖高于 11.1mmol/L 可诊断为糖尿病，7.8～11.1mmol/L 为耐糖量降低；单独空腹血糖为 6.1～7.8mmol/L，为空腹耐糖不良。

三、糖尿病的营养治疗

饮食治疗对任何类型的糖尿病都是行之有效的、最基本的治疗措施。轻型患者经饮食控制和调节，通常不需服药或仅需少量服药，血糖、尿糖即可恢复正常；中重型患者，经药食结合，可减轻或预防并发症发生，促使病情稳定。

营养预防或营养治疗糖尿病的目的是指导和帮助健康人或糖尿病患者，如何正确摄入营养素，以保持良好的代谢，预防糖尿病的发生或辅助糖尿病人更快地恢复健康。对于糖尿病患者，限制营养素的摄入量，设计最佳的糖尿病膳食，配合药物治疗，就能收到意想不到的效果。大量的研究表明，对糖尿病患者，以下的饮食调控建议是可取的。

1. 合理控制能量

合理控制能量是糖尿病营养治疗的首要原则。体重是检验总能量摄入量是否合理的简便、有效指标。总能量确定以维持或略低于理想体重为宜，糖尿病患者每天摄入能量多为 1000～2600kcal，约占同类人群 RDA 的 80% 左右。建议每周称一次体重，并根据体重不断调整食物摄入量和运动量。肥胖者应逐渐减少能量摄入并注意增加运动，销售者应适当增加能量摄入，直至实际体重略低于或达到理想体重。

2. 选用复合糖类，多摄入可溶性膳食纤维

由于糖尿病主要是一种碳水化合物代谢紊乱，因此饮食建议关注的焦点是所摄入的碳水化合物。不同类型的碳水化合物会产生不同的代谢反应，具体取决于与慢性疾病相关的各种因素。因此，碳水化合物的数量和质量是决定代谢反应的重要因素。原则上，是餐后血糖水平偏移较小的碳水化合物更容易被胰岛素活动和/或胰岛素分泌受损的患者代谢。血糖生成指数（Glycemic index，GI）是根据含碳水化合物的食物对餐后血糖应答的影响而对其进行分类的一个指数，可作为衡量不同食物中碳水化合物影响血糖潜力的标准化指标。GI 数量高的食物或膳食，表示进入胃肠后消化快、吸收完全，葡萄糖迅速进入血液；反之则表示在胃肠内停留时间长，释放缓慢，葡萄糖进入血液后峰值低，下降速度慢。研究表明，GI 较低的食物可以改善糖尿病患者的血糖控制，可以降低高胆固醇人群血清中脂类的水平。

建议糖尿病患者饮食中的糖类占总能量 60% 左右，多选用 GI 低和吸收较慢的多糖类谷物，如玉米、荞麦、燕麦、红薯等，也可选用米、面等谷类。尽量做到每日食用一定量的粗粮。此外，研究表明膳食纤维有降低空腹血糖和改善糖耐量的作用，因此，糖尿病患者在他们的膳食中，要多吃一些富含纤维的食物，如蔬菜、水果、豆类等，建议每

1000kcal 能量补充 12~28g 膳食纤维，或每天膳食纤维供给量约为 40g。含可溶性膳食纤维较多的食物有燕麦麸、香蕉、豆类等。

3. 选用优质蛋白质

对糖尿病患者尿中的分析表明，尿中含有过多的含氮化合物，说明糖尿病患者需要摄入比正常人更多一些蛋白质。但是，过量摄入蛋白质会刺激胰高血糖和生长激素的过度分泌，两者均可抵消胰岛素的作用。因此，绝大多数情况下，建议糖尿病患者蛋白质的摄入量为总能量的 10%~20%。成人糖尿病患者按每天 1.0~1.5g/kg 供给；儿童糖尿病患者则按每天 2.0~3.0g/kg 供给；如有肾衰竭时，每天的摄入量应限制在 0.5~0.8g/kg。此外，多选用大豆、兔、鱼、禽、瘦肉等食物，优质蛋白质至少占 33%，动物蛋白不低于蛋白质总量的 33%，同时补充一定量的豆类蛋白。伴有肝肾疾病时蛋白质摄入量应降低，此时特别要注意保证优质蛋白质的供给。

4. 控制脂肪和胆固醇的摄入

脂肪代替碳水化合物可减轻胰脏负担过重。但是高脂肪的膳食可增加心血管疾病的可能性，两者必须兼顾。因此，糖尿病患者的饮食应适当降低脂肪的摄入量。推荐的脂肪摄入量占总能量的 20%~30%，其中饱和脂肪酸不超过总能量的 10%，植物油至少占总脂肪的 33% 以上，P/S 比值最好能达到 1.5~2.5。膳食胆固醇摄入量每天应低于 300mg，合并高胆固醇血症时应控制在 200mg/d 以内。少食用牛油、羊油、猪油及奶油等，可食用豆油、花生油、芝麻油、菜籽油等植物油。

5. 提供丰富的维生素和矿物质

糖尿病人对维生素和矿物质的摄入量与健康人无异。补充 B 族维生素可改善神经症状，而充足维生素 C 可改善血管循环。富含维生素 C 的食物有猕猴桃、芦柑、橙、柚、草莓等，可在两餐间食用。摄入甜水果或水果用量较大时要注意替代部分主食。能产生能量的营养性甜味剂如蜂蜜、浓缩果汁、麦芽糖等应计算在能量范围内，血糖控制不良者慎用。矿物质中的锌与胰岛素活性有关，而牡蛎、蛤蜊和蚌等贝类是锌的丰富来源，对抑制糖尿病十分有效。

6. 饮食多样化，合理进餐制度

糖尿病患者每天饮食应包含谷薯类、蔬菜、水果、大豆、奶类、瘦肉（含鱼虾）、蛋类、油脂类（包括坚果类）这八类食物，每类食物选用 1~3 种。每餐中需有提供能量、优质蛋白质和具有保护性营养素的食物。每天可安排 3~6 餐，注意要定时、定量，餐次及其能量分配比例可根据饮食、血糖及活动情况决定。早、午、晚三餐比例可各占 1/3，也可为 1/5、2/5、2/5 或其他比例。酒精代谢不需要胰岛素，但会影响血糖和血脂，故糖尿病人以禁酒为宜，如不可避免地要饮酒，一定要限量。

总之，糖尿病目前在发达国家和发展中国家都是日益严重的问题，并成为公共和个人医疗的沉重负担。对糖尿病人的营养治疗是在充分保证病人正常生长发育和保持机体功能的同时，力求使食物摄入、能量消耗（体力活动/运动）与药物治疗等治疗措施在体内发挥最佳协同作用，从而尽可能地使血糖、血脂接近或达到正常水平，使体内血糖、胰岛素水平处于良性循环状态，以预防和治疗糖尿病的急性和慢性并发症，改善健康状况，增强机体抵抗力，提供生活质量。

第五节　饮食营养与骨质疏松症

　　越来越少的户外活动和不健康的生活习惯正侵袭着都市人群的骨骼健康，骨质疏松已经成为一种悄无声息的"流行病"。骨质疏松症是一种以骨强度减弱、易于发生骨折为特征的骨骼疾病，其最大危害是并发骨折，是经济发达国家的最重要公共健康问题之一，在发展中国家也是越来越突出的问题。根据世界卫生组织的资料，骨质疏松症的严重性仅次于心血管病，患病后果是疼痛、失去活动能力、生活不能自理，突发时还会导致死亡，已经成为威胁人们生命的隐性杀手，更成为严重影响中老年人身心健康的周身性疾病。

　　骨质疏松症是一种退化性疾病，随着年龄增长，患病风险增加。统计资料显示，70岁的人骨密度仅相当于青年时期的50%左右，骨质疏松的发病率达到60%以上。美国估计有800万名妇女患有骨质疏松症，2200万妇女有骨质减少，存在骨质疏松症的发病危险。欧美国家30%的妇女和12%的男性在一生中会发生骨质疏松性骨折。加拿大超过50岁的老年人中，有1/4女性和1/8男性均患有骨质疏松症，60岁以上骨折患者80%都与骨质疏松有关。我国是世界上老年人口绝对数量最多的国家，据统计，我国60岁以上老年人口数量已超过2亿。随着我国老龄人口的增加，全球50%～70%的骨质疏松症将发生在亚洲国家和发展中国家。骨质疏松症已成为我国一个严重的公众健康问题。2003～2006年的一次全国性大规模流行病学调查显示，50岁以上以椎体和股骨、颈骨密度值为基础的骨质疏松症总患病率女性为20.7%，男性为14.4%。60岁以上的人群中骨质疏松症的患病率明显增高，女性尤为突出。目前在我国，50岁以上的人群中至少有6944万人患有骨质疏松症，2.1亿人低骨量，存在骨质疏松症的风险；70%～80%的中老年骨折是因骨质疏松引起的；女性一生发生骨质疏松症性骨折的危险性（40%）高于乳腺癌、子宫内膜癌、卵巢癌的总和。

一、骨质疏松症的定义和类型

　　骨质疏松症（Osteoporosis）是以骨量减少、骨强度的降低和骨的微观结构退化为特征的，致使骨的脆性增加以及易于发生骨折的一种全身性骨骼疾病。骨质疏松症是一种多因素所致的慢性疾病，表现为骨的脆性增加，因而骨折的危险性大为增加，即使是轻微的创伤或无外伤的情况下也容易发生骨折；在骨折发生之前，通常无特殊临床表现。该病可发生于不同性别和任何年龄，常见于绝经后妇女和老年人。女性骨质疏松症发生率为男性的6～10倍，这与女性更年期雌激素低下、骨钙排出的增加有很大关系。

　　骨质疏松症可分为三大类，一类为原发性骨质疏松症，是一种随着年龄的增长必然发生的生理性退行性病变，约占所有骨质疏松症的90%以上。第二类为继发性骨质疏松症，它是由其他疾病或药物等一些因素所诱发的骨质疏松症。第三类为特发性骨质疏松症，多见于8～14岁的青少年或成人，多半有家庭遗传病史，女性多于男性。妊娠妇女及哺乳期女性所发生的骨质疏松也可列入特发性骨质疏松。

　　原发性骨质疏松症又可分为两个型，Ⅰ型为高转换型骨质疏松症，为绝经后骨质疏松症。Ⅱ型为低转换型，包括老年性骨质疏松症。一般认为发生在65岁以上女性和70岁以上男性的老年人（国外把 70 岁以上老年妇女骨质疏松）列为 Ⅱ 型骨质疏松症。有些继发原因，如失重、制动、久病卧床、长期使用激素等都可造成 Ⅰ 型高转化型骨质疏松症。

二、骨质疏松症的发病原因

骨质疏松症关键发生在两个主要的生命阶段。第一个阶段是幼年与青春期的"骨质生长期"；第二个阶段是闭经之后的"骨丢失期"。在人的一生中，骨的强度与密度从幼年到青少年时期一直都在增加，男性在 40 岁左右，女性在 35 岁左右会到达骨峰值，此后随着年龄的增长，构建骨的细胞活性也逐渐减小，但那些分解骨质的细胞却一直都在工作，因此骨值逐渐降低。每年大约流失 1%，女性于闭经后骨量流失明显加快，在绝经后的 5 年内骨质丢失最快，约为骨峰值的 1/3，男性在 70 岁以后骨量丢失最快。人体一生都要依靠骨组织来提供钙，骨质流失是历经数十年的过程，骨量流失达到一定程度骨的质量会逐渐减少，慢慢地失去原来的强度与密度，开始出现骨质疏松，表现出腰酸背痛、腿脚抽筋、身高变矮、驼背、易骨折的临床症状。

成年期前获得的峰值骨量的高低和成年后的骨量丢失的速度是骨质疏松症发病的两个重要因素。除了年龄和闭经以外，很多因素会影响峰值骨量和骨量流失速度，既有物理和力学因素，如长期卧床；又有内分泌疾病，如性腺功能低下、甲亢、甲状旁腺功能亢进症、垂体病变、肾上腺皮质或性腺疾病等；还有肾病、肿瘤、类风湿和消化系统疾病，如吸收不良；还包括药物的应用，如糖皮质激素、肝素和免疫抑制剂等。

三、骨质疏松症的危险因素和临床表现

骨质疏松症的危险因素可分为两大类。一类是固有的、不可控制的因素，如人种（白种人和黄种人患骨质疏松症的危险高于黑人）、老龄（＞65 岁）、女性和遗传因素（母系家族史）等。另一类是非固有的、可控制因素，包括低体重（BMI＜20）、性腺功能低下（雌激素或雄激素缺乏）、吸烟（每天吸烟 20 支以上）、过量饮酒、饮过多咖啡、久于案牍的生活方式、饮食中营养失衡、蛋白质过多或不足、高钠饮食、钙和（或）维生素 D 摄入不足（光照少或摄入少）、有影响骨代谢的疾病和应用影响骨代谢的药物等。

骨质疏松症的主要临床表现和体征为：疼痛、身高缩短或驼背、脆性骨折及呼吸系统障碍等。

1. 疼痛

疼痛是骨质疏松症的最常见、最主要症状。其原因主要是由于骨转换高，骨吸收增加。在骨吸收过程中，骨小梁的破坏、消失，骨膜下皮质骨的破坏等均会引起全身性骨痛，以腰背痛最为多见，占疼痛患者中的 70%～80%；其他部位包括四肢关节痛、足跟部疼痛以及一些肢体的放射痛、麻木感、刺痛感等。一般骨量丢失 12% 以上时即可出现骨痛。另一个引起疼痛的重要原因是骨折，即在受外力压迫或非外力性压迫下脊椎压缩性骨折、扁平椎、楔椎和鱼椎样变形而引起的腰背痛。因为疼痛，患者常常卧床，运动减少，常导致随后出现的周身乏力感，并加速骨量丢失。

2. 身高缩短或驼背

在无声无息中身高缩短，或者驼背是继腰背痛后出现的骨质疏松症的重要临床特征之一。每人有 24 节椎体，正常人每一椎体高度约 2cm，老年人骨质疏松时椎体压缩，每椎

体缩短 2mm 左右，身长平均缩短 3 ~ 6cm，有时身高缩短 5 ~ 20cm 不等。脊椎椎体前部几乎多为松质骨组成，而且此部位是身体的支柱，负重量大，尤其第 11、12 胸椎及第 3 腰椎，负荷量更大，容易压缩变形，使脊椎前倾，背曲加剧，形成驼背。通常骨质疏松程度越严重，驼背顶点的位置就越低，驼背程度亦越严重。

3. 脆性骨折

骨质疏松患者的骨骼脆而弱、骨强度又降低，骨折阈值明显下降，因此，受轻微的外力作用就容易发生骨折。骨折是骨质疏松症最严重的后果，严重影响患者的生活质量，甚至缩短寿命。骨折可能发生于咳嗽打喷嚏时、弯腰抱起小孩时、屈身捡拾东西时、回头转个身时。一般骨量丢失 20% 以上时即发生骨折。好发部位为胸腰段椎体、桡骨远端、肱骨近端、股骨近端、踝关节等。各种骨折的发生，分别与年龄、女性绝经时间长短及骨质疏松的程度有一定的关系。脊椎压缩性骨折约有 20% ~ 50% 的病人无明显症状。因此，对于绝经后妇女或老年男性，出现腰背痛或身高缩短或骨折时，应该想到骨质疏松症的可能，尤其是存在一个或几个以上危险因素者更应注意。

4. 呼吸系统障碍

严重骨质疏松症所致胸、腰椎压缩性骨折，常导致脊柱后凸、胸廓畸形，胸腔容量明显下降，有时可引起多个脏器的功能变化，其中呼吸系统的表现尤为突出。脆性骨折引起的疼痛，常导致胸廓运动能力下降，也造成呼吸功能下降。虽然临床病人出现胸闷、气短、呼吸困难及紫绀等症状较为少见，但通过肺功能测定可发现呼吸功能受限程度。

四、骨质疏松症的危害

随着人类寿命的延长和社会老年化的到来，骨质疏松症已成为人类重要的健康问题，它严重地威胁着中、老年人，尤其是绝经后女性的身体健康，由此引起的骨折等并发症，除了给患者本人造成极大的痛苦外，还给社会和家庭带来了沉重的经济和生活负担。骨质疏松症的危害性主要有以下几点。

1. 发病率高

美国 50 岁以上亚裔妇女中，有 20% 患有骨质疏松症，52% 患有骨量减少；而男性有 7% 患骨质疏松症，35% 骨量减少。我国现约有 9000 万骨质疏松症患者，其中骨质疏松发生率占 60 岁以上老年人的 56%，在绝经后妇女发生率更高，约为 60% ~ 70%。

2. 骨折发生率高，经济负担大

骨质疏松症最常见的并发症是骨折，轻微外力即可导致骨折，如咳嗽可发生肋骨骨折。美国约有 2000 万人患有骨质疏松症，每年约有 150 万 45 岁以上的美国人因此发生骨折，而在发生椎骨骨折和髋骨骨折的老年人中，约有 12% ~ 20% 的病例是致命性的，10% 的患者在 3 个月内死于手术或术后并发症，20% 在一年内因抵抗力下降等原因死去。髋骨骨折病人生存达一年以上者，仅半数可以自由活动，21% 需拄拐杖方可行走，25% 丧失劳动能力，除给患者及家属造成痛苦外，仅治疗一项，每年美联邦即需耗资 100 亿 ~ 200 亿美元。中国约有 9000 万名骨质疏松症患者，每年治疗经费达 150 亿元人民币。因防治费用及患者对家庭成员的依赖，骨质疏松症给社会造成了沉重的负担。

3．影响日常生活，并发症发生率高

骨质疏松症的表现主要为疼痛，身材变矮，骨折。严重骨痛可影响老年人的日常生活、饮食和睡眠等，常使病人生活无规律，牙齿过早脱落，茶饭不思，痛苦异常。老年人骨折可引发或加重心脑血管并发症，导致肺感染和褥疮等多种并发症的发生，严重危害老年人的身体健康，甚至危及生命，死亡率可达 10% ~20% 。

4．无声杀手

骨质疏松的危害性还在于它常常是默默无声、悄悄地发生。人们无法感觉到骨质的慢慢流失，早期无症状，到妇女绝经后及中老年人感到腰酸背痛、腰弯驼背、身高变矮时，都认为是人到中年，人老骨脆是自然发展规律，不受重视。实际上，一旦出现骨质疏松症症状，骨钙常常丢失已达 50% 以上，短期治疗难以奏效。

五、骨质疏松症的营养治疗

研究表明，人体骨骼最强健的年龄段是 25 岁到 40 岁。一旦过了 40 岁，骨质流失的速度就超过形成速度，骨量开始下降，骨质逐渐变脆，患骨质疏松和发生骨质疏松性骨折的可能性也将增大。因此，骨质疏松的预防要及早开始，从年轻时就养成合理饮食、适当运动等良好的生活习惯。

1．保持合适的体重

注重饮食的营养平衡，充分摄取钙和维生素等营养物质，对骨质疏松症的防治至关重要。体重减少，即体重指数过低，甲状旁腺素（PTH）和骨代谢指标就会增高，进而促使骨密度减少，但可通过补充营养和补钙而抑制骨密度的降低。因此，为了维持骨量，首先要改善营养不良，如充分摄取蛋白质、钙、钾、镁、维生素类（维生素 C、维生素 D、维生素 K），而最重要的一点是保持合适的体重。

2．足够的钙质

钙对维持生命很重要，钙存在于骨骼、牙齿、细胞和血液中。人体对钙的吸收主要通过食物吸收，当外来钙质供应不足时，骨骼就会释放钙质，补充血液和细胞中的钙质，结果使骨骼密度下降，脆性增加。摄入钙的吸收率在儿童期为 75% ，在成人为 30% ~50% 。在成人早期补充钙质可以增加骨矿物质量。人们每天都会在尿液、粪便、汗液中损失一些钙。此外，过量的钠盐和咖啡因会增加尿液中钙质的流失。这些损失必须通过食物中摄入的钙来弥补，因此骨质疏松症患者要多吃钙含量丰富的食品，如牛奶、鱼、虾、蚌、海藻、萝卜、芹菜、菠菜、白菜、甘蓝和各种豆制品等。同时要吃低盐、清淡膳食，不要摄入过多的酸性食物。大豆制品、蔬菜、水果、海藻等含有各种各样的植物性雌激素样物质的黄体酮类及各种的多酚类，这些物质对骨质疏松症、更年期综合征、循环系统疾患等具有相当广泛的预防效果。此外，由于食物品种不同，肠道对钙的吸收率也有差别，以乳制品为最高；其次为大豆制品、鱼和贝壳类；再次为黄绿色蔬菜。

研究表明，无论在生长发育的青春期，还是在绝经期及老年期，皆推荐高钙摄取。摄取高钙食物或钙制剂可达到促进儿童少年骨量增长、抑制老年人骨量丢失和减少骨折发生率的效果。人一生中不同时期所需的钙量并不相同，在儿童和青少年时期、妊娠和哺乳期和老年时期需要量增加。美国国家卫生研究院推荐的摄入钙量为：11 ~24 岁青少年每日 1200 ~1500mg，25 ~50 岁女性每日 1000mg，25 ~65 岁男性每日 1000mg，绝经后妇女和所有 65 岁以上男性、女性每日 1500mg。我国营养学会建议，中老年妇女一天应摄入钙 1000 ~ 1200mg，每日从膳食中获取 300 ~ 500mg，可以选择钙强化食品、口服钙制剂等补钙 600 ~ 800mg。另外要注意钙摄取的最大量，即对健康不产生坏影响的限度，允许摄取钙的最高限量为每日 2000mg。

3. 适量的维生素 D

适当补充维生素 D 能够延缓骨质丢失和骨折发生率。维生素 D 具有两方面的功能，一是促进肠道吸收钙磷；二是在骨中增加骨骼更新部位破骨细胞的活性，并能刺激成骨细胞合成蛋白质，同时参与骨基质的矿化。缺乏维生素 D 将导致类骨质矿化障碍，发生骨软化症。维生素 D_3 可以使进入体内的钙吸收提高 30% ~ 80%。因此，目前一些钙片同时添加了维生素 D_3。在日照充足的季节和地区，儿童和青少年户外活动常可以获得充足的维生素 D。每 $1cm^2$ 皮肤照射半小时约可产生 20IU 的维生素 D，每日照射 1 ~ 2h 即可，日光照射皮肤产生的维生素 D 剂量也是安全的。绝经后妇女维生素 D 转化功能出现减退，因此需要加强日照时间，每日至少半小时，可以选择室外散步、体育锻炼、日光浴等方式。

中国营养学会推荐我国儿童维生素 D 每日摄入量：0 ~ 10 岁儿童为 400IU/d（10μg/d），11 岁以上为 200IU/d（5μg/d）。老年人皮肤产生维生素 D 的能力下降，维生素 D 每日摄入量：400IU/d（10μg/d）。孕妇在妊娠早期维生素 D 摄入量为 200IU/d（5μg/d），妊娠中晚期维生素 D 摄入量为 400IU/d（10μg/d）。此摄入量包括日光照射、各种强化食品、额外补充量。活性维生素 D 制剂也可应用于骨质疏松的防治，尤其在老年人，但是这类药物应在骨质疏松或有关专科医师指导下应用。此外需要注意的是，维生素 D 过量反而会发生骨丢失。

4. 适量的蛋白质

蛋白质营养低下，可导致胰岛素样生长因子 –1 的低下，抑制骨形成。蛋白质大量摄入时可使尿钙排泄量增加，而经尿丢失过多的钙与骨量减少和髋骨骨折率升高有关。虽然蛋白质过量的摄取（每日摄入量大于 100g），促进了钙的排出，但高龄老人，尤其是骨质疏松症的患者，普遍公认的问题仍是蛋白质摄入量不够。

5. 确保足够的矿物质和维生素

镁、钾等微量元素，维生素 C 和维生素 K 的摄取，对骨钙的维持也是必要的。摄入含有钾、镁较高的蔬菜及水果，可抑制老年人骨密度的减少。维生素 C 的每日需要量为 100mg；维生素 K 每日需要量为 50 ~ 65μg，而容许最高摄入量为每日不高于 30000μg。维生素 C 与骨基质中胶原的合成有关。在蔬菜、水果类中，富含植物性雌激素（Estrogen）、维生素 K、钾、镁的食品很多。特别是大豆、大豆制品等含有丰富的黄酮类，其具有弱的植物性雌激素作用，有望达到对骨质疏松症、更年期综合征、高血脂的预防效果。

6. 改变不良饮食习惯和生活方式

咖啡、浓茶、酒精、吸烟等不健康的习惯，对于骨质疏松症的发生、发展具有促进作用，日常生活中应该避免形成上述不良习惯。据报道，吸烟有抗雌激素作用，妨碍钙的吸收，促进尿钙的排泄等。吸烟者脊椎压性骨折发生频率增高，且使峰值骨量降低，绝经后骨量减少明显，由此看来，吸烟对骨质疏松症有负面影响。过量饮酒不利于骨骼的新陈代谢，喝浓咖啡能增加尿钙排泄、影响身体对钙的吸收，导致骨量降低、骨折增多。此外，过量的钠、维生素 A 和磷的摄入也会影响骨代谢，加速骨质疏松症的发生。钠的过量摄入将使绝经后的妇女骨吸收增加，并促进骨密度降低。中国营养学会建议我国成年人每日钠盐摄入量应小于6g。维生素A的过量摄入，将促进骨吸收，减少骨量，甚至可增加骨折的危险性。这可能是由于过量的维生素A阻碍对钙的吸收的缘故。长期过量的维生素A的摄取对骨质疏松症的治疗、预防是不利的。我国成人维生素A的推荐摄入量，男性为每天800μg视黄醇当量，女性为每天700μg视黄醇当量。维生素A允许摄入量的最高上限为日常需要量的2.5~2.8倍。增加膳食中磷的摄入量可降低钙的肠道吸收，特别是高磷低钙的膳食对处于骨质增长期的儿童青少年可能会妨碍骨质正常生长发育，而对于钙吸收和转运低下的老年人，则可能引起继发性甲状旁腺功能亢进，加速与年龄相关的骨丢失。

7. 保持良好的心情，不要有过大的心理压力

压力过重会导致酸性物质的沉积，影响代谢的正常进行。保持乐观、开朗的心理状态，适当的营养和体育锻炼都是推迟绝经期的有效措施。适当地调节心情和自身压力可以保持弱碱性体质，从而预防骨质疏松的发生。

8. 经常运动

骨质疏松症是一种慢性病，是随着每个人年老后慢慢发生的，这种疾病的发生与人们缺少运动很有关系。人体的骨组织是一种有生命的组织，人在运动中会不停地刺激骨组织，骨组织就不容易丢失钙质，骨组织中的骨小梁结构会排列得比较合理，这样骨质疏松症就不容易发生。研究发现，经常参加运动的老人，他们的平衡能力特别好，体内骨密度要比不爱运动的同年纪老人的骨密度高；并且他们不容易跌跤，这就有可能有效地预防骨折的发生。对骨质疏松症比较有意义的锻炼方法是散步、打太极拳、做各种运动操，有条件的话可以进行游泳锻炼。

骨质疏松症的防治任何时候开始都不算早，任何时候开始都不为迟，补钙要从年轻抓起，均衡饮食，多多运动，保证每天15min左右的时间晒太阳获取最自然的钙质来源。青少年时期要多提高骨量峰值，成年以后要注意减少骨量的流失。充足的钙和维生素D摄入是骨质疏松症治疗的基础，负重运动有利于骨健康。坚持科学的生活方式，如坚持体育锻炼，多接受日光浴，不吸烟、不饮酒，少喝咖啡、浓茶及含碳酸饮料，少吃糖及食盐，动物蛋白也不宜过多，晚婚、少育，哺乳期不宜过长。尽可能保存体内钙质，丰富钙库，将骨峰值提高到最大值是预防生命后期骨质疏松症的最佳措施。

第六节　饮食营养与肿瘤

肿瘤（Tumor）指机体在各种致癌因素作用下，局部组织的某一个细胞在基因水平上失去对其生长的正常调控，导致其克隆性异常增生而形成的异常病变。一般分为良性肿瘤和恶性肿瘤两大类。癌症（Cancer）亦称恶性肿瘤，是人体某部位的上皮细胞不受机体控制地无限增殖的恶性肿瘤。机体某器官上皮细胞在各种致癌因素的作用下，使细胞恶性化，逐渐发展成为大量的癌细胞，即发生癌变，使某器官患癌症。癌症德文和拉丁文的意思与"螃蟹"同义，为"横行霸道"，说明目前仍没有找到特别有效的治疗方法。据统计，在引起癌症发病的因素中，除环境因素是重要因素外，1/3的癌症与膳食有关，膳食摄入物的成分，膳食习惯，营养素摄入不足、过剩或营养素间的摄入不平衡都可能与癌症发病有关，尤其是女性的乳腺癌与宫颈癌、男性的前列腺癌、肠道癌症与饮食习惯关系更为密切。

目前，癌症已成为严重危害人类健康和生命的常见病、多发病。根据世界卫生组织的《世界癌症报告》，2012 年的统计数据表明当年全球有 1400 万人被诊断患癌。报告预测，到 2025 年，全球每年新增患癌病例将增至 1900 万，到 2030 年将增至 2200 万，到 2035 年将增至 2400 万，即 20 年时间将增加近五成。此外，2012 年全球患病率最高的三大癌症为肺癌（180 万）、乳癌（170 万）、大肠癌（140 万），致死率前 3 名的癌症则是肺癌、肝癌、胃癌。每年全球有 420 万人死于癌症。从全世界范围来看，2012 年肺癌的死亡人数是 159 万，其中超过 1/3 出现在中国。报告指出，随着全球人口增长与老化，加上愈来愈多的人染上不健康的生活习惯，癌症死亡人数可能从每年 820 万人增至 20 年之后 1300 万人。从癌症的总发病率看，越发达的国家，癌症发病率越高，如在北美和西欧，每 10 万人中就有 242.9 个人患癌。随着越来越多发展中国家民众的生活水平改善，饮食结构发生变化，发展中国家民众患癌症的机会也大幅增长。我国 2013 年肿瘤统计数据表明，从发病率来看，肺癌、乳腺癌、胃癌、肝癌、食管癌、结直肠癌、宫颈癌是我国常见的恶性肿瘤。从死亡率来看，肺癌、肝癌、胃癌、食管癌、结直肠癌、乳腺癌、胰腺癌是主要的肿瘤死因。此外，我国女性癌症发病率上升明显，乳腺癌居女性恶性肿瘤第一位，每年新发病例约 21 万，高出发达国家 1~2 个百分点。同时，我国每年约有 15 万新发宫颈癌病例，约 8 万妇女死于宫颈癌。越来越多的科学实验证实，35%~40% 的癌症和饮食有关，主要包括食管癌、胃癌、结直肠癌、肝癌、肺癌、喉癌、乳腺癌、胰腺癌以及前列腺癌。

一、癌症的临床表现

癌症的临床表现，除明显消瘦外，随发生部位的不同，各有所异。如肺癌有持续性呛咳和痰中带血；胃癌早期无症状或有消化不良，进而会发现上腹疼痛，胃纳差，或上腹部饱胀感；食道癌表现为进行性加重的吞咽困难；大肠癌突出表现为便血，还有大便习惯的改变、腹痛等；宫颈癌表现为阴道不规则性出血，且多为性交后出血或妇科检查后出血等，不尽相同。

了解一些常见癌症的早期征兆，可帮助早期发现癌症。凡出现以下征兆应该高度警惕发生癌的可能性。

① 异常肿块或结节：乳腺、颈部、皮肤和舌等身体浅表部位出血经久不消或逐渐增大的肿块。

② 疣痣增大：体表黑痣和疣等在短期内色泽加深或变浅，迅速增大，脱毛、瘙痒、渗液、溃烂等。特别是在足底、足趾等经常摩擦部位。

③ 异常感觉：吞咽食物的哽咽感、胸骨后闷胀不适、疼痛、食管内异物感。

④ 溃疡不愈：皮肤或黏膜经久不愈的溃疡，有鳞屑、脓苔覆盖、出血和结痂等。

⑤ 持续性消化不良和食欲减退：食后上腹闷胀，并逐渐消瘦、贫血等。

⑥ 大便习惯改变：便秘、腹泻交替出现，大便变形、带血或黏液。

⑦ 持久性声音嘶哑，干渴，痰中带血。

⑧ 耳鸣，听力减退、不明原因的鼻血、鼻咽分泌物带血和头痛。

⑨ 无痛性血尿，排尿不畅。

⑩ 不明原因的发热、乏力、进行性体重减轻。

总之，异常肿块、腔肠出血、体重减轻，是重要的癌症早期报警信号。

二、食物中的致癌物质

致癌物质（Carcinogens）是在一定条件下能诱发人类和动物癌症的物质。包括物理性、化学性以及生物学致癌物质。化学性致癌物引起的人类癌症占 80% 左右；物理因素引起的占 5% ~ 10%；生物性（如病毒）致癌物引起的占 5% 左右。饮食成分及其相关因素在癌变的启动、促进和进展的所有阶段均起作用。如果饮食中含致癌物质多而含抗癌成分少则会促癌。因此，膳食中摄入致癌物质是导致癌症发生的重要原因之一。食物中的致癌物质主要有下列四大类。

1. 多环芳烃类（Polycyclic aromatic hydrocarbons，PAH）

PAH 是含有两个或两个以上苯环的碳氢化合物，是最早发现的一类化学致癌物。其最突出的生物化学特性是具有致癌、致畸及致突变性。如苯并（a）芘、苯蒽等不合理的加工方法，如烟熏和火烤食品，常因油的滴落燃烧造成苯并芘对食品的污染。脂肪、胆固醇等在高温下也可形成苯并（a）芘，如熏制品中苯并（a）芘的含量比普通肉的苯并（a）芘含量高 60 倍。经验证，长期接触苯并（a）芘，除能引起肺癌外，还会引起消化道癌、膀胱癌、乳腺癌等。喜欢吃烟熏食品的地区和民族，胃癌、食管癌发病率较高。

2. 杂环胺类化合物（Heterocyclic amines compound）

杂环胺类化合物是食品在高温烹调加工过程中产生的一类有害化合物。其危害主要是引起致突变和致癌，致癌的主要靶器官为肝脏。富含蛋白质的食物（如肉、鱼等）高温分解会产生杂环胺类致癌物。如 2 – 氨基 – 3 – 甲基咪唑（4，5 – f）喹啉（IQ）和 2 – 氨基 – 1 – 甲基 – 6 – 苯咪唑（4，5 – b）吡啶（PHIP）。这些物质是强致突变物，易引起结肠癌和乳腺癌等多种肿瘤。

3. 亚硝酸盐（Nitrite）

在许多植物性食物中含有的或由硝酸盐还原形成的一种化学物质。亚硝酸盐能抑制食品中梭状芽孢杆菌的生长，并与肉中的肌红蛋白结合形成红色亚硝基肌红蛋白而使产品美观，因此常用作腌肉时的添加剂。用亚硝酸盐腌制过的肉类中发现有亚硝胺类致癌物，如 N – 二甲基亚硝胺和 N – 亚硝基吡啶。亚硝胺类几乎可以引发人体所有脏器肿瘤，其中以消化道癌最为常见。亚硝胺类化合物普遍存在于谷物、牛奶、干酪、烟酒、熏肉、烤肉、海鱼、罐装食品以及饮水中。不新鲜的食品（尤其是煮过久放的蔬菜）内亚硝酸盐的含量较高。

亚硝胺有 100 多种化合物，不同的亚硝胺可引起不同的肿瘤，最主要的有食道癌、胃癌、肝癌，而且可通过胎盘对后代诱发肿瘤或畸形，亚硝胺是由亚硝酸盐及蛋白质中的仲胺形成的，在自然界分布很广，含量较高的食品有咸鱼、虾皮、啤酒、咸肉及含硝的肉制品香肠等，肉菜馅放置时间过长也会产生亚硝酸盐。烂菜中含有大量的硝酸盐，受细菌和唾液的作用可分解为亚硝酸盐，再与蛋白质中的仲胺在胃内可合成亚硝胺。当胃液 pH 为 3 时，可抑制亚硝胺形成；当 pH 为 5 时，能促成亚硝胺的形成。

4. 黄曲霉毒素（Aflatoxin）

黄曲霉等产生的毒性代谢产物，毒性极强，可致肝癌。由于黄曲霉素是一种热稳定的化学物质，所以在烹调过程中不易破坏。主要污染花生、玉米、大米、棉籽等农作物及其制品，食品霉变易产生该物污染。黄曲霉毒素是已知的最强烈的致癌物。医学家认为，黄曲霉毒素很可能是肝癌发生的重要原因。在一些肝癌高发区，人们常食用发酵食品，如豆腐乳、豆瓣酱等，这类食品在制作过程中如方法不当，容易产生黄曲霉毒素。

三、营养与癌症

合理的营养与膳食结构，能发挥营养素各自的抗癌功能，有效地防止癌症的发生。相反，膳食中的营养素过多或不足或不当亦有可能会转化为促癌物，诱导和促进癌症的发生。

1. 脂肪

高脂肪的膳食能够诱导某些有利于癌症形成的激素的分泌，促发化学物质诱发乳腺癌、结肠癌和前列腺癌。脂肪也能促进胆汁分泌，而结肠中的微生物能够将胆汁转化为致癌物质。含大量饱和脂肪的饮食能增加淋巴器官和消化器官癌变的几率。研究发现并非所有脂肪而只是某些类型的脂肪具有这些作用。如 $n-6$ 多不饱和脂肪酸有促进肿瘤发生的作用；$n-3$ 多不饱和脂肪酸则有抑制癌发生的作用。饱和脂肪酸和单不饱和脂肪酸的效应不像 $n-6$ 或 $n-3$ 多不饱和脂肪酸那么明确。动物试验表明，当脂肪含量由总能量的 2%～5% 增加到 20%～27% 时，动物癌症发生率增加和发生时间提早，达 35% 时可增加化学致癌物的诱发。因此，高脂肪膳食人群的上述癌症的发病率远高于食用脂肪较少的人群。

2. 能量的摄入

膳食能量的摄入与癌症发生有明显的相关性。不管过量能量来源于碳水化合物、脂肪或蛋白质，都能增加癌症的发病率。摄入过多能量的人（表现在体重过重和肥胖）易患胰腺癌。动物实验表明，限制 50% 的能量摄入自发性癌症发生率由对照的 52% 下降至 27%，苯并（a）芘诱发皮肤癌的发生率由对照的 65% 下降至 22%。限制人类的膳食能量可减少自发性癌症和致癌物促癌的发生。体重超重的人比体重正常的人或较轻的人更容易患癌症。

3. 碳水化合物

动物试验表明，摄入高碳水化合物或高糖可抑制化学致癌物对动物癌症发生的可能性。但是对人类来说，摄入高精糖膳食（如高蔗糖）有发生结肠、直肠癌和乳腺癌的危险。摄入膳食纤维可防止大肠癌症的发生。

4. 乙醇

亦称酒精，为醇类的一种，酒类的主要成分，能量为 29.288kJ/g。过量饮酒是发生食道癌、口腔癌、结肠癌、直肠痛、乳腺癌和肝癌的危险因素。长期过量饮酒会导致乳腺、口腔、喉部、食管、直肠和肺部的癌变。有研究发现妇女饮酒与乳腺癌发作之间有线性关系，每天饮酒不多于一次的女性患乳腺癌的危险性也稍高于不饮酒的。而直肠癌在每天饮用超过 426.15mL 啤酒的人群中发作几率要比其他人高。此外，一旦出现癌变，酒精会加速癌症的发展。在某些部位，乙醇与其他致癌因素起协同作用。

5. 蛋白质

食物中蛋白质含量较低，可促进癌变的发生。食管癌的高发区，一般是土地贫瘠、居民营养欠佳、蛋白质摄入不足的地方。但是，摄入高蛋白质，又与结肠癌、乳腺癌、胃癌和胰腺癌密切相关，可能与进入结肠的氨基酸通过发酵作用产生的氨有关。如果每日摄入超过 90g 的红肉，可能会增加患结肠癌、直肠癌、胰腺癌、肾癌、前列腺癌、乳腺癌、子宫内膜癌的危险。

四、食物中的抑癌物

食物中的一些营养素有抑制癌变的作用，这类物质称为抑癌物。

1. 多糖

食物中的淀粉被认为有预防结肠癌和直肠癌的作用，而高纤维的食品可能有预防结肠癌、直肠癌、乳腺癌和胰腺癌的作用。保护作用的机制可能是进入结肠的多糖通过发酵产生短链脂肪酸（醋酸、丙酸和丁酸等），从而使结肠内的酸度升高，降低二级胆酸的溶解度和毒性。丁酸有抑制 DNA 合成及刺激细胞分化的作用，从而产生某种保护效应。

植物多糖如枸杞多糖、香菇/猴头菇多糖、黑木耳多糖等生理活性物质，对抑癌、抗癌等具有很好的功效，能大大提高机体的免疫功能，是目前研究和开发的热门课题。

2. 水果和蔬菜

食用新鲜的水果和蔬菜，可降低大多数患癌症的危险性。研究表明，摄入蔬菜和水果与上皮癌，特别是消化系统（口咽部、食管、胃、结肠、直肠）癌和肺癌的危险性呈负相关。科学家们研究发现：蔬菜和水果的保护作用是由其中的维生素、矿物质、纤维和植物化学物质之间的相互作用产生的。在蔬菜和水果中，被认为与防癌有关的抗氧化剂有：胡萝卜素、番茄红素、次胡萝卜素、叶酸、叶黄素、黄色素等，它们普遍存在于各种蔬菜水果之中。绿叶蔬菜、胡萝卜、马铃薯和柑橘类的水果预防作用最强。

维生素 A 对癌症的抑制作用主要是防止上皮组织癌变，防止对 DNA 的内源性氧化损伤，抑制 DNA 的过度合成与基底细胞的增生，使之维持良好的分化状态。此外维生素 A 亦可抑制化学致癌物诱发肿瘤的形成。维生素 A 的前体 β - 类胡萝卜素也具有抑制肿瘤发生的作用。

维生素 C 能与亚硝酸形成中间产物，减少体内亚硝酸盐的含量，从而抑制强致癌物亚硝酸胺的合成或促使形成的亚硝酸胺分解。维生素 C 还具有降低苯并（a）芘和黄曲霉毒素 B_1 的致癌作用。

大豆中的异黄酮、特殊氨基酸模式、蛋白酶抑制剂和植酸等成分，可推迟或预防肿瘤的发生。十字花科蔬菜中的吲哚类化合物被认为是主要的抑癌成分，多食用甘蓝、西蓝花、菜花等十字花科蔬菜很可能预防结肠、直肠及甲状腺癌。新鲜蔬菜和豆芽中含有叶绿素，可预防直肠癌和其他肿瘤。四季豆含有蛋白质、维生素及植物血球凝血素（PHA），在体外能抑制食管癌和肝癌细胞株生长。葱类蔬菜如大蒜、洋葱、大葱、小葱和韭菜中含有谷胱甘肽，可与致癌物结合，有解毒功能，能预防胃、结肠和直肠癌。萝卜中含有多种酶，可使亚硝胺分解，消除器致癌作用；另外，其中的膳食纤维，能预防大肠癌的发生。

3. 微量元素

某些微量元素对癌症的抑制作用是当今生命科学领域的重要研究课题。目前已知在膳食防癌中有重要作用的微量元素有硒、碘、钼、锗、铁等。硒可防止一系列化学致癌物诱发肿瘤的作用，特别是胃肠道、泌尿生殖系统肿瘤和硒摄入量呈负相关；碘可预防甲状腺癌、女性乳腺癌、子宫内膜癌和卵巢癌等；钼可抑制食管癌的发病率；缺铁常与食道和胃部肿瘤有关等。

4. 抗癌食品

经过医学家们的长期探索，发现许多食物具有一定的防癌、抗癌作用，如大豆、大蒜；香菇、木耳；海带、紫菜、海参、牡蛎；番茄、菠菜、胡萝卜；动物肝；乌龙茶、绿茶等。

总之，癌的病因很复杂，营养成分与癌的关系也十分复杂。一些物质是致癌物，一些可能是促癌物，而另外一些却是抑癌物。因此，在兼顾营养需要和降低癌变危险性的前提下，控制或尽可能避免致癌物和促癌物的摄入量，充分发挥抑癌物的作用，平衡膳食结构，就有可能达到膳食抗癌的目的。世界癌症研究基金会多年来致力于癌症的基础、临床以及癌症预防等方面的研究，总结了全世界在癌症领域的研究成果，提出了具有广泛科学依据的从膳食和健康方面预防癌症的 14 条建议，具体如下。

（1）合理安排饮食　在每天的饮食中植物性食物，如蔬菜、水果、谷类和豆类应占 2/3 以上。

（2）控制体重　避免过轻或过重，在成年后体重增幅不应超过 5kg。用体质数（BMI）公式来衡量。BMI < 20，体重不足；BMI 为 20 ~ 25，理想体重；BMI 为 25 ~ 30，轻微超重；BMI > 30，严重超重。保持健康的体重取决于热量摄入和体力活动的平衡程度。

（3）坚持体育锻炼　每天应有 1h 的快走或类似的运动量。每星期至少还要进行 1h 出汗的剧烈运动。

（4）多吃蔬菜、水果　每天应吃 400 ~ 800g 果蔬，绿叶蔬菜、胡萝卜、马铃薯和柑橘类水果防癌作用最强。每天要吃五种以上果蔬，且常年坚持，才有持续防癌作用。

（5）淀粉类食物　每天吃 600 ~ 800g 各种谷物、豆类、植物类根茎，加工越少的食物越好。少吃精制糖。

（6）不提倡饮酒　即使要饮，男性一天也不应超过两杯，女性一天不应超过一杯。

（7）肉类食品　每天吃红肉（即牛、羊、猪肉）不应超过 90g。最好是吃鱼和家禽以替代红肉。

（8）脂肪　少吃高脂食物，特别是动物性脂肪。选择恰当的植物油并节制用量。

（9）少吃盐　少吃腌制食物。盐的每日消耗量应少于 6g（约一茶匙）。

（10）食物贮藏　不要食用在常温下存放时间过长、可能受真菌毒素污染的食物。

（11）易腐烂食物　用冷藏或其他适宜的方法保存易腐烂的食物。按照食品包装上的说明妥善保存食物。

（12）食品中的添加剂、污染物及残留物　食品中的添加剂、污染物及残留物的水平低于国家规定的限量即是安全的，但乱用或使用不当可能影响健康。

（13）注意食物烹制　不吃烧焦的食物、直接在火上烧烤的鱼和肉或腌肉，熏肉只能偶尔食用。

（14）不必用食物补充剂　对于饮食基本遵循以上建议的人来说，一般不必食用营养补充剂，营养补充剂对减少癌症的危险可能没什么帮助。大多数人应该能够从饮食中获取所需的种种营养素。

第五章　保健（功能）食品

第一节　保健（功能）食品概述

一、保健（功能）食品的由来

我国有着 5000 多年的养生保健传统，保健食品的理论基础就是中医的食疗文化，即"药食同源"、"医食同宗"的思想，在祖国医药文献中可以找到许多有关"保健（功能）食品"初始概念的论述，保健（功能）食品起源于我国食疗已为世界各国学者所公认。历代的典籍中都记载了单纯用食物，或食物加中草药的调理康复的养身保健食品。实际上，中国的保健（功能）食品就是在食疗、药膳、新资源食品的基础上发展起来的（见图 5 – 1）。

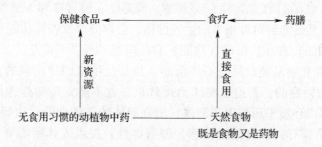

图 5 – 1　食疗、药膳、新资源食品与保健食品的关系

"功能食品"这一名词最早出现在 1962 年日本厚生省的文件中，1989 年日本厚生省将功能食品定义为"功能食品是具有与生物体防御、生物节率调整、防止疾病、恢复健康等有关功能因素，经过设计加工，对生物体有明显调整功能的食品"。1991 年 9 月日本厚生省公告修正"营养改善法"部分条文，将功能食品改为"特定保健用食品"（Food for specified health use）。以后，各国相继对其进行命名定义，如健康食品（Healthy foods）、营养食品（Nutritional foods）或"改善食品"（Reform foods）、疗效营养食品（Nutraceuticals）、设计调配食品（Designer foods）以及性能食品（Performance foods）、药用食品（Pharma foods）、营养食品（Vita – foods）等概念。虽然功能食品的名称在世界上尚未统一定义，但在一定意义上，这类食品均强调三种功能，可将"功能食品"、"健康食品"、"营养食品"、"改善食品"、"保健食品"、"特定保健用食品"等看成一个概念。

1995 年 9 月由联合国粮农组织（FAO）、世界卫生组织（WHO）和国际生命科学研究所（ILSI）共同在新加坡举办"东西方保健食品国际研讨会"，将功能食品的英文名称定为"Functional foods（功能食品）"。功能食品是指对人体具有增强肌体防御功能、调节生理节率、预防疾病和促进健康等有关生理调节功能的加工食品。

117

1996 年 3 月 15 日我国卫生部颁布的 "保健食品管理办法" 对保健（功能）食品的定义是："保健食品系指表明具有特定保健功能的食品，即适易于特定人群食用，具有调节肌体功能，不以治疗为目的的食品"。其定义突出了保健（功能）食品的三个主要特征：食品性、功能性和非药物性。2014 年 12 月国家卫生和计划生育委员会发布了《食品安全国家标准　保健食品》（GB 16740—2014）对保健食品的定义是：声称并具有特定保健功能或者以补充维生素、矿物质为目的的食品。即适用于特定人群食用，具有调节机体功能，不以治疗疾病为目的，并且对人体不产生任何急性、亚急性或慢性危害的食品。

2014 年 1 月 10 日，国家卫生和计划生育委员会最新公布的 4 项食品安全国家标准中所包括的《特殊医学用途配方食品通则》（GB 29922—2013），针对进食受限、消化吸收障碍、代谢紊乱或其他特定疾病状态人群的营养需要，制定了特殊膳食用食品标准。

二、保健（功能）食品的特点

人的生理状况有三种表现形式，即健康状态、疾病状态及介于两者之间的亚健康（病前）状态。健康的人食用一般食品即可满足要求；患病的人要服用药物治疗才行；而处于亚健康状态的人食用保健（功能）食品，以作用于人体的第三状态，促进肌体向健康状态转化。

保健（功能）食品具有功能性、安全性、营养性、感官性和天然性等内在特点。除了营养价值以外，凡是能够对食用者的生理健康、心理健康及整体功能有所助益的食品都可称之为保健（功能）食品。保健（功能）食品应当具有以下特点。

① 保健（功能）食品是食品而不是药品，药品是用来治疗疾病的，而保健（功能）食品不以治疗疾病为目的，不追求临床治疗效果，也不能宣传治疗作用。保健（功能）食品重在调节肌体内环境平衡与生理节律，增强肌体的防御功能，达到保健康复的目的。保健（功能）食品具有一般食品的共性，即营养性，提供人体所需要的营养；感官性，提供色、香、味、形、质地等以满足人们不同的嗜好和要求；安全性，必须符合食品卫生要求，必须不对人体产生急性、亚急性或慢性危害，而药品则允许有一定程度的毒副作用。

② 保健（功能）食品应具功能性，即具有调节肌体的功能，这是保健（功能）食品与一般食品的区别。食品中含有某些生理活性化合物（Physiologically active compounds），它至少应具有调节人体肌能作用的某一种功能，如免疫调节功能、延缓衰老功能、改善记忆功能、促进生长发育功能、抗疲劳功能、减肥功能等。其功能必须经必要的动物和/或人群功能试验，证明其功能明确、可靠。

③ 保健（功能）食品适于特定人群食用，一般需按产品说明规定的人群食用，这是保健（功能）食品与一般食品另一个重要不同。一般食品提供给人们维持生命活动所需要的各种营养素，男女老幼皆不可少；而保健（功能）食品由于具有调节人体的某一个或几个功能作用，因而只有某个或几个功能失调的人群食用才有保健（功能）作用，对该项功能良好的人食用这种保健（功能）食品就没有必要，甚至食用后会产生不良作用。例如，延缓衰老的保健（功能）食品适宜中老年人食用，儿童不宜食用；减肥食品适宜肥胖人食用，消瘦人不宜食用。

保健（功能）食品有别于药品与一般食品。特殊营养食品系指通过改变食品天然营养素的成分和含量比例，以适应某些特殊人群营养要求的食品。它包括婴幼儿食品、营养强化食品、调整营养素食品（低糖食品、低钠食品、低谷蛋白食品）。营养素系指构成食品成分的物质，用来保持人体正常代谢，通常分为蛋白质、脂肪、碳水化合物、矿物质和维生素五类；而它与营养素补充剂是不同的，营养素补充剂是指单纯以一种或数种经化学合成或从天然动植物中提出营养素为原料加工制成的食品。在《保健食品管理办法》实施前，特殊营养食品作为保健食品，而在该管理办法实施后，则列入一般食品管理；而营养素补充剂不一定要求以食品为载体以及补充的营养素较多，虽然它没有确定的保健功能，但目前仍纳入保健（功能）食品管理。新资源食品系指以食品新资源生产的食品（食品新资源系指在我国新研制、新发现、新引进的无食用习惯或仅在个别地区有食用习惯，符合食品基本要求的物品），它突出一个"新"字。

保健（功能）食品也有别于药膳食品、黑色食品、绿色食品、新资源食品等。药膳食品是以中医辨证论治疗理论为指导，将中药与食物相配伍，通过加工制成色、香、味、形俱佳的具有保健（功能）和治疗作用的食品；黑色食品是指自然颜色较深、营养较丰富、结构较合理的具有一定调节人体生理功能并经科学加工而成的一类食品；绿色食品是指无污染、安全、优质的食品，有的称为生态食品或有机食品、自然食品。显然，保健（功能）食品是介于一般食品和药品之间的一类特殊食品，表 5-1 对有关保健类食品的含义做了比较。

表 5-1　　　　　　　　　　　　　　保健类食品的比较

分类	定义
功能性食品	对人体健康具有整体、正面性调节作用的食品
健康食品	能够满足消费者"想要健康"的心理需求之食品
有机食品	达成"地球物种永续生存"之目的的食品
特殊营养品	为某一类"特殊生理状况的人"所设计的营养补充品
计划性食品	"预防"不当饮食习惯所造成病变的食品
特殊医学用途配方食品*	为了满足进食受限、消化吸收障碍、代谢紊乱或特定疾病状态人群对营养素或膳食的特殊需要，专门加工配制而成的配方食品

＊特殊医学用途配方食品 FSMP：Food for Special Medical Purposes。

三、保健（功能）食品的功能与功能因子

为了规范我国保健（功能）食品市场，国家卫生和计划生育委员会于 2014 年发布了 GB 16740—2014《食品安全国家标准　保健食品》，2015 年 5 月 24 日起实施。标准规定了保健（功能）食品的定义、产品分类、基本原则、技术要求、试验方法和标签要求。

保健（功能）食品，一是提供营养；二是提供增加人体食欲的色、香、味、形；三是调节人体机能。标准规定，保健（功能）食品应有与功能作用相对应的功效成分及其最低含量。功效成分是指能通过激活酶的活性或其他途径，调节人体机能的物质。

保健（功能）食品强调调节人体机能的作用，目前我国功能食品涉及的功能类别有

调节免疫功能、调节血脂、抗氧化、延缓衰老、抗疲劳、耐缺氧、抑制肿瘤、调节血糖、减肥、改善睡眠、改善记忆、抗突变、促进生长发育、护肝、抗辐射、改善胃肠功能、改善营养贫血、美容、改善视力、促进排铅、改善骨质疏松、改善微循环、护发、调节血压、清咽润喉、改善性功能、促进泌乳等共计 27 种功能。市售保健（功能）食品有一种或一种以上的保健功能，随着保健（功能）食品的发展，其功能还将进一步发展。

保健（功能）食品的功能性评价立足于功能因子，即保健（功能）食品中起生理调节作用的活性成分。目前涉及功能因子的化合物数以百计，大致可分为下述 9 大类，代表了 21 世纪功能因子的开发方向。

（1）活性多糖类

膳食纤维：大豆纤维、小麦纤维、燕麦纤维、米糠纤维、玉米纤维、豌豆纤维、甜菜纤维、蔗渣纤维和葡聚糖。

真菌多糖：香菇多糖、金针菇多糖、银耳多糖、虫草多糖、灵芝多糖等。

（2）功能性甜味剂类

单糖：D–果糖、L–果糖、L–木糖、L–葡萄糖和 L–半乳糖等。

寡糖：大豆低聚糖、棉籽糖、水苏糖、低聚木糖、低聚果糖、低聚乳糖、低聚龙胆糖、低聚半乳糖等。

糖醇：三梨糖醇、木糖醇、麦芽糖醇、乳糖醇和氢化水解产物等。

甜味剂：Alitame（阿力甜）、Thaumatin（索马甜）、甜菊苷、甜菊双糖苷和三氯蔗糖等。

（3）肽和蛋白质类

肽类：低肽（Peptide，2~5 个肽）是功能食品中研究领域最活跃的品种。有从酵母菌中提取出来的谷胱甘肽（CPP）；从豆蛋白中制取的消化肽；由酪蛋白、肉鱼蛋白、植物蛋白酶抑制的降血压肽等。

蛋白质：免疫球蛋白、抑制胆固醇的蛋白质和大豆蛋白质等。

（4）多不饱和脂肪酸及脂类

多不饱和脂肪酸：二十碳五烯酸（EPA）、二十二碳六烯酸（DHA）、亚油酸、亚麻酸和花生四烯酸等具有降低中性脂、胆固醇、血压、血小板凝聚力和血黏的作用。

脂类：多不饱和油脂，如麦胚油、米糠油、玉米油和红花油等；油脂替代品，如 Olestra（奥利斯特拉，一种低热量、无胆固醇的人造食用脂肪）、Noil（落棉）和蔗糖脂肪酸酯；磷脂如大豆卵磷脂等。

（5）黄酮类　从银杏叶、苦荞麦、茶叶、橙皮、山楂皮、花粉、果仁及其姜科、芸香科等植物中提取；另外在某些霉菌中，如少孢根霉的发酵产品含量高。

（6）活性菌类　双歧杆菌、干酪乳杆菌、植物乳杆菌、嗜酸乳杆菌和短乳杆菌等。

（7）活性生物酶类　超氧化物歧化酶（SOD）、谷胱甘肽过氧化酶、溶菌酶、胃蛋白酶和胰蛋白酶等。

（8）营养素类　赖氨酸、牛磺酸、维生素（维生素 A，维生素 D、维生素 E、维生素 C、维生素 K）、烟酸、胆碱、L–肉碱、肌醇、叶酸、泛酸、铁、钙、锌、硒、碘、镁、铜和锰等。

（9）其他类　茶多酚、螺旋藻、皂苷类、大蒜素、二十八醇、植物甾醇等。

四、保健（功能）食品的剂型和使用原料

保健（功能）食品的剂型与普通食品相比有明显的差异，以一般食品形式生产的保健食品如液体饮料和酒类仅占很小比例，其他的剂型还有口服液、胶囊、片剂和丸剂、粉剂、冲剂、膏状等，也有将保健食品融入传统食品的例子，如乳品、酱料、油脂、罐头、糖果糕点等。

卫生部中医药管理局于2002年先后颁布了两批（共87种）既是食品又是药品的物品。保健（功能）食品使用的原料基本分为四种：中草药、药食两用品种、中草药＋药食两用品种和不含药食两用品种（如茶叶、苦荞麦）。而其中生产所采用的中草药主要有：西洋参、虫草、黄芪、当归、枸杞子、首乌、阿胶、胶股蓝、枇杷叶等，以滋补为主。后来又公布新一批可用作保健食品的物品是：人参、人参叶、人参果、三七、土茯苓、大蓟、女贞子、山茱萸、川牛膝、川贝母、川芎等（共104种）。

五、保健（功能）食品的分类和标签

保健（功能）食品是一种具有高度附加价值的食品，其附加价值源于其特有的生理机能调节功效。当这类食品被人类食用后，会在体内进行相关的生理调节作用，协助人体机能恢复正常。因此食用功能性食品的最终目的在于回复及保持人体原有的自然平衡状态，达成提升健康的正面效益。

1. 保健（功能）食品的分类

保健（功能）食品按制取方法可分为三类：一是原本就存在于自然界的食品；二是应用食品科技来萃取浓缩天然食品的有效成分；三是以生物科技来设计符合消费者健康需求的产品。

此外，按保健（功能）食品的研发水平，有第一代功能性食品、第二代功能性食品和第三代功能性食品之别。

第一代功能性食品特征在于这一类食品的食用历史久远、但有许多食用者亲身体会到这些食品的健康效益（如蜂王乳、小麦苗）；第一代功能食品仅根据食品中的各类营养素和其他有效成分的功能来推断该类食品的功能，这些功能未经过任何实验证实，若能有系统性的科学研究，第一代功能性食品的生理调节机能就能获得阐明（如灵芝、绿茶）。我国在"功能食品管理办法"实施后，这类食品不再以保健（功能）食品面目出现。

第二代功能性食品指将食品中所含的活性生理因子加以定量后，利用改良的制造加工过程，提高功能性因子的含量，以期达到更有效的生理机能调节功效。卵磷脂、鱼油、甲壳质便是第二代功能性食品的例子。与第一代功能性食品相比，第二代功能性食品的生理调节机能功效直接与其所有功能性因子含量成正相关，因此食品摄取的量与生理机能的效应之间有显著的关联性。对消费者来说，第二代功能性食品在体内运作的模式是明确易懂的；而其改善特定疾病病症的效果是明显易见的。第二代功能食品是通过系统的动物和人体来做功能性毒理评价的食品。在"功能食品管理办法"实施前，这代食品仅为少数，实施后这类食品在市场上占绝大多数。

第三代功能性食品是在第二代功能性食品的基础上，进一步研究其功能因子结构、含

量和作用机理，保持其生理活性成分在食品中以稳定形态存在。许多医学研究的结果都指出，疾病的发生是多种原因造成的，情绪压力、环境影响、饮食习惯之间的互动关系受到破坏时，人体相对应的生理状况便会受到影响，而疾病便是人体失调所表现的不正常生理变化。相对于医药品的治疗，饮食习惯的改善是迄今唯一不具副作用的治疗法，因此饮食治疗已深受医界人士肯定，并列入疾病治疗的一部分。因此结合了医学、营养学、生命科学、生物技术、食品科技而开发的"第三代功能性食品"便是符合上述要求的产品。第三代功能性食品不仅需要经过人体动物实验证明该产品具有某些生理调节功能，还需查明该项保健功能的功能因子的结构、含量及其作用机理，功能因子在食品中应有的稳定状态。目前市场上该代产品占极少数，是今后发展的重点。

第三代功能性食品是以特定的目标作为设计理念而开发，因此具有高度的专一作用性；但在成分上结合了多种具有共同特性的功能因子，因此可以达到更高效率的生体调节机能。简单来说，第三代功能性食品是第二代功能性食品的复合产物，所以组成更具多元化，而效果更精准。又因其是针对某一特殊生理状况而开发的，因此在摄食第三代功能性食品后，由此特殊生理状况所引起的相关病变，都可以获得改善或痊愈了。

保健（功能）食品是介于一般食品和药品之间的一类特殊食品，第二代、第三代保健食品是真正意义上的保健食品。保健（功能）食品的发展方向是第三代，它要求必须明确功能因子是什么成分以及其含量的上下限有明确数值。随着生物技术产业的进步及生命研究的深入，许多药厂、食品业者及科学研究机构都纷纷投入开发第三代功能性食品的行列，就是因为其具有高度疗效，但却不具任何副作用的特性。在讲求"均衡、整体"健康概念的潮流中，第三代功能性食品无疑是最符合此诉求的新时代产品。

2. 保健（功能）食品的标签

保健（功能）食品的标签更突出了保健（功能）食品的特点。《保健食品标准》规定的标注内容，除与《食品标签通用标准》和《特殊营养食品标签》规定基本一致外，又增加了"功能成分和营养成分表"、"保健功能"、"特殊标注内容"3项内容。《标准》还规定保健（功能）食品"不得以药品名称或类似药品的名称命名产品"。此外，《标准》还就保健（功能）食品的基本原则、技术要求以及试验方法做了严格的规定。

保健（功能）食品的标签有品名、厂名、厂址、生产日期、保质期、主要配料、净含量、食用方法、宣传疗效、功效成分、适宜人群、不适宜人群等内容。

基于2013年11月在新加坡举行的亚洲地区《食品包装正面营养分析项目》三国会议的成果，目前，食品包装正面营养标签分为三类：特殊营养素、总结性指示和食物组信息。特殊营养素描述的是营养素水平，比如用标识标注"总能量多"或"总能量少"、"低脂"、"低糖"、"高纤维"或者"不营养"等简化描述；总结性指示描述对于个人的健康来讲食用食物之后的直接效果，常用标识为"健康选择"、"聪明的零食选择"等；食物组信息是根据事实数据来描述提供的一组食物的信息，如"一罐可提供蔬菜跟水果的总需求"。通过营养素和营养标签表达法，以期准确、简单、明了地满足消费者的要求。它综合体现食物中多种营养成分的交互作用，反映事物的营养质量以及各种营养素之间的平衡关系，因此能够确保消费者摄入必需营养素、有益营养素以及适当的能量，帮助消费者减少摄入不利于健康的营养素。

第二节　保健（功能）食品的现状与展望

保健（功能）食品对人体健康具有整体的正面性调节作用。因为就食品的营养吸收功能、感官满足功能及生体调节机能而言，功能性食品会影响人体内部生理系统的动态平衡。此外，功能性食品能够每天食用，因其可以作为维持生命的能量补充之用，也可以满足人类视觉、嗅觉、味觉的需求；最重要的是功能性食品具有防止疾病侵袭、维持与增进健康的具体功效。

一、保健（功能）食品的现状

从 20 世纪以来，全球健康消费逐年攀升，按国际标准划分的 15 类国际化产品中，保健产品成为世界贸易增长最快的五个行业之一，保健品的销售额每年平均以 13% 的速度增长，全球保健食品市场容量为 2000 亿美元，保健食品占整个食品销售的 5%。表 5 - 2 反映了国外保健（功能）食品的主导领域。在美国，其发展历史可追溯到 20 年代初，截至 2011 年，美国有保健食品生产企业 530 家，每年共有 1000 多个品种投放市场，其销售额达 750 亿美元，占食品销售额的 1/3；日本现有保健食品企业 3000 ~ 4000 家，产品3000 多种；我国的保健食品始于 1980 年，当时保健食品生产企业不到 100 家，自从 1984年成立了"中国保健食品协会"后发展迅速，到 1994 年我国保健食品生产企业已超过3000 家，产品不下 3000 种，产值 300 亿元人民币。现在，我国保健品行业企业产值上亿元的就有 3000 多家，其中产值超过 10 亿元的也有 10 余家，2009 年我国保健品累计进出口额达 2 亿美元，其中，出口额达 8910 万美元，进口额达 1.1 亿美元。

表 5 - 2　　　　　　　　　　国外保健（功能）食品主导领域

国家	主导产品
日本、芬兰、瑞士	原生保健菌乳品（Probiotic dairy）
加拿大、美国、澳大利亚、英国	烘焙产品（即食谷类加工食品，Ready - to - eat cereals）
奥地利、比利时、丹麦、法国、挪威、荷兰、瑞典	功能性乳品
德国	功能性饮料

十分丰富的资源为研制开发保健食品提供了物质原料。目前，保健食品的资源主要有传统的具有保健功能的人参、刺五加、阿胶、鹿茸、珍珠及蜂产品等，早已为人们所食用。新近的研究成果表明，不仅具有普通食品的营养功效，而且具有更深层次的保健功能的食品如：麦胚芽、米糠油、玉米胚油、花生以及山药等；自然资源产品如：猕猴桃、桑葚、茯苓、魔芋、刺梨、绞股蓝、山楂等；近年来风行的黑色食品如：黑米、黑豆、黑芝麻、黑木耳、板栗、乌菜、黑麦、紫米、黑啤酒、龟等；生命科学研究的新成果如：螺旋藻、双歧杆菌、SOD、肉碱及各类肽类制品等。以上品种为保健食品的研制和开发提供了丰富的原料。

据统计，我国在 1997 年底发布批准了 863 个保健食品（进口 82 个，国产 781 个），其营养补充剂 73 个，具有功能的保健食品 790 个。到 1998 年 10 月，卫生部共发布了

1549 个保健食品（国产 1372 个，进口 177 个）。2001 年，经卫生部门批准的保健食品共有 3186 个。到 2002 年 4 月底，经卫生部批准生产的保健食品有 3720 种。卫生部已确定了 24 项保健功能，根据实际情况来看，我国保健食品的主要功能分布集中在免疫调节、调节血脂和抗疲劳三项，约占总数的 60%。2003 年卫生部将所有的保健食品归纳为 27 类。截至 2012 年年底，全国保健食品生产企业共有 2006 家，2012 年产值达 2800 多亿元。

表 5 - 3　　　　　　　　　2010 年国内前 5 位保健食品企业销售额排名

排名	品牌	保健食品销售额/亿元
1	安利（中国）日用品有限公司	126
2	劲牌有限公司	36
3	康富来集团	24.6
4	山东东阿阿胶股份有限公司	20.7
5	上海黄金搭档生物科技有限公司	20.5

注：以上材料来自尚普咨询发布的《2010 年中国保健食品行业研究报告》，2011 年。

从表 5 - 3 可以看出，安利是中国保健食品市场当仁不让的老大，安利销售模式成熟且销售人员分布在全国每个角落，2010 年安利销售额约为 210 亿元，其中保健食品占 60% 份额；排名第二的劲牌有限公司仅仅依靠保健酒一路冲到了中国保健食品第二把交椅，且近 3 年均以 20% 以上的速度增长；康富来以洋参含片和补血口服液占领市场，尤其是洋参含片在中国保健食品市场有举足轻重的地位；阿胶股份是国有企业，同时还有地理和资源优势，公司以阿胶行业的标准拟定者的身份，掌控着行业的游戏规则；上海黄金搭档生物科技有限公司凭借脑白金、黄金搭档和黄金血康引领中国保健食品行业发展的进程，尤其是脑白金连续 5 年成为中国单品保健食品销售冠军，所以其在中国保健食品行业占有重要的地位。

二、保健（功能）食品的管理体系

我国早在 1984 年就成立了中国保健食品协会；1995 年 10 月 30 日，实施《中华人民共和国食品卫生法》；1996 年 3 月 15 日，卫生部颁布了《保健食品管理办法》，并于 1996 年 4 月发出了 "认真贯彻保健食品管理办法的通知"；1997 年国家技术监督局发布了《保健（功能）食品通用标准》（GB 17640—1997），2014 年，国家卫生和计划生育委员会发布了《食品安全国家标准保健食品》；2015 年国家食品药品监督管理总局发布了新修订的《中华人民共和国食品安全法》。一系列相关的法律法规，如《保健食品评审技术规程》、《保健食品标识标准》、《保健食品功能性评价程序和检验方法》、《卫生部关于保健食品管理中若干问题的通知》、《食品安全毒理学评价程序和检验方法》等，对保健食品的研制申报、标准评价、功能性评价、安全性毒理学评价等方面进行了细化完善，再加大专项整治督查工作的力度（卫法监发〔2002〕285 号、卫法监发〔2002〕251 号等），从而构成了我国保健食品管理的法规体系。经食品安全国家标准审评委员会审查通过，分别将于 2014 年 7 月 1 日和 2015 年 1 月 1 日实施的《特殊医学用途配方食品通则》和《特殊医学用途配方食品企业良好生产规范》促进了 "医用食品" 这一新兴产业的发展。

卫生部于 2000 年以来对保健食品又进行了一系列补充，如对食品新资源、食品添加剂、保健食品中所涉及的特殊成分（如卫法监发［2001］84 号、卫法监发［2001］160 号、卫法监发［2001］188 号、卫法监发［2001］267 号、卫法监发［2002］27 号、卫法监发［2002］100 号）等做了详细规定。同时也有一些相关的管理通知出台，如 2002 年 6 月有关营养素补充剂管理的通知。2003 年 3 月公布了《既是食品又是药品的物品名单》（共 87 种）、《可用于保健食品的物品名单》（共 114 种）及《保健食品禁用物品名单》（共 59 种），并明确了使用要求和标准（卫法监发［2002］51 号）。保健食品原料目录和允许保健食品声称的保健功能目录，由国务院食品药品监督管理部门会同国务院卫生行政部门、国家中医药管理部门制定、调整并公布。

在我国，保健食品实行卫生行政许可制度，就是以技术为依据，与监督检查相结合，由国务院食品药品监督管理部门会同国务院卫生行政部门、国家中医药管理部门进行监督。有法可依为保健（功能）食品的发展提供了一条健康发展之路，保健（功能）食品的研制、申报、标准、功能性评价、检测、安全性毒理学评价、批准、生产、经营等各个方面，都必须严格执行相关法律、法规和制度。食品卫生监督管理部门应加强监测和管理以及营养保健知识的宣传教育，保证消费者的利益和身体健康。应该说，我国保健食品的管理制度正在朝着一个逐步完善、更加有序的方向发展。

三、保健食品的发展趋势

1. 保健食品将更趋专一化、系统化、个性化

就新一代的保健食品来说，它更注重个性化和适应性，将对个体的针对性和产品的系列性紧密地结合在了一起，从而改变了目前不分个体差异的"清一色"状况，为每个群体，甚至每个人生产适合自己的保健食品。例如，Kollogg 的 Special K – Plus™是第一种专为女性配制的早餐谷物食品。另一种个性化的办法是"成分捆绑"，即针对某些具体情况来决定该"捆绑"哪些成分。如 Danone（法国达能集团）的乳酸杆菌酪蛋白免疫素对减轻儿童腹泻有特殊疗效。

2. 保健食品中的新元素

从保健食品的发展史来看，人们越来越重视保健食品的功能及其有效成分，因此加强对功效成分的研究，必将大力发展我国的第三代保健食品。目前，活性多糖、功能性油脂（脂肪酸）、蛋白质与肽类、维生素清除剂、矿物质营养强化剂和活性菌类都是人们关注的焦点。人们将在第三代保健食品中看到许多其他的新元素。

（1）新技术、新工艺　运用现代分离、提取、培养等制造技术，如膜分离、CO_2 超临界萃取、生物工程、低温粉碎、超低温冷冻干燥、微胶囊及保鲜技术等，能最大限度地保留/获得功能性有效成分。借助基因工程技术把人类机体所需要的功能因子导入未来的食品中，使保健食品成为主流。此外，生物制剂如乳酸杆菌和双歧杆菌等也将掀起食品工业一场新的革命。

（2）食品新资源　人类对食品科技的不断探索，使得食品的资源也有了进一步的扩大，如富含蛋白质等多种营养素的昆虫食品、汲取大自然精华的野生食物资源、尚未开发的海洋生物资源、具有免疫功能的食用菌资源和各类植物提取物等。据 2003 年的美国 IFT 年会报告所列举的 15 种植物提取物，均具有众多的保健功效，颇具开发潜力。除此之外，

对食品添加剂的要求也日趋"回归自然"，以天然取代化学合成已成为了另一发展方向。

（3）中草药 我国中医药的历史悠久，已形成了一整套独具特色的养生保健文化。我国传统的保健食品以其资源丰富、风味独特、安全性强和疗效稳定等特点，在世界保健食品业独树一帜。据统计，可供应用的中草药动植物有 8500 多种。利用中国丰富的野生及家种植物资源开发保健食品已成为各国食品研究的热点。21 世纪，含中药的保健食品，尤其是植物性中药保健食品将成为研究开发的新宠。

3. 保健食品的开发热点

根据 68 位美国专家分析，今后保健食品市场应该重点发展心脑血管疾病和预防癌症的保健食品，及动脉硬化、中风、糖尿病、肝硬化、骨质疏松、贫血等产品。除此之外，调节生理功能的保健食品的开发也趋向白热化。

（1）增强免疫力 提高免疫功能的食物有真菌、茶叶、枸杞、干草、猕猴桃、紫菜等，其功能成分是真菌多糖和黄酮类化合物等。香菇多糖是一种宿主免疫增强剂，对集体特异性免疫反应和非特异性免疫反应都有增强的作用。黄酮类化合物是较强的淋巴细胞生长因子的渗导剂，能够刺激单核细胞产生淋巴细胞生长因子，一些特殊处理得到的蛋白质和肽具有增强免疫的功能。前不久，在全世界蔓延的 SARS 病毒就是由于人体免疫力下降乘虚而入的。我国总装备部的专家们已研制了 17 种抗非典保健食品，现正在试验阶段。平时多食用些蘑菇、木耳、银耳等具有增强免疫力的食物，也有一定的作用。目前市场上的免疫功能性食品主要有小球藻、螺旋藻等藻类；乳酸菌、双歧杆菌等细菌类；蘑菇多糖、担子菌等食用真菌类；黄绿色蔬菜和水果、大豆肽、芦荟等植物成分；甲壳素、蜂王浆、蜂蜡、牡蛎肉等动物成分；人参、灵芝、刺五加、虫草等传统中草药类；还有褪黑素、核酸等合成物质等。以上这些成分按其作用机制大体可分为两大类，第一类是以 p - 蘑菇多糖为代表，有刺激白细胞表面膜的作用，使细胞活素生成能力增强；另一类以蔬菜中含硫化合物为代表，对白细胞内代谢有调节作用。长期以来，增强免疫功能的食品一直受到广大消费者欢迎，其销量在国外一直呈稳定增长势头。

（2）抗衰老功能 目前认为，食用真菌、蜂蜜、人乳、目力、鳖甲、鲨鱼肝等具有抗衰老的功能。微量元素硒和维生素 C、维生素 E、茶多酚均有较强的抗衰老功能。沙棘果中维生素 C 含量高达 500~1000mg/100g，具有防治坏血病、增强心脏功能、防止致癌物二甲基硝胺形成的作用，促进肌体代谢，延缓细胞衰老，防止动脉硬化，可治疗冠心病等症。人参、越橘富含超氧化物歧化酶（SOD），它们具有强大的美容和抗衰老功能。银杏叶中含有大量的银杏黄酮、银杏苦内脂等提取物，对人类健康有神奇功效，它能增加脑血管阻力，改善脑血管循环功能；保护脑细胞，免受缺血损害；扩张冠状动脉，防止心绞痛及心肌梗死；抑制血小板聚集。花生中富含单不饱和脂肪酸、白藜芦醇、贝塔植物固醇、磷脂、锌、叶酸、维生素 A、B 族维生素、维生素 E 等，这些成分主要具有降血脂、降有害胆固醇、抗血栓形成、抗动脉硬化等确切功效。原卫生部已批准的具有延缓衰老功能的物质有：金属硫蛋白、人参、超氧化物歧化酶、灵芝、珍珠、枸杞、蜂王浆、虫草、龟、鳖、羊胎素、蚂蚁、银杏叶、海狗油、壳聚糖、鹿茸、黑木耳、茯苓、肉苁蓉、山药、桑葚、银耳、蚕蛹、黄芪、葡萄籽提取物、维生素 E、大豆磷脂、γ - 亚麻酸、黑芝麻及异构化乳糖。

（3）抗肿瘤、抗癌功能 大枣和番茄含有丰富的维生素 C，能增强人体的抗癌作用。

番茄中的"番茄素"也具有抗癌作用。海带内含有海藻多糖，有较强的抗肿瘤功效，其中"磺酰基"可杀灭癌细胞。菱角、薏苡仁酯对癌细胞有阻止生长和杀伤作用，适用于胃癌、肠癌、宫颈癌的辅助食疗。抗癌食品大致分为五色。① 红色食品（如胡萝卜、番茄、红枣、红辣椒、红薯等），富含维生素 B_1、胡萝卜素，该物质不但能清除人体内的氧自由基，参与合成维生素 A，对人体上皮组织尤其是呼吸系统癌细胞也有明显抑制作用。② 黄色食品（如米糠、大豆等食品），都含有抑癌成分。③ 绿色食品（蔬菜、茶叶等），美国研究人员发现大蒜和洋葱含有的大蒜精（Garlic oil），能阻止亚硝基胺形成（亚硝基胺留在胃里而很有可能变成酿癌素）；同时，它也可降低血液里的胆固醇，帮助避免血液凝结成块，对避免心脏病和中风有重要作用。此外，大蒜精帮助身体对抗霉菌和细菌的感染。绿茶含有阻止癌生长、降血压和降胆固醇的成分，绿茶茶叶分解出来的特别复合物 ECGC，能有效抑制动物的癌细胞生长。④ 白色食品，白色食品中最益防癌的要算牛奶，牛奶中的乳脂有能阻止各种肿瘤生长的结合亚油酸。⑤ 黑色食品，除了科学界早就公布的黑芝麻外，日本科学家发现了墨鱼（Cuttle fish）。墨鱼的墨液中含有抗癌物质，是糖、蛋白质和脂质结合的复合糖质，其治愈癌症率高达 60%。食用真菌如香菇、灵芝、银耳、茯苓、猴头菇等表现出较强的抑制作用。自 20 世纪 90 年代以来，美国市场上十分畅销的抗癌食品包括：硫辛酸类保健食品、阿拉伯半乳聚糖、积雪草苷、紫锥菊、虫草、黄芪、真菌（子实体）类保健食品，欧美市场上近年来畅销的其他抗癌保健食品还有：牛初乳类产品、核酸类产品、各种低聚糖类食品、蜂胶类保健品、神经酰胺类保健食品。

四、保健（功能）食品将成为人类 21 世纪的食品

随着人们生活水平的不断提高，人们的饮食已由"温饱型"和"色香味型"转向"有益健康型"和"保健养生型"。人们注重追求食品的个性化和健身的功能，这也就为功能性食品带来了健康活力，成为老少兼宜的新兴食品。由于其功能性，又使其成为了纯天然产品、处方/非处方药的自然替代品。功能性食品正以其独特的魅力，引领着世界各国的食品市场。

人类正在逐渐改变昔日对食品的印象，人们在观念上发生了重大的变化，那就是，与其病后吃药不如用保健（功能）食品防病于未然。中国人一向都有保健滋补的传统意识，随着生活水平的不断提高，人们在满足生存温饱需求之余已经开始重视对健康的追求。这种重视带来的保健品支出的增加无疑会带来健康市场的需求剧增，这对于保健品产业来说正是天赐良机。预计 21 世纪保健（功能）食品将会保持热度，有专家预言："保健（功能）食品是 21 世纪的食品"。其主要原因有：① 医疗模式由治疗型向预防保健型转变；② 拥有健康为人类永恒的追求，而保健（功能）食品是促进健康的有效物质条件，且无毒、便捷；③ 生活水平的提高，"花钱买健康"成为了一种时尚；④ 生活、工作节奏加快，精神压力大，使保健（功能）食品成为生活必需品；⑤ 医疗保健（功能）知识普及，人们有能力识别选择保健（功能）食品，各取所需；⑥ 消费人群多元化使人人都有购买的需要。相信在不久的将来，保健（功能）食品将摆上人们的餐桌，成为每个人日常膳食的一部分，食品工业的一个流行趋势就是"厨房代替药房"。

此外，随着中国人口年龄结构的老龄化，慢性疾病的发病率明显上升，保健品需求将会大大增加。据《中国老龄事业发展报告（2013）》，截至 2012 年年底，中国 60 岁以上

老年人口约 1.9 亿，占总人口的 14%。2013 年中国老龄委办公室发布消息称，去年 60 岁以上老年人口就将突破 2 亿，未来 20 年平均每年增加 1000 万老年人，到 2050 年左右，老年人口将达到全国人口的三分之一。伴随人口老龄化，心脑血管、关节炎等各种慢性病发病率越来越高，这绝不是单靠药物所能解决的，具有各种功能的保健品必将受到人们的欢迎。

保健（功能）食品就是发挥食品组成的生理调节机能，以维持人体健康的食品。功能性食品的特性，可以用分析方法加以定量，阐明食物组成和生理调节作用之间的关联性，如此一来，才能建立功能性食品在下列情况的作用模式，如不正常生理状态的调适、疾病的预防和治疗、健康状态的维持。为此，将食品科学、营养学、生理学、药理学、毒理学、生物化学、微生物学、生物工程等科学理论有机的结合，把这些技术与理论协同运用，积极开展研究功能因子的构效和量效关系，从分子、细胞、器官水平研究功能因子与生理功能的关系，有利于发展第三代保健食品。此外，针对社会上存在着不同的人群需求，如不同的年龄（婴儿、儿童、青年、壮年、老年等）；不同的病情（高脂血症、糖尿病、孕妇等）；不同的工作岗位（脑力、体力、井下特殊工作岗位等），亟待研制出与之相适应的保健食品。

总之，保健（功能）食品被誉为"21 世纪的食品"，代表了当代食品研究和开发的世界潮流。我国具有 5000 年的养生文化传统根基，利用医食同源的理论借以中医中药理论所形成的独特的养生保健配方，开发各种传统保健食品和自然资源产品以及生命科学研究成果提供的新资源，走一条具有中国特色的发展之路。随着我国人民生活水平的普遍提高及现代文明病在大中城市的日益普遍，我国不仅是保健（功能）食品最大的研究开发市场，而且也是最大的消费市场，对保健（功能）食品的发展必将做出巨大贡献。

第六章 强化食品和方便食品

第一节 强 化 食 品

一、概 念

为了弥补天然食品的营养缺陷及补充食品在加工、贮藏过程中营养素的损失，适应不同人群的生理需要和职业需要，世界上许多国家对有关食品采取了营养强化。

（1）食品的营养强化 根据各类人群的营养需要，在食品中人工添加一种或几种营养强化剂以提高食品营养价值的过程。

（2）强化食品（Fortified foods） 添加营养强化剂后的食品称为强化食品。

（3）营养强化剂（Fortifiers） 某些营养素或富含这些营养素的原料称为营养强化剂。营养强化剂可以是天然的，也可以是人工合成的，国内外经常使用的营养强化剂有维生素 B_1、维生素 B_2、维生素 A、维生素 D、铁、钙、锌和碘等。此外在发展中国家，为了提高民众的营养水平也使用大豆粉、鱼粉、骨粉、谷胚和大豆蛋白等天然原料作为营养强化剂。

（4）载体（Carriers） 被强化的食品称为载体。载体一般选用食用范围广、消费量大、适合工艺处理、易于保存运输的食品，如米、面粉、面条和面包等主食；乳制品、儿童食品、老年食品、饮料、罐头、酱油和食盐等。

一些常见营养强化剂及载体如表6－1所示。

表6－1　　　　　　　　　强化剂及载体举例

强化营养素	食物载体
赖氨酸	谷类制品、面包
维生素 B_1、维生素 B_2	即食谷物、豆制品、奶制品、饮料、面包
烟酸	谷物、豆制品、面包、饮料、饼干、乳粉
维生素 A（或胡萝卜素）	谷类、豆制品、奶制品、植物油、果冻、饼干
维生素 D	豆制品、奶制品、人造黄油、果蔬汁、饼干、藕粉
钙	谷类、面包、面粉、饮料、果冻、果蔬汁、醋
铁	谷类、豆制品、奶制品、面包、酱油、饮料、果冻
锌	谷类、豆制品、奶制品、面包、饮料、果冻
硒	谷类、面包、饼干、含乳饮料、乳粉

注：引自《食品安全国家标准　食品营养强化剂使用标准》，2012 版。

二、分　类

食品的营养强化根据目的不同，可分为四类。

（1）营养素的强化（Fortification）　向食品中添加原来含量不足的营养素。如向谷类食品中添加赖氨酸。

（2）营养素的恢复（Restoration）　补充食品加工中损失的营养素。如向出粉率低的面粉中添加维生素 B_1、维生素 B_2。

（3）营养素的标准化（Standarization）　使一种食品尽可能满足食用者全面的营养需要而加入各种营养素。如母乳化配方奶粉、宇航食品。

（4）维生素化（Vitaminization）　向原来不含某种维生素的食品中添加该种维生素。如极地探险或职业性毒害威胁下特别强调食品中需富含某种维生素（如维生素 C）。

以上四种情况，如不特别指明时均可统称为食品的营养强化。此外，还有营养素的增补（Supplementation），这通常是指以任何量向食品中添加营养素。2014 年 4 月由中国营养学会联合 Choices International Foundation 在上海举办的国际 "Front - of - pack Labeling and Nutrition Profiling"（简称 FOP，食品包装正面的营养标签与营养素分析度量），对营养素阈值进行了有效地讨论。

三、食品营养强化的发展简况

食品的营养强化可能起始于 1833 年，当时法国化学家 Boussingault 提出向食盐中加碘以防止南美甲状腺肿，1900 年食盐加碘在欧洲实现。第一次世界大战期间丹麦明显缺乏维生素 A，1918 年曾用维生素 A 浓缩物强化人造奶油。美国大约在 1931 年用维生素 D 强化鲜乳。

但是，食品的营养强化真正得到应用大概是在第二次世界大战之前。当时美国的营养缺乏病在增长，1941 年年底美国 FDA 提出了强化面粉的标准，并从 1942 年 1 月生效，与此同时对食品强化的定义、范围等做了明确规定。此后，又制定了其他谷类制品的强化标准。到 1969 年在准备食用的谷类食物中已有约 11% 进行了强化。今天，美国大约有 92% 以上的早餐谷类食物进行了强化。

日本在 1949 年设立了食品强化的研究委员会。1952 年在国民经济趋于稳定时即建议食品要强化，并制订了食品强化标准，颁布了《营养改善法》。1983 年根据修订的《营养改善法》规定了两类不同的强化食品：一类供普通人食用，如大米、面粉、麦片、面包、面条，以及鱼肉制火腿等共 10 种；另一类供特殊人群及病人食用，如调制奶粉、低钠食品、低能量食品、低糖食品和高蛋白食品等 11 种。上述各种强化食品均有各自的强化标准。

欧洲各国在 20 世纪 50 年代即先后对食品强化建立了政府的监督和管理体制，强化食品的种类也很多，如德国、丹麦和瑞典等国在面粉中强化维生素 B_1、维生素 B_2、烟酸、钙和铁等无机盐类；而英国则规定面粉中至少应加入维生素 B_1 2.4mg/kg，烟酸 16.5mg/kg。

我国原卫生部于 1986 颁布了《食品营养强化剂使用卫生标准（试行）》，于 1994 年发布了强制性国家标准 GB 14880—1994，即《食品营养强化剂使用卫生标准》及该标准的实施细则，规定生产强化食品，必须经省、自治区、直辖市食品卫生监督检验机构批准才能进行生产与销售，并在该类食品标签上标注强化剂的名称和含量，在保存期内不得低于标志含量（强化剂标志应明确，与内容物含量相差不得超过10%）。在联合国等国际组织的推动下，1995年，中国成立了由国家发改委、卫生部为主，十部委参加的国家公众营养改善项目，开始推行营养强化工作；1997年，《中国营养改善行动计划》发布；2012年4月1日，卫生部公布了新修订的《食品营养强化剂使用标准》（GB 14880—2012）；新标准修改了营养强化剂的定义，增加了营养强化的目的和可强化食品类别的选择要求，同时列出了允许使用的各营养强化剂的128种化合物来源；营养强化剂种类由25种增加到37种，删除了碘，增加了 β - 胡萝卜素、钾、磷、左旋肉碱、γ - 亚麻酸、叶黄素、低聚果糖、1，3 - 二油酸 2 - 棕榈酸甘油三酯、花生四烯酸、DHA、乳铁蛋白、酪蛋白钙肽、酪蛋白磷酸肽。2014年国务院发布《中国食物与营养发展纲要（2014—2020年)》，为未来设定了我国的食物生产目标和营养发展目标，提出了未来七年我国食物与营养发展工作的指导思想。目前，在我国，强制性的营养强化有盐和分段奶粉，米、面及面制品、油、酱油为推荐性、倡导性营养强化食物。

近年来，我国强化食品发展很快，截止到2010年，全国营养强化食品销售额达到2380亿~2780亿元，食品研究部门、高等院校等开展了饮料、面包、糕点、面粉、糖果、奶品和酱油等强化食品的研究，并与食品厂家合作生产，取得了一定成效。并且我国已强制性实行全民食用碘强化食盐。

四、食品营养强化的原则

1. 食品营养强化的目的

（1）弥补食品在正常加工、储存时造成的营养素损失。

（2）在一定的地域范围内，有相当规模的人群出现某些营养素摄入水平低或缺乏，通过强化可以改善其摄入水平低或缺乏导致的健康影响。

（3）某些人群由于饮食习惯和（或）其他原因可能出现某些营养素摄入量水平低或缺乏，通过强化可以改善其摄入水平低或缺乏导致的健康影响。

（4）补充和调整特殊膳食用食品中营养素和（或）其他营养成分的含量。

2. 食品营养强化的意义和作用

食品强化的目的是为人们提供较高营养价值的食品，使其获得全面合理营养，满足生理、生活和劳动的正常需要，维持和提高人体的健康水平。重要的现实意义在于弥补天然食品的缺陷；补充食品在加工、贮藏、运输中的营养素损失；简化膳食处理、方便摄食；适应不同人群生理及特殊职业的需要；减少营养缺乏病或因营养缺乏引起的并发症。可见强化食品在医疗卫生方面与预防接种具有相同效益，能为国家节省相当的医药费用。

3. 使用营养强化剂的要求

食品强化时首先要明确为何种人群研制提供强化食品，解决怎样的营养问题。《食品安全国家标准 食品营养强化剂使用标准》（GB 14880—2012）对食品进行营养素强化提出了如下要求：

（1）营养强化剂的使用不应导致人群食用后营养素及其他营养成分摄入过量或不均衡，不应导致任何营养素及其他营养成分的代谢异常。

（2）营养强化剂的使用不应鼓励和引导与国家营养政策相悖的食品消费模式。

（3）添加到食品中的营养强化剂应能在特定的储存、运输和食用条件下保持质量的稳定。

（4）添加到食品中的营养强化剂不应导致食品一般特性如色泽、滋味、气味、烹调特性等发生明显不良改变。

（5）不应通过使用营养强化剂夸大食品中某一营养成分的含量或作用误导和欺骗消费者。

4. 可强化食品类别的选择要求

（1）应选择目标人群普遍消费且容易获得的食品进行强化。

（2）作为强化载体的食品消费量应相对比较稳定。

（3）我国居民膳食指南中提倡减少食用的食品不宜作为强化的载体。

5. 我国食品营养强化的基本原则

（1）目的明确，针对性强　进行食品营养素强化之前，首先要清楚食用对象的营养状况，摄食食品的种类和习惯，哪些营养素缺乏，为什么缺乏，在此基础上选择适当的营养强化剂进行强化。如目前我国城市中一部分居民经常食用精白米、面，将导致维生素 B_1 的不足，则应考虑在米、面中强化维生素 B_1；而婴幼儿、乳母食品中应考虑强化钙和维生素 D；老年食品也应适量强化钙等营养素。

（2）符合营养学原理　使强化后食品所含各营养素的比例平衡，适合人体所需，又不造成浪费。

（3）确保强化食品的食用安全性和营养有效性　营养强化剂大多数是人工合成的化学物质，因此其质量、纯度必须符合食品卫生有关规定。此外，营养强化剂与一般的食品添加剂在使用上有原则的区别，食品添加剂在食品卫生上只要求对人体无害，因此只需规定使用量的上限即可；而营养强化剂除了要求对人体无害外，还要有一定的营养效应，所以对它的使用量要求既规定上限，还要规定下限。

（4）保持食品原有的风味和感官性状　各种营养强化剂都有其自身的色、香、味和感官性状，有些甚至具有不良的风味，如鱼肝油有较浓的鱼腥味，维生素 C 酸涩味强，有些铁强化剂有红褐色和铁锈味，人们难以接受。用这些强化剂强化食品时，如果食品载体选择不当，则会损害食品原有的风味和感官质量，但如果食品载体选择恰当，可大大提高食品的质量。如用 β - 胡萝卜素对黄油、奶油、干酪、冰淇淋、糖果和果汁饮料等进行强化，用维生素 C 对果汁饮料、肉制品进行强化，不但可增加上述食品的营养，而且大大改善其感官质量。

（5）稳定性高，价格合理　食品强化剂如同其他食品成分一样，受温度、光照和氧气等的影响而发生变化，一部分强化剂被破坏，降低强化效果，因而需要考虑改进加工工艺和强化剂本身的稳定性。如用抗坏血酸磷酸酯代替抗坏血酸、用维生素 A 棕榈酸酯代替维生素 A、或将食品强化剂做成稳定而又方便的微胶囊后再添加入载体；在大米强化时，采用真空浸吸或干燥米粒外用胶质涂膜包裹等方法；面条使用夹心强化法：先将强化剂添加在部分面粉中作成面带，夹在两条普通面带中间，三条面带一起轧压成新面带，再进行切分为强化面条。

五、营养强化剂概况

1. 营养强化剂的分类

根据《食品安全国家标准　食品营养强化剂使用标准》（GB 14880—2012）及《食品安全国家标准　食品添加剂使用标准》（GB 2760—2014），可用的营养强化剂共约 37 种，分为如下三大类。

（1）维生素类　维生素是食品中最早应用的一种强化剂，也是目前国际上应用最广、最多的一个大类。强化食品中经常使用的维生素有近十个种类。美国自 1994 年开始实施营养辅助食品健康教育法（DSHEA），通过政府和公共机构的多方推动，使消费者对如何保持健康有了进一步的认识，从而促进营养辅助食品消费的大幅度上升，其中维生素类的消费金额 1997 年达 51.1 亿美元。到 2008 年，全世界范围内使用最为普遍的是维生素 A、维生素 C 和维生素 E，三者每年市场额近 20 亿美元，其中维生素 E 最大，超过了 10 亿美元，维生素 A 和维生素 C 各为 5 亿美元。

（2）矿物质类

① 铁：铁缺乏是全球三大隐性饥饿之首，是全世界尤其是发展中国家面临的最主要的营养问题之一。2002 年，我国第 4 次营养调查显示，贫血发生率为 20.1%，其中男 15.8%，女 23.3%。各国允许使用的铁强化剂较多，目前国际上批准可使用的铁营养强化剂大约有 40 多种。WHO/FAO 将其规定的 17 种铁剂按溶解性分为三类：水溶性、水难溶但稀酸易溶性、水不溶和稀酸不易溶性。我国卫生部公布列入《食品安全国家标准　食品营养强化剂使用标准》（GB 14880—2012）的铁营养强化剂有 19 种，包括硫酸亚铁、葡萄糖酸亚铁、柠檬酸铁铵、富马酸亚铁等，删除了在食盐中铁营养素的强化，而增加了在酱油、饼干、果冻以及豆浆中的强化使用。目前铁营养强化剂的应用主要在面粉、婴幼儿食品、酱油等调味品以及大米方面。一般亚铁盐强化剂比正铁盐的相对生物效价高，亚铁盐一般为黄至绿色，而氧化成高铁盐后即成黑色或红黑色，尤其在氧化酶的催化下，可导致其味感下降，色泽变深。如长期过量服用铁剂可引起慢性中毒，包括容易造成铁蛋白及铁在体内的沉积，久而久之会造成动脉硬化病变。

② 碘：1990 年 9 月由 71 国首脑会议签署的《儿童生存、保护和发展世界宣言》中，规定至 2000 年必须实现消除碘缺乏病的目标。中国于 1991 年 3 月在宣言上签了字，在 1993 年 9 月国务院召开的"中国 2000 年消除碘缺乏病目标动员会"上通过决定，从 1996 年起全国所有食盐全部加碘，合格碘盐覆盖人群应达 95%。此外，中国于 1994 年成立"全国食品加碘质量评审专家组"，对拟生产和铺售的加碘食品进行加碘质量评审，并已有三种加碘食品通过鉴定，符合补碘要求和质量标准。我国目前利用的碘强化剂为碘化钾，但稳定性不如碘酸钾，但碘酸钾价格较贵。我国除准用于食盐外，也可用于婴幼儿食品，但规定限用于地方性甲状腺肿大地区。而 2012 年 4 月 1 日，卫生部公布了新修订的《食品安全国家标准　食品营养强化剂使用标准》（GB 14880—2012）。新标准在食品类别中删除了食盐，意味着不再允许食盐添加除碘之外的营养强化剂，对婴幼儿营养强化剂的品种、使用量、化合物来源等做出特别规定，适应了当前食品安全、营养改善和慢性病防控的需要，更加科学、合理、规范。由于过多摄入食盐会增加高血压等慢性病的患病风险，食盐在我国居民膳食指南中已被列为提倡减少食用的食品，同时食用盐中碘的

使用另有标准规定，所以新标准在强化载体中删除了食盐。新标准对婴幼儿食品的营养强化剂提出了更严格的要求，同时注重与我国新的乳品标准特别是婴幼儿食品标准的有效衔接。

③ 锌：中国用作锌源的强化剂规定有葡萄糖酸锌、硫酸锌、乳酸锌、氧化锌、醋酸锌、氯化锌和柠檬酸锌。其中以葡萄糖酸锌的生物利用率最高，约为硫酸锌的 1.6 倍，无机锌对胃有一定刺激作用。强化载体有乳制品、饮料、小麦粉、面包和食盐等。但如长期摄入过多的锌，会影响体内铁、铜的代谢，影响钙的吸收，甚至引发心脏病，并损害学习记忆功能，使血清低密度脂蛋白胆固醇增加，高密度脂蛋白胆固醇下降，还会使机体免疫功能下降。

④ 钙：作为钙的营养强化剂，国际上允许使用的有 40 多种，列入 GB 14880—2012 中有 18 种。在各种钙强化剂中，有机态的钙（如葡萄糖酸钙、乳酸钙）的利用率较碳酸钙、氯化钙等无机态钙高。近年来，中国研制的由牡蛎壳制成的活性（离子）钙，钙含量高达 50% 以上，在酸性胃液中可全部溶解，并以 Ca^{2+} 的形式被吸收。目前以动物骨粉为原料制作补钙品已不被提倡，因为重金属等有毒物质易沉积于动物骨铬中，人若长期服用，易造成二次中毒。

⑤ 硒：中国规定的硒强化剂有亚硒酸钠、硒酸钠、富硒酵母、硒蛋白和硒化卡拉胶。以元素硒计，强化量为 3～5mg/kg，限用于食盐、口服液或丸及胶囊。

（3）其他　主要是作为营养强化剂的氨基酸和含氮化合物，如八种必需氨基酸和牛磺酸等，但因考虑到食品加工的适应性和输液者等特殊用途，故常扩大到 20 多种（包括同类衍生物）。如日本已批准共 21 种，美国为 30 种，中国目前有 12 种：L－赖氨酸、牛磺酸、L－肉碱、γ－亚麻酸、叶黄素、低聚果糖、1，3－二油酸－2－棕榈酸甘油三酯、花生四烯酸、DHA 乳铁蛋白、酪蛋白钙肽和酪蛋白磷酸肽。

在氨基酸中，赖氨酸是大米、玉米、小麦粉的第一限制氨基酸，其含量仅为畜肉、鱼肉等动物性蛋白质的三分之一，因此植物性蛋白质的效价远比动物性蛋白质为低。而在中国的膳食结构中，植物性蛋白质的供给约占 70%，因此在大米、玉米和小麦粉之类的主食中强化赖氨酸是十分必要的。

牛磺酸为人体条件性必需含氮物，其作用是与胆汁酸结合形成牛磺胆酸，对于消化道中脂类的吸收是必需的。据报道，牛磺酸对人类脑神经细胞的增殖、分化及存活过程具有明显促进作用，也有维持婴幼儿视网膜功能，提高机体免疫力，减少肠道疾病、使婴儿不易腹泻等功能。牛磺酸是一种较多含于母乳而较少含于畜乳中的物质，对婴幼儿的免疫能力有很大作用，因此作为营养强化剂，主要用于婴幼儿食品，强化专供婴幼儿食用的牛奶、奶粉等乳制品，强化饮料及谷类制品。

L－肉碱是一种类维生素的营养物，曾称维生素 B_T，因易于潮解，故一般使用其 L－酒石酸盐。肉碱有 L 型和 D 型，D 型肉碱完全无活性，而且还可能有抑制 L－肉碱的负效应。L－肉碱广泛存在于自然界中，肌肉组织中 L－肉碱含量高，乳类含量也丰富，但蔬菜及植物中含量极微或不存在。因此，素食者和不能食肉者多缺乏 L－肉碱，体力消耗过多者也易缺乏。L－肉碱属于营养强化剂，是一种在特定条件下的必需营养素。一些组织如心肌、骨骼肌等均需要 L－肉碱来进行正常的代谢，且赖以从其他组织转运来有效地促进脂肪燃烧以提供能量。L－肉碱参与许多代谢过程，包括精子的成熟和活力；降低血浆胆固醇；提高人体的耐力；提高人体的免疫能力和运动后快速消除疲劳等。因此，L-肉碱可用作婴儿食品、抗疲劳食品、哺乳期食品，以及素食者、肉碱缺乏症及某些疾病（如需要洗肾的病人及糖尿病）患者等的补充剂。

2. 营养强化剂使用量的规定原则

营养强化剂的添加量一般以相当于对象正常供给量的 1/3 至供给量为宜，各国均制定有营养强化剂的使用标准。强化是为了弥补天然食品中的营养素不足，可是过犹不及，不但无益，反而有害，甚至因过多摄入而引起中毒，这样的事件在各国（包括中国）屡有发生。为此我国规定，营养强化剂的使用量应严格按照法定规定（GB 2760—2014 和 GB 14880—2012）执行，该规定的原则是根据每天可能摄入该食品的量，使其达到日参考摄入量（DRIs）的 1/2 ~ 2/3 为依据，制定出上下限的强化剂量。每千克食品的使用量均以某营养素化合物质量计算。常见营养强化剂的使用卫生标准见表 6-2。

表 6-2　　　　　　　　　　　　　常见营养强化剂的使用卫生标准

品种	使用范围	使用量（每千克食品）	备注
L-赖氨酸	面包、谷物及其制品	1 ~ 2g	
牛磺酸	调制奶粉、豆粉、豆浆粉等	0.3 ~ 0.5g	儿童、孕产妇用奶粉除外
维生素 A（视黄醇 或醋酸视黄醇）	调制奶粉	3000 ~ 9000μg	儿童、孕产妇用奶粉除外
	植物油，人造黄油	4000 ~ 8000μg	
	冰淇淋、雪糕	600 ~ 1200μg	
	豆粉、豆浆粉	3000 ~ 7000μg	
	谷类及其制品	600 ~ 1200μg	
维生素 D	调制奶粉	63 ~ 125μg	儿童、孕产妇用奶粉除外
	即食谷物	12.5 ~ 37.5μg	
	冰淇淋、雪糕	10 ~ 20μg	
	豆粉、豆浆粉	15 ~ 60μg	
维生素 B_1	调制奶粉（儿童用）	1.5 ~ 14mg	
	调制奶粉（孕产妇用）	3 ~ 17mg	
	豆粉、豆浆粉	6 ~ 15mg	
	谷类及其制品	3 ~ 5mg	
维生素 B_2	调制奶粉（儿童用）	8 ~ 14mg	
	调制奶粉（孕妇用）	4 ~ 22mg	
	豆粉、豆浆粉	6 ~ 15mg	
	谷类及其制品	3 ~ 5mg	

续表

品种	使用范围	使用量（每千克食品）	备注
	风味发酵奶	120～240mg	
	调制奶粉	300～1000mg	儿童、孕产妇用奶粉除外
维生素 C	调制奶粉（儿童用）	140～800mg	
	调制奶粉（孕妇用）	1000～1600mg	
	豆粉、豆浆粉	400～700mg	
	调制奶粉（儿童用）	23～47mg	
烟酸	调制奶粉（孕妇用）	42～100mg	
	豆粉、豆浆粉	60～120mg	
	调制奶	250～1000mg	
	调制奶粉（儿童用除外）	3000～7200mg	
钙	调制奶粉（儿童用）	3000～6000mg	
	冰淇淋、雪糕类	2400～3000mg	
	谷类及其制品	1600～3200mg	
	调制奶	5～10mg	
	调制奶粉	30～60mg	儿童、孕产妇用奶粉除外
锌	调制奶粉（儿童用）	50～175mg	
	调制奶粉（孕产妇用）	30～140mg	
钾	调制奶粉	7000～14100mg	
	调制奶粉（儿童用除外）	140～280μg	
硒	调制奶粉（儿童用）	60～130μg	
	谷类及其制品	140～280μg	
	调制奶	10～20mg	
	调制奶粉	60～200mg	儿童、孕产妇用奶粉除外
铁	调制奶粉（儿童用）	25～135mg	
	调制奶粉（孕产妇用）	50～280mg	
	谷类及其制品	14～26mg	
	调制奶粉	300～1100mg	儿童、孕产妇用奶粉除外
镁	调制奶粉（儿童用）	300～2800mg	
	调制奶粉（孕产妇用）	300～2300mg	
	饮料类	30～60mg	

注：引自 GB 14880—2012。

为了更好地适量强化各种营养强化剂，在一些国家的食品标签法中都有明确的规定，如在标签上应标明内容物一次食用建议量（如一次食用30g）中，某些营养素的含量相当于规定DRI的百分率（%）。美国、加拿大和欧盟对营养强化食品标签上应标明的各种营养素的RDA值（基准值）见表6-3。

表6-3　美国、加拿大、欧盟对营养强化食品标签上应标明各种营养素的RDA值

营养素	美国[1]（DRI）	加拿大[2]	欧盟[3]	营养素	美国[1]（DRI）	加拿大[2]	欧盟[3]
维生素A	5000IU	1000μg	1000μg	生物素	0.3mg	-	0.15mg
维生素D	400IU	5μg	5μg	泛酸	10mg	7mg	6mg
维生素E	30IU	10mg	10mg	钙	1000mg	1100mg	800mg
维生素C	60mg	60mg	60mg	铁	18mg	14mg	12mg
核黄素	1.7mg	1.6mg	1.6mg	磷	1000mg	1100mg	800mg
硫胺素	1.5mg	1.3mg	1.4mg	碘	150μg	160μg	150μg
烟酸	20mg	23mg	18mg	镁	400mg	250mg	300mg
维生素B_6	2mg	1.8mg	2mg	锌	15mg	9mg	15mg
叶酸	400μg	220μg	400μg	铜	2.0mg	-	-
维生素B_{12}	6μg	2μg	3μg				

① 美国于1994年5月8日实施用"每日摄取参考值（DRI）"代替RDA值，各项指标的绝对值不变。

② 成年人及4周岁以上儿童。

③ 成年人及2周岁以上儿童。

注：作为非营养素使用者，不需标入（如在肉类中作为发色剂使用的抗坏血酸钠）。

六、强化食品种类

1. 分类

强化食品的种类繁多，从食用角度分类，有米、面粉等主食品和鱼、肉、香肠及酱类等副食品，以及饮用水等公共系统的必需食品；从食用对象分类，有军粮、婴幼儿食品、成人食品、职业病膳食和勘探、采矿等特殊需要食品；从添加强化剂的种类和方式来分类，有维生素类、蛋白质氨基酸类及矿物质类等强化食品；还有用若干富含营养素的天然食物作为强化剂的混合类强化食品，如酵母作为B族维生素的强化剂，脱脂奶粉、大豆作为蛋白质类强化剂以制成混合类强化食品。

2. 强化食品举例

（1）谷物强化食品　谷物是我国及其他许多国家人民日常生活的主要食物来源，它包括的种类很多，在我国人们食用最多的谷物是小麦和大米。在小麦磨粉和大米碾制过程中，维生素和矿物质大多进入麸皮和米糠中，出粉率低的面粉和碾制精细的精白米其B族维生素和矿物质损失更多。此外赖氨酸是谷物的限制氨基酸，世界上许多国家都对精白米、面进行了营养强化。如美国的强化食品由美国食品药品管理局审议批准，美国和西欧一些国家曾规定精白米、面粉、面包、通心粉、面条等必须进行营养强化后才能市销，见表6-4。

表6-4 各国出粉率低的面粉中营养素强化量

国名	维生素 B_1/ (mg/kg)	维生素 B_2/ (mg/kg)	烟酸/ (mg/kg)	维生素 D /IU	钙/ (mg/kg)	铁/ (mg/kg)
美国	4.18	2.42~2.53	30.14~30.44	550~2200	1250	26.4~36.8
英国	1.65~1.82	–	7.85~8.64	–	1200	7.7
德国	3.0~4.5	1.5~2.2	20~30	–	214~720	26.4~30.0
加拿大	4.18	2.42	30.44	–	125	26.4~36.8
瑞典	2.6~4.0	1.2	23~40	–	–	30
丹麦	5.0	5.0	–	–	2000	30
巴西	4.5	2.5	–	–	2500	30
智利	4.3	1.3	13	–	11	13.2

注：引自王光慈，《食品营养学》，2001。

（2）食盐与酱油 我国及一些国家在食盐中增补碘，通常在每1kg食盐中加入碘化钾0.1~0.2g，以每人每天摄入10g食盐计算已满足碘的需要。酱油也是人们广泛食用的调味品，一般强化维生素 B_1、维生素 B_2、铁等。

酱类同样是人们嗜好的调味品，为了补充钙的不足，可在酱中加入1%碳酸钙，使每百克酱含钙量达500mg左右，以每人每日食用30g酱计算，则可供给钙150mg，每百克酱也可强化维生素 B_1 1.2mg、维生素 B_2 1.5mg、维生素 A 1500IU。

（3）人造奶油 主要是强化维生素 A、维生素 D，也可用 β-胡萝卜素代替部分维生素 A，见表6-5。

表6-5 人造奶油的维生素 A、维生素 D 强化量（每千克食品）

国名	维生素 A/IU	维生素 D/IU
巴西	15000~50000	500~2000
丹麦	20000	625
英国	27000~23000	2900~3500
德国	20000	300
荷兰	22000	1000
印度	24640	–
挪威	20000	2500
瑞典	30000	1500
瑞士	34000	3000 以上
美国	33000	无规定

注：引自王笃圣，食品营养强化问题，食品研究与开发，1991。

（4）其他强化食品 近来有各种饮料，强化水溶性维生素及钙、铁、锌等营养素的产品面市，日本有向糖果、罐头中强化维生素及矿物质的多类强化食品。疗效食品各依其临床要求而不同，一般治疗膳食如能一日摄入钙450mg、铁3mg、维生素 A 2500IU、维生素 B_1 0.6mg、维生素 C 12.5mg、维生素 D 135IU 以上，就应该认为是较好的食品，一般可据此掌握疗效食品的强化。

第二节　方 便 食 品

一、概　　念

　　方便食品（Convenience foods）又称快速食品，由于食前不需再行烹调或稍经处理即可食用，并且保存、运输方便而备受消费者青睐，因而在工业化生产的食品中，方便食品发展最快。

　　方便食品虽然炙手可热，但其概念则是仁者见仁、智者见智。20世纪70年代末，美国学术界将方便食品的概念仅限于小吃类、馅饼类、军需类、早餐和午后点心等范畴。随着包装工业、微波炉、冷藏链的发展和完善，厨房革命的进一步深入，以及人们对快捷、方便食品要求的日益提高，方便食品的范围也逐步拓宽。20世纪90年代，Edward M. A. Willholf 等人把制作和食用方便的食品都称之为方便食品，并将其范围扩大到包括上述品种（即传统方便食品）在内的很多领域，包括即食点心、汤类、谷物制品、肉类、异国情调食品、甜点、焙烤制品、牛乳和饮料等。《美国农业部手册》（1983年）将方便食品定义为"部分或完全预制的食品，将烹调这些食品所需的大量时间、手艺和所需能量从家庭厨房转移到商业化大规模生产和销售中"。范围涉及完全预制好的，在使用前只需微热便可食用的制品，如即食谷物；部分预制食品，即在食用前只需加入少量配料或只需略加蒸煮便可食用的制品，如预制蛋糕粉；以及冷冻制品和上述传统方便食品等。我国的定义为"由工业化大规模加工制成的，可直接食用或稍事烹调即可食用的食品"，包括预制食品（Ready prepared foods）、半成品肉（Ready - to - cook meats）、熟肉食品（Ready - to - serve meats）、可立即加热进食的食品（Ready - to - heat - and - eat products）等。

　　快餐食品（Instant foods，Ready - to - eatmeal），又叫即食食品、现成食品或即席食品，是可作一日三餐食用的方便食品，要求供给主要营养素和能量占中国营养学会推荐的DRI的三分之一。主要营养素除了三大产能营养素蛋白质、脂肪和碳水化合物以外，矿物质主要是钙和铁，维生素主要是维生素 A 和维生素 C。

二、制作快餐食品的意义和目的

　　制作快餐食品可以节省烧饭做菜的时间，使家务劳动社会化，由于具有原辅料、半成品的配销中心，使得生产规范化、产品标准化、经营连锁化，采用统一管理的方式，可确保产品的质量。其目的可以节约能源；集中充分利用预处理的下脚料，使其变废为宝；解决中小学生的午餐和课间加餐、工作人员的就餐问题，以及旅途食用问题等。

　　美国快餐食品占食物总量的1/3以上，美国是新型快餐店的故乡。美国人会充分享受生活，饮食简单，避免枯燥的家务杂事成为生活的首选，而且经常只做一道主菜而准备多种主食。吃的方式简单化，带骨的鸡、排骨和带壳的海鲜正被一些简单、易吃的食品所取代。街头手抓食品的年增长率为7%，美国前15位快餐连锁店2011年销售额达到1150亿美元，他们的10.5万个店铺已成为美国风景的一部分。在美国最受欢迎的快餐连锁店麦当劳，2013年美国销售额高达342亿美元，连锁店数量达到了14098家。

　　在英国，汉堡包、麦当劳快餐（MacDonald）、意式匹萨快餐（Pizza）占了大部分快餐市场。日本的快餐食品主要是盒饭。盒饭最早出现在日本。以工作高效率著称的日本人，为了节省时间，每天早晨起来把午餐做好，装在盒子里，带着上班，到了中午，简单地热一下，便可入口了，既经济实惠，又合自己胃口。商家很快看到这里孕育的商机，各种以盒饭为主营业的快餐店便应运而生。意式快餐最具特色的部分是匹萨饼（Pizza），它已畅销西方国家数十年不衰。而通心粉（Macaroni）尽管没有匹萨饼出名，但销量却是全球第一。俄罗斯最近兴起专门制作馅饼、红菜汤和饺子的快餐店，虽然这些快餐店目前还无法与麦当劳在俄罗斯的15家店相提并论，但是这一新的快餐网已经在莫斯科开设了40家，并开始与麦当劳、肯德基和必胜客争夺市场。法国流行的快餐是汉堡包，法式早餐通常有香肠、圆面包及咖啡，午餐和晚餐通常只有一汤一菜。过节时，餐桌上才相对丰富一些，通常也不过是香肠和蛋糕等。

从20世纪80年代后期开始，快餐业作为大众化的生活服务行业，在我国得到了快速发展（见表6-6）。在我国目前的快餐食品市场上，传统风味快餐食品方兴未艾，海外快餐已纷纷进驻，现代中式快餐食品也陆续亮相，形成了海内外、高中低、传统与现代并存，互为补充，相互竞争，共同发展的格局。但国内的快餐食品还存在许多不足的地方，比如，品种虽然繁多，但管理不够规范；价格虽然比洋快餐偏低，但质量、安全和卫生状况不能完全令人满意；同时和洋快餐一样，存在油脂含量偏高、膳食纤维含量偏低等的问题。

表6-6 **中国八大快餐公司发展现状**

名称	国家	成立时间	年营业额/亿元人民币	发展状况（增长平均）	员工人数/万人	中国分店数量	全球分店数量
肯德基	美国	1952年	215	20%	84	1000	11000
麦当劳	美国	1954年	407	30%	5	1800	30000
真功夫	中国	1994年	20		1.3	380	
丽华餐厅	中国	1993年	2	30%		80	
德克士	美国	1996年	27.3			869	
必胜客	美国	1958年	263	13%	23	214	32500
面点王	中国	1996年	28.1		0.3	45	
大娘水饺	中国	1996年	3		0.5	300	

注：引自中国快餐公司的年度销售额调查，2007。

三、方便食品的分类

方便食品种类繁多，覆盖面广，一般可按制品用途及制造方法分以下11类。

（1）方便主食　方便面、方便米饭、方便粥、面包、馒头等。

（2）冷冻方便制品　速冻饺子、包子、冷冻分割鱼、冷冻分割肉及冷冻果蔬等。

（3）方便小食品　膨化食品、薯条、坚果及肉干、肉松等。

（4）早餐谷物　速溶麦片、芝麻糊、米粉等。

（5）罐头制品　铁罐、软包装及玻璃瓶装罐头。

（6）快餐食品 汉堡包、匹萨饼及各种营养配餐等。

（7）微波食品 微波三明治、微波匹萨饼、微波面条食品等。

（8）焙烤制品 饼干、蛋糕、糕点及各种甜点等。

（9）糖果巧克力 包括各种糖果、巧克力制品、各种夹馅软食品（派类）。

（10）乳制品 各种牛奶、酸奶等。

（11）调味品 色拉酱、蛋黄酱及番茄酱等。

四、方便食品应具备的基本条件

方便食品必须满足以下要求。

（1）食品的色、香、味和组织结构应符合人们的饮食习惯；

（2）保证食品的营养价值，所提供的营养成分应该是全面的，必要时可人工强化，或根据特殊营养需要专门配制；

（3）生产、加工、保存、运输、销售过程应符合卫生要求，对消费者无害，应尽量不使用色素、香精、防腐剂，必须用时应符合国家食品卫生标准。

五、方便食品举例

方便面是适应快节奏的现代生活而出现的。最早日本日清公司于1958年首先试制成功油炸方便面。早期的方便面都是纸或复合薄膜包装，到20世纪70年代初期，日本首先出现碗装面。70年代中期以后，由于各个制造商生产的面条品质已十分接近，汤料就成为竞争的焦点。起初的袋装面中只有粉末状调味料，以后为改善面条的风味，袋中出现另一包油料调料，它的组分主要是麻油、葱油及大蒜油。到70年代后期，一些长期食用方便面的消费者普遍认为食用这种光面，营养需要无法满足，口味也单调。为改善这种局面，出现了固体汤料，即运用现代化的冷冻升华干燥技术制成色彩鲜艳的脱水蔬菜、肉食、水产品、海鲜类等副食品，使方便面成为色香味美、营养丰富的方便主食。

方便面亦称速煮面，日本称作即席面，欧美等称快速面（Instant noodle）、点心面（Snack noodle）、预煮面（Precooked noodle）。以面粉为主要原料，用常法制成面条后，经蒸煮、油炸或干燥等工艺制成，并添加或附带调味料，作为商品性食品在商店出售。

方便面按生产工艺分为以下四种。

① 附带汤料的油炸面；

② 调味油炸面；

③ 附带汤料的干燥面；

④ 调味软面。

方便面按面条的不同风味大致分为以下三种。

① 中华风味面；

② 日本风味面；

③ 欧洲风味面。

各种方便面的配方基本大同小异，但日本生产的面条的配方与我国有一定差异，特别是在添加剂方面使用的品种差别较大。我国各种方便面的基本配方见表6-7。

表6-7 我国各地生产方便面的基本配方

原辅材料	品种				
	油炸型1	油炸型2	油炸型3	油炸型4	干燥型
面粉/kg	25	25	25	25	25
水/kg	7.5 ~ 8.0	8.25	6.5	6.5	6.0
盐/kg	0.625	0.35	1.5	0.75	1.25
鸡蛋/kg	1.5	—	蛋清2.5	—	3.5
碳酸钾或纯碱/g	15	35	—	50	—
复合磷酸盐/g	7.5	—	65	—	10
食用色素/g	0.5	适量	适量	—	0.5
CMC/g	100	—	—	—	0.025
单甘酯/g	—	—	—	—	0.025

注：引自葛文光，《方便食品配方》，2004版。

六、方便食品新观念

方便是通过一个过程来表达的，如今人们所指的方便食品是一种比一般食品需要更少的准备时间就能入口的食品。但是这还不够，还需考虑用餐后的清洁时间，以及采购时间等。如果在超市里，消费者必须走较长的距离才能拿到自己需要的食品，然后再走到另一个出口去付款，他就会感觉不方便。如果一种儿童食品（其他食品也一样）食用时会弄脏孩子的衣服、手、脸，弄脏房间和周围环境，这样就需考虑清洁孩子和环境的过程，因此，这样的食品也就算不上方便了。在美国，现在有些城市增加了汽车道，消费者可以开着车来取他们在电话中订购的食品；多种多样的配方冷冻食品和主菜、汤料趋向完全的即食，而且包在一次性的包装中，不仅准备的时间少，清洁的时间也少，还为家庭成员和共同进餐的人提供了更多的选择。

营养食品的概念已不是一个固定的范畴，根据消费者选择的营养目标和不同生理人群的需要，应将营养和方便联系起来。

从全球范围来看，一切为了孩子，更方便的儿童食品有着巨大的发展潜力。比如奶制品不需要过多的准备，也不需要另外加水和牛奶混合，打开包装就可以吃喝。在法国，有一种专为儿童配制的营养餐，装在一个分成两隔的盘子内，用微波炉加热即可食用，很受欢迎。

美国Kellogg公司开发的早餐营养食品，其中有强化钙和维生素等的三种果味的松饼。对于那些在街头买食的人，他们推出了一种谷物、果汁全营养方便食品，提供以麦片为主又含水果的快餐，装在几种不同容器中，易插入吸管的果汁产品对所有年龄的人都适合，尤其适合办公室工作人员食用。品种有橘子、菠萝等，妇女特别喜欢强化钙的橘子汁，可以在获取钙的同时不增加多余的能量。

随着近年来食品科技的不断进步，不用水、不用电也能热气腾腾的自热食品也在不断的发展。现在的自热食品，不仅体现在种类和数量上，营养也越来越均衡。自热食品能满足人们登山、钓鱼、旅游、野外作业及军事演习等不具备煤气、燃料、炊事工具及不能使用明火的各种特殊场所的饮食需求，具有加热速度快、无明火明烟的特点。自热食品的出现，让中国消费者不但能在家里方便食用，出外旅行或出差外地也能带上几盒，非常便捷，因而受到来往游客、临时工、出差人员、单身未婚者等消费人群的狂热推崇。

第七章　饮食与美容

饮食美容，历史悠久。远在周代的时候，就有了食医（营养医生）；汉代名医张仲景的"猪肤方"指出猪蹄子上的皮肤有"和血脉，润肌肤"的作用；《神农本草经》有常食冬瓜"令人悦泽好颜色"，认为莲子"久服轻身耐老，具有细嫩皮肤的作用"；孙思邈的《备急千金要方》在论述谷、肉、果、菜等食物的药疗作用时，就论述了食物的美容和健美功效，为膳食美容和药膳美容提供了依据，奠定了基础。

容颜的美离不开健康的体质、健美的身体和充满青春活力的精神状态，想延缓衰老，留住青春，容颜不衰，健康永驻，必须养成合理的饮食习惯。食疗美容是利用天然食物所含的营养成分和特效成分来滋养肌肤，美化容貌，健美身体，调整人体新陈代谢和生理功能的一种健康美容法。食疗美容的特点是取材于天然食物，新鲜无毒，无任何添加剂，采用内调外疗、表里同治的方法，针对不同体质、不同病症和不同的皮肤状态进行食疗调养，从而达到强身健体、美容的目的。所以食疗美容给人类带来的直接效果和间接作用是其他任何美容手段和化妆品所无法相比的。

食疗美容有内调法与外用法两种。内调法是根据不同体质、不同病症及容貌状态，选用具有不同食疗功效的食物来进行饮食治疗。其作用是通过调节人体生理功能，改善不良的身体状况来调整人的外在美，既能补充人体营养，调治体内疾病，延缓人体衰老，又能使人健康健美，容光焕发，美艳动人。因此从美容角度讲，食疗美容具有事半功倍的效果。食物外用法是根据不同的皮肤性质和状态，选用含有特效成分的食物并配制成食物面膜，对面部皮肤进行保养和疗养的方法。其作用是让皮肤吸收食物中的水分、维生素及其他滋养成分，改善皮肤的营养状况，延缓皮肤的衰老过程，从而使皮肤润滑细腻，富有光泽和弹性。此外由于天然食物或面膜为现用现配，新鲜无毒，不添加任何化学成分，保留了食物中的天然养分，更有利于皮肤的光洁、健美。

第一节　饮食与皮肤健康

一、不同皮肤的饮食调养

皮肤的健康是人体健康所表现的一种美的表象。现代医学研究表明，皮肤的颜色变化与氧化血红蛋白和还原血红蛋白、胡萝卜素和黑色素含量的多少，以及局部血液循环状况等有关。饮食美容法是美容护肤最重要的方法之一，是从里至表通过内调来纠正不良的营养状况，防治各种慢性疾病，如黄褐斑、雀斑、黑色素、痤疮、酒糟鼻、白癜风、脂溢性皮炎等，不同面色和体质的人可根据具体情况选择不同的食疗进行调理，具有改善体质和不良面色的作用。食疗是一种安全可靠，无任何毒副作用的健体、养颜方法，必须坚持服用方能有效。食物中含有各种营养成分，尤其是维持正常人体功能和皮肤健康不可缺少的蛋白质、脂肪、糖这三大营养素，其对机体健康的重要性已为大家所熟知，除此而外无机盐、微量元素和维生素也是不可缺少的。因此，饮食应合理搭配，品种应多样化，粗细粮最好搭配吃。多吃蔬菜、水果，饮食应有规律，不暴饮暴食，偏食的习惯应该纠正。

1. 不同肤色类型的饮食调养

中医学认为面色与脏腑气血的盛衰有密切关系，其中尤以心、血的关系最为密切，五脏调和，气血旺盛，身体健壮，人皮肤必定光洁红润。因此，可根据不同面色和类型的人采取不同的食补方法。

（1）面色苍白　常因慢性病、营养不良、贫血、手术后、产后失血所致。应多吃些补气补血的食物，如大枣、桂圆、枸杞、蜂蜜、红糖、山药、鸡蛋、动物血等。

（2）面色灰暗　常患有慢性消耗性疾病，面色缺少光泽，并伴有无力、低热、腰酸及性功能障碍等。应以滋阴补肾为主，多吃些甲鱼、蚌肉、海参、银耳、瘦猪肉、猪腰、鸭子、仔公鸡、栗子、黄精、百合等。

（3）面部皮肤粗糙　多由于阴血不足或热蕴积造成。热性病后期，病人身体燥热，致使咽干口渴，烦躁不安，便秘尿黄。可多吃具有滋阴血、清内热功效的食物，如紫菜、白菜、苦瓜、西瓜、黄瓜、鸭梨、绿豆、海参等。

（4）面部虚胖　常见的原因是肾阴虚，水湿上泛头面所致。症状为面色苍白，四肢畏寒，小便频数，腰膝酸软等。宜吃补肾阳、利小便的食物，如麻雀、狗肉、虾、瘦猪肉、栗子、莲藕、油菜、冬瓜、赤豆等。

2. 不同类型皮肤的饮食调养

（1）皮肤的分类　人类的皮肤基本上有四种类型，即中性、油性、干性及混合型皮肤。中性皮肤组织紧密，厚薄适中，光滑柔软，富有弹性，是较好的皮肤类型。油性皮肤面部皮肤毛孔较大，脂肪较多，具有油亮光泽，这种皮肤面部易生粉刺，发生面部皮肤感染，影响美观。原因是皮脂腺分泌功能旺盛，皮脂分泌过多，处于青春期的青年属于这类皮肤的较多。干性皮肤红白细嫩，发干，易起皱，易破损，对理化因子较敏感，在日晒后易发红，有灼痛感，易脱皮而出现皮屑。混合型皮肤，额头、鼻部为油性皮肤，油脂多，发亮，其他部分为干性皮肤，红白细嫩，对阳光中的紫外线敏感。约80%女性的皮肤属于混合型皮肤。

按照中医理论，从人的体质分类上看，体内水分异常多者为"湿"重，属油性体质，这类人的皮肤一般呈油性；相反体内水分异常少者为"燥"，属于干性体质，这类人的皮肤一般呈粗糙和干燥状态。从现代医学观点看，油性皮肤者，皮脂腺分泌较旺盛，体内雄性激素分泌较多，皮肤毛细血管扩张；干性皮肤者，皮肤内水分不足，新陈代谢缓慢，皮脂腺功能减退，皮肤表面干燥，表皮角质屑易脱落，皮肤缺乏弹性，易生皱纹。因此，根据不同类型的皮肤进行饮食调养，对皮肤的健美大有益处。

（2）不同类型皮肤的饮食

① 油性皮肤者：饮食宜选用具有凉性、平性的食物，如冬瓜、丝瓜、白萝卜、胡萝卜、竹笋、大白菜、卷心菜、莲藕、黄花菜、荸荠、西瓜、柚子、椰子、银鱼、鸡肉、兔肉等。少吃辛辣、温热性及油脂多的食品，如奶油、奶酪、奶油制品、蜜饯、肥猪肉、羊肉、狗肉、花生、核桃、桂圆肉、荔枝、核桃仁、巧克力、可可、咖喱粉等。选用具有祛湿清热类中药，如白茯苓、泽泻、珍珠、白菊花、薏苡、麦饭石、灵芝等。

② 中性干性皮肤者：宜多食豆类（如黑豆、黄豆、赤小豆）、蔬菜、水果、海藻类等

碱性食品。少吃鸟兽类、鱼贝类酸性食品，如狗肉、鱼、虾、蟹等。选用具有活血化淤及补阴类中药，如桃花、桃仁、当归、莲花、玫瑰花、红花及枸杞、玉竹、女贞子、旱莲草、百合、桑葚子等。

3. 皱纹的防治

皱纹是指皮肤受到外界环境影响，形成游离自由基，自由基破坏正常细胞膜组织内的胶原蛋白、活性物质，氧化细胞而形成的小细纹、皱纹。皱纹渐渐出现。出现的顺序一般是前额、上下眼睑、眼外眦、耳前区、颊、颈部、下颏、口周。面部皱纹分为萎缩皱纹和肥大皱纹两种类型。萎缩皱纹是指出现在稀薄、易折裂和干燥皮肤上的皱纹，如眼部周围那些无数细小的皱纹；肥大皱纹是指出现在油性皮肤上的皱纹，数量不多，纹理密而深，如前额、唇周围、下颌处的皱纹。

皮肤皱纹产生的主要原因是人体的衰老。人过了 25 岁以后，皮肤就开始逐渐衰老；到 30 岁左右，眼角容易形成小皱纹，因为眼角四周没有皮脂腺，血液循环作用很小；40 岁后，额头开始产生皱纹；到了 50 岁以后，整个面部就会刻划出人生的年轮。

此外身体衰弱、各种慢性病、贫血、营养不良、失眠、精神压抑等内在因素、直接日晒和皮肤污垢，以及不正确的使用化妆品等外在因素，都是过早产生皱纹的诱因。

皱纹的防治，除了改善不良生活习惯，保持乐观开朗的良好心境，及早治疗各种慢性病，合理使用化妆品，坚持面部按摩外，饮食疗法可起到较好的防皱、消皱作用。多吃些富含碱性的食物，酸性、碱性食物不是任凭口感决定的，而是指食物进入人体后最终呈酸性或碱性。碱性食品包括绝大部分蔬菜、水果、豆制品和海产品等。酸性物质随汗液来到皮肤表面，就会使皮肤变得没有活力，失去弹性，尤其会使面部的皮肤松弛无力，遇到冷风或日光暴晒，容易裂开。多吃些碱性食物，可使血液呈现弱碱性，减少乳酸、尿素的含量，减轻对皮肤的侵蚀、损害。因为某些食物富含某种特殊成分，这些成分能延缓皮肤的衰老过程，强化弹力纤维的构成，增加皮肤的弹性，因而有助于消减皱纹。弹力纤维最重要的组成成分是硫酸软骨素，富含硫酸软骨素的食物有鸡皮、鱼翅、鲑鱼头、鲨鱼软骨等。

由于皱纹的发生是多种因素相互作用的结果，所以预防也是多方面的：① 注意防晒，紫外线能破坏真皮弹力纤维。② 要经常运动，多呼吸新鲜空气，而运动可加快血液循环，升高皮肤温度，使皮肤获取更多的养分、排出更多的废物。③ 注意饮食平衡，每天喝 6 ~ 8 大杯水，保持皮肤水分，则不易起皱。不抽烟，不酗酒。④ 生活有规律，睡眠充足。睡觉采用仰卧法，最好用低枕头，这样可使面部肌肤充分放松。

二、皮肤病的饮食防治

1. 黄褐斑

黄褐斑亦称肝斑、蝴蝶斑，是一种常见的色素沉着性疾病，为面部的黄褐色色素沉着。多对称蝶形分布于颊部。多见于女性，血中雌激素水平高是主要原因，其发病与妊娠、长期口服避孕药、月经紊乱有关。黄褐斑多与内分泌，特别是性激素失调有关，最常见于生殖活动期的妇女。黄褐斑形成的原因很多，当人体肝脏或肾脏功能不佳而又过多接受紫外线照射时，面部极易生出黄褐斑；还与遗传造成的黄褐斑体质有关。另外，精神因素、慢性消耗性疾病、妇女妊娠期和某些劣质化妆品刺激都易诱发本病。

黄褐斑与饮食有着密切关系，专家们认为，饮食中长期缺乏谷胱甘肽，可使皮肤内的酪氨酸形成多巴醌，进而氧化成多巴素，形成黑色素。因此，合理饮食对防治黄褐斑有一定效果。

黄褐斑患者要经常摄入富含维生素 C 的食物，如柑橘类水果、番茄、青辣椒、山楂、鲜枣、猕猴桃、新鲜绿叶菜等。因为维生素 C 为抗氧化剂，能抑制皮肤内多巴醌的氧化作用，使皮肤内的深色氧化型色素转化为还原型浅色素，抑制黑色素的形成。

柠檬中含有柠檬酸、果胶和丰富的维生素 C、维生素 D 等，制成浴剂使用能使皮肤滋润光滑。柠檬酸还可防止皮肤色素沉着，也有助于防治黄褐斑。黄褐斑产生的原因如为妊娠所致，可在产后半年内自行消失。如果长时间不消退，可在医生指导下口服维生素 C，每次 2 片，日服 3 次；或口服复合维生素 B，每次 0.2g，日服 3 次。

此外，患黄褐斑者平时不宜过量食用刺激性食品，如酒、浓茶、咖啡等，以免加重病情。由于日晒与发病或病情加重有一定关系，故应注意防晒，外出时可外搽含避光剂的膏霜类（如 5% 二氧化钛霜、5% 水杨酸苯甲酸软膏）或撑遮阳伞等。注意休息，避免熬夜及精神紧张。

2. 雀斑

雀斑是指发于颜面等处的散在黑褐色斑点，见《外科正宗》卷四，俗称雀子斑。其病因多因火郁孙络血分或肺经风热所致。可用玉容散水调搽患处或以白茯苓末调敷之。形成可能与被日光或其他含有紫外线、放射线的光源照射有关，也与染色体显性遗传有关，此病多发于皮肤细白的青年女性。皮疹为淡黄色、浅褐色、暗色斑点或黑色斑，呈圆形或椭圆形，大小不等。多发于暴露在日光下的部位，如面部，特别是鼻部、颊部、颈部、肩部及手背。

"雀斑遗传基因"在紫外线的照射下基底层的酪氨酸酶活力增加，形成黑色素既雀斑，也叫基因斑，它成于胎儿期，是与生俱来的固定体。遗传性雀斑分显形斑和隐形斑，显形斑大约在 6~12 岁时开始形成，18 岁左右到达高峰；而隐形斑则大多在妊娠反应后现于面部，这就是为什么有人把雀斑分为先天雀斑和后天雀斑的原因，其实怀孕后孕妇的内分泌会起很大变化，会刺激隐藏的雀斑爆发出来，而不是说其雀斑是后天长的。只要是雀斑就是由遗传基因引起的。雀斑的遗传有隔代遗传这种特性，这也就是为什么有的父母双方都没有雀斑的，而其孩子出现雀斑的原因。虽然父母一方或双方的雀斑没有显现出来，但其一方或双方携带有的雀斑遗传基因，却传给了孩子。

人类的皮肤基底层里都散布着一定的黑色素细胞，黑色素细胞不断地产黑色素，黑色素起着抵御宇宙中各种射线（主要是紫外线）对人体伤害的作用。由于皮肤中所含黑色素的多少不同，就有了黑种人、黄种人、白种人之分。雀斑的斑点是因基因遗传而变异了的黑色素细胞形成的。变异了的黑色素细胞比普通的黑色素细胞大，树枝状突增多，增大。树枝状突中充满了黑色素，在皮肤表面就显露出一个一个的黑点。变异了的黑色素细胞就像海洋生物海葵的母体，而树枝状突就像是海葵身上的众多的触角。激光、冷冻、磨削等物理祛斑方法是想通过机械作用破坏雀斑在皮下的结构，达到去斑目的，但黑色素细胞是散布在皮肤的基底层，如果破坏得过深了，达到和超越了基底层，所伤害的部分就不会正常修复了，就形成了疤痕。因此这些物理方法只敢伤及基底层以上的表皮，也就是仅仅破坏了树枝状突，或仅刺伤了黑色素细胞。就像是斩断了海葵的部分触角，或仅刺伤了海葵母体，但海葵很快就会修复伤口，长出新的触角。做为雀斑点来说，也就是变异的黑色素细胞又长出新的树枝状突，树枝状突中又充满了黑色素，雀斑点在皮肤上就又显露出来了。化妆品祛斑的原理是利用氢醌及氢醌的衍生物阻止酪氨酸转化黑色细胞产生黑色素，一般的祛斑化妆品中还含有一定量的皮肤剥脱剂，促使表皮尽快更新，达到祛斑或减轻斑点色泽的作用。但由于雀斑同其他色斑的病理结构与成因是不一样的，所以现在许多对色斑有明显效果的化妆品对雀斑作用却很小。

患有雀斑的人，饮食上应经常食用富含维生素C、维生素A、维生素E、维生素B$_2$的食物，如香菜、油菜、柿子椒、苋菜、芹菜、白萝卜、黄豆、豌豆、鲜枣、芒果、刺梨、杏、牛奶、酸奶及奶油等。少吃不易消化和刺激性强的食物，特别是在夏天要少喝含有色素的饮料，如浓茶、咖啡等，这些均可增加皮肤色素沉着。

3. 痤疮

痤疮俗称粉刺或青春痘，是青春期常见的皮肤病。痤疮的生成与身体的发育有密切关系。痤疮是毛囊皮脂腺单位的一种慢性炎症性皮肤病，主要好发于青少年，对青少年的心理和社交影响很大，但青春期后往往能自然减轻或痊愈。临床表现以好发于面部的粉刺、丘疹、脓疱、结节等多形性皮损为特点。青春发育期，体内的性激素分泌增多，其中的雄性激素生成过多，就会促使皮脂腺功能异常旺盛，产生大量皮脂。另一方面，雄性激素可促进毛囊口的上皮角化过度，使毛囊口被角质堵塞，皮脂无法顺利排出，以致在皮脂腺内堆积。痤疮患者的皮脂腺毛囊寄生的一些细菌（粉刺杆状细菌），在厌氧条件下大量繁殖，分解皮脂，产生游离脂肪酸，可以通过皮脂腺毛囊的微小裂隙外溢，导致周围皮肤组织发炎。事实上，并非每个青年人都会长痤疮，因为遗传体质是导致本病发生的一个重要因素，且发病严重程度与之有密切关系。

痤疮的发生原因是多方面的，但饮食不当、过食肥甘厚味及辛辣味刺激性食物，致使皮脂腺分泌异常，也是本病发生的主要诱因，因此痤疮的饮食治疗非常重要。首先要改变不良的饮食习惯，多吃能促进体内血液变成碱性的蔬菜、水果，少吃高脂肪、高糖及刺激性食物。

（1）宜吃富含维生素A、B族维生素及锌的食物　维生素A有益于上皮细胞的增生，能防止毛囊角化，消除粉刺，调节皮肤汗腺功能，减少酸性代谢产物对表皮的侵蚀。消除痘痘适当补充维生素A也非常重要，它能有效控制皮肤皮脂腺分泌、减轻表皮细胞脱落与角化的作用。含维生素A丰富的食物有金针菇、胡萝卜、韭菜、荠菜、菠菜、动物肝脏等。

B族维生素能促进细胞内的生物氧化过程，参与糖、蛋白质和脂肪的代谢，参与不饱和脂肪酸的代谢。各种动物性食品中均含有丰富的维生素B$_2$，如动物内脏、瘦肉、乳类、蛋类及绿叶蔬菜；含维生素B$_6$丰富的食物有蛋黄、瘦肉类、鱼类、豆类及白菜等。

富含锌的食物也有控制皮脂腺分泌和减轻细胞脱落与角化的作用。这类食物有瘦肉类、牡蛎、海参、海鱼、鸡蛋、核桃仁、葵花子、苹果、大葱、金针菇等。

（2）宜食清凉祛热食品　痤疮患者大多数有内热，饮食应多选用具有清凉祛热、生津润燥作用的食品，如瘦猪肉、猪肺、兔肉、鸭肉、蘑菇、木耳、芹菜、油菜、菠菜、苋菜、莴笋、苦瓜、黄瓜、丝瓜、冬瓜、番茄、绿豆芽、绿豆、黄豆、豆腐、莲藕、西瓜、梨、山楂、苹果等。

（3）忌食肥甘厚味　祖国医学认为，痤疮是因为食肥甘厚味，以致肺、胃湿热熏蒸而淤滞肌肤所致。因此，凡含油脂丰富的动物肥肉、鱼油、动物脑、蛋黄、芝麻、花生及各种含糖高的糕点等食品最好少吃。

（4）忌食辛辣温热食物　由于过食辛辣刺激、煎炸油腻之品，或嗜食甜食均可助湿生热，会促使痘痘产生或使之愈加严重，所以在长青春痘期间，患者要注意少喝可乐、果汁、浓咖啡，还要少吃巧克力、糖果、奶油蛋糕、油炸食物，生葱、生蒜、辣椒等，这样可以减少糖、油以及刺激性食物的摄入量。辛辣温热食物能刺激机体，常导致痤疮复发，如酒、浓茶、咖啡、辣椒、大蒜、韭菜、狗肉、雀肉、虾等。此外，属甘温的食品，如羊肉、鸡肉、南瓜、芋芳、龙眼、栗子、鲤鱼、鲢鱼等也应少吃。

4. 脂溢性皮炎

脂溢性皮炎好发于皮脂腺较多的部位，如头皮、面部、背部、腋部、会阴等处，重者可泛发全身。主要症状是皮肤上出现略带黄色的轻度红斑，伴有细腻性鲜屑和结痂，皮肤有瘙痒感。发生于头皮，长期不愈可导致头发脱落稀疏，称为脂溢性脱发。

（1）宜食富含维生素 A、维生素 B_2、维生素 B_6、维生素 E 的食物　维生素 B_2、维生素 B_6 对脂肪的分泌有调节和抑制作用，维生素 E 有促进皮肤血液循环、改善皮脂腺功能的作用。富含上述维生素的食物有动物肝、胡萝卜、南瓜、马铃薯、卷心菜、芝麻油、菜籽油等。

（2）忌食辛辣刺激性食物　刺激性食物可影响机体内分泌，造成皮肤刺痒，影响治疗。

（3）忌食油腻食物　这类食物摄入过多会促进皮脂腺的分泌，使病情加重，同时还要注意少吃甜食和咸食，以利于皮肤的康复。

此外患者在洗脸洗头时最好不用肥皂，更不要用热水烫洗止痒。因为皮脂溢出主要是皮脂腺功能亢进，常用热水、肥皂洗去皮脂，由于刺激作用，会使皮脂腺更为活跃，加重皮脂溢出。

有推荐用薏仁萝卜缨粥、首乌桑葚黑芝麻糊治疗脂溢性皮炎。

① 薏仁萝卜缨粥：薏仁、萝卜缨、马齿苋各30g。将以上三味洗净，萝卜缨和马齿苋切碎，加水适量，煮粥。每日1剂，1个月为1个疗程。具有清热利湿功效，适用于脂溢性皮炎等症。

② 首乌桑葚黑芝麻糊：何首乌90g，当归、桑葚各30g，黑芝麻60g。将以上四味共研成细末，每取5g，加蜂蜜适量，沸水冲调后食用。每日2次，适用于干性脂溢性皮炎。

第二节　饮食与头发健康

一、营养素与头发健康

黑亮的头发是青春和健康的标志之一。脱发、白发及头发过细、过干，甚至脱落，都与机体缺乏某种营养成分有密切关系。

铜元素是头发合成黑色素必不可少的元素，人体内铜含量低于正常水平时，除引起新陈代谢紊乱和贫血外，还可使头发生长停滞、退色和产生白发。动物肝脏、瘦肉、蛋类、大豆、柿子以及硬果类、根茎类等食品除富含铜元素外，还含有泛酸。泛酸有促进黑色素粒形成的作用，也是乌发的重要营养物质。锌元素在抗衰老及毛发美化方面起重要作用，缺锌可导致脱发，如斑秃等症。

秃发与铁元素缺乏有关，约占秃发发病率的30%。因缺铁而引起秃发者，应多吃富含铁质的食物，如动物肝脏、蛋黄、木耳、豆类、油菜、芝麻、海带等。同时应多吃富含维生素C的新鲜蔬菜和水果，以利于铁的吸收。铁是构成血红蛋白的主要成分，血液是养发之根本。

微量元素碘可以刺激甲状腺分泌甲状腺素。甲状腺素可使头发乌黑秀美，故应多吃富含碘的食物，如海带、紫菜、海参、蛤等海产品。

胱氨酸缺乏是头发脱落的原因之一。膏粱厚味嗜好者容易秃顶，因为肥肉中缺少胱氨酸，先表现为头油较重，头发油亮，后渐渐干枯变脆或分叉，最后导致秃顶。所以膳食中应增加胱氨酸的摄入量。富含胱氨酸和蛋白质的食物有玉米、黑豆、南瓜和南瓜子等。

富含优质蛋白质、维生素C、维生素E和维生素B_1的食品都有营养头发的功效。维生素C有镇静、安神，使毛发柔顺和强化血管的作用。海藻类、芝麻等含有丰富的碘、维生素E和不饱和脂肪酸，豆芽菜、麦芽、海带、豆腐、豆制品、牛肉、鱼肉、乳类、蛋类等是优质蛋白质和B族维生素的良好来源。注意饮食的合理调配，吸取全面的营养是头发健美的基础。

二、饮食与美发

国外科学家的研究认为，调整饮食对毛发生长有明显的促进作用。要使头发稠密，应多吃新鲜水果、蔬菜，特别应多吃红色水果、深颜色蔬菜和各种能吃的野果。宜少吃脂肪类食物，烹调油宜用植物油脂。另外黑芝麻和核桃是头发健美最好的食品，可适量食用。

1. 具有美发作用的食物

（1）鲜果　杏子、芒果、柠檬、桃、黑枣等。

（2）干果　杏干、芒果干、葡萄干、柿饼、蜜枣、葵花子、核桃仁、芝麻、花生米、干桑葚、枸杞。

（3）蔬菜　胡萝卜、苋菜、油菜、菠菜、香菜、芹菜叶、油菜薹、荠菜等。

（4）肉类　猪肝、羊肝、牛肝、兔肝、鸡肉、鸭肉、鹅肉等。

（5）乳蛋　鸡蛋、鸭蛋、鸡蛋黄、鸡蛋粉、奶粉、黄油等。

（6）水产　田螺、牡蛎、河蟹、螺蛳、淡菜等。

（7）谷豆　大米、玉米、黄豆、黑豆、红小豆、扁豆、豇豆等。

总之，为使头发秀美，必须给予充分的营养，并应避免有损头发健美的饮食习惯，如饮烈性酒、浓茶及过食油腻、辛辣等食物。

2. 少白头的饮食疗法

现代医学认为少白头的发生多与精神因素、营养不良、内分泌障碍以及全身慢性消耗疾病有关。中医学则认为此疾主要是由于肝肾不足、气血亏损所致。先天性的少白头多与遗传有关，不易治疗；而后天性的少白头，除了根据病因治疗外，还应加强营养。实验表明缺乏蛋白质和高度营养不良是早生白发的病因之一，饮食中缺乏微量元素铜、钴、铁等也可导致白发。

近年来科学家研究发现，头发的色素颗粒中含有铜和铁的混合物，当黑色头发含镍量增多时，头发就会变成灰白色；金黄色的头发中含有钛；赤褐色的头发中含有钼；棕红色的头发中除含有铜外，还含有钛。由此可见微量元素与头发的颜色有密切关系，为了防止少白头的过早出现，在饮食上应注意多摄入含铁和铜的食物。

应注意 B 族维生素的摄入。医学家现已确认，缺乏维生素 B_1、维生素 B_2、维生素 B_6 也是造成少白头的一个重要原因。

还要注意多摄入富含酪氨酸的食物。黑色素形成的基础是酪氨酸，如果酪氨酸缺乏也会造成少白头，因此应多摄入含酪氨酸丰富的食物。

此外应经常吃一些有益于养发乌发的食物，如粗粮、豆制品、新鲜蔬菜、水果、海产品、鸡蛋等，可增加合成黑色的原料。中医认为："发为血之余"，"肾主骨，其华在发"，主张多吃养血补肾的食品以乌发润发，如核桃、黑芝麻、黑豆、黑枣、黑木耳等。

3. 防治头发枯黄的饮食疗法

头发枯黄的主要病因有甲状腺功能低下、高度营养不良、重度缺铁性贫血和大病初愈等，导致机体内黑色素减少，使乌黑头发的基本物质缺失，黑发逐渐变为黄褐色或淡黄色。另外经常烫发、用碱水或洗衣粉洗发，也会使头发受损发黄。以下是几种病因黄发的饮食疗法。

（1）营养不良性黄发　主要是高度营养不良引起的，应注意调配饮食，改善机体的营养状态。鸡蛋、瘦肉、大豆、花生、核桃、黑芝麻中除含有大量的动物蛋白和植物蛋白外，还含有构成头发主要成分的胱氨酸及半胱氨酸，是养发护发的最佳食品。

头发生成黑色素的过程中需要一种重要的含有铜的酪氨酸酶。体内铜缺乏会影响这种酶的活性，使头发变黄。

（2）酸性体质黄发　与血液中酸性毒素增多有关，也与过度劳累及过食甜食、脂肪有关。应多食海带、鱼、鲜奶、豆类、蘑菇等，此外多食用新鲜蔬菜、水果有利于中和体内的酸性毒素，改善发黄状态。

（3）辐射性黄发　长期受射线辐射，如从事电脑、雷达以及 X 光等工作而出现头发发黄，应注意补充富含维生素 A 的食物；多吃能抗辐射的食品，如紫菜、高蛋白食品以及多饮绿茶。

（4）功能性黄发　主要原因是精神创伤、劳累、季节性内分泌失调、药物和化学物品刺激等导致机体内黑色素细胞生成障碍，应多食海鱼、黑芝麻、苜蓿菜等。苜蓿中的有效成分能复制黑色素细胞，有再生黑色素的功能；黑芝麻能促生黑色素原；海鱼中的烟酸可扩张毛细血管，增强微循环，使气血畅达，使头发祛黄健美。

（5）病原性黄发　因患有某些疾病（如缺铁性贫血）和大病初愈时，头发可由黑变黄。应多吃黑豆、核桃仁、小茴香等。黑豆中含有黑色素生成物，小茴香中的茴香醚有助于将黑色素原转变为黑色素细胞，使头发变黑亮泽。

4. 防治头屑过多的饮食疗法

（1）注意碱性食物的摄入和劳逸结合　疲劳的原因是新陈代谢过程中一些酸性成分滞留体内，使血液的 pH 发生变化，造成机体疲劳，同时也使头部皮肤营养受到影响。而多摄入碱性食物，可使碱性成分（如钙、镁、锌）中和体内过多的酸性物质，使酸碱达到平衡。

（2）多吃富含维生素 B_2、维生素 B_6 的食物　维生素 B_2 有治疗脂溢性皮炎的作用；维

生素 B_6 对蛋白质和脂类的正常代谢具有重要作用。

（3）少吃辛辣和刺激性食物　因为头屑产生较多时会伴有头皮刺痒，辛辣和刺激性食物会使头皮刺痒加重，故应少吃或不吃辣椒、芥末、生葱、生蒜、酒及含酒精饮料等。

（4）少吃含脂肪高的食物　尤其是油脂性头屑的人更应注意。因为脂肪摄入多，会使皮脂腺分泌皮脂增多，从而加快头屑的产生。

第三节　饮食与明目、固齿

一、营养素与明目、固齿

眼睛是人们观察世界的重要器官，又是人类沟通外部世界的窗口，一双黑亮、水灵的眼睛对每个人都十分重要。

钙与眼球的形成有关，青少年的眼球尚未定型，钙缺乏，眼球巩膜的弹性就会降低，眼球伸长，有可能发展为轴性近视。应注意多摄入含钙较多的食品，并适当吃一些含维生素 D 较多的食物。此外当人体铬的含量下降时，胰岛素的作用明显降低，血浆渗透压上升，导致晶体内水渗透压的改变，使晶体变凸、屈光度增加而造成近视。含铬较多的食物有粗面粉、粗加工糖、植物油、葡萄等。

维生素 A 具有维持眼睛角膜正常，不使角膜干燥、退化，并可增强暗适应的能力。人体内如缺乏维生素 A 会影响视紫红质的合成速度，在暗视野中看不清东西，形成夜盲症。缺乏维生素 A 还可使泪腺上皮细胞组织受损，分泌减少，引起干眼病。

老年性花眼和白内障是由于晶体老化造成的。为预防老花眼的发生发展，应经常吃富含维生素 B_1 的食物。维生素 B_2 能维持视网膜和角膜的正常代谢，如缺乏易出现流泪、眼发红、发痒、眼睛痉挛等症状。

膳食中维生素 C 的摄入是否充足，可影响晶体的透明度。如果维生素 C 不足，可降低可溶性蛋白谷胱甘肽的活性，引起透明度下降，这也是老年白内障的主要致病原因之一。

蛋白质是构成眼球的重要成分。无论是青少年还是老年人眼睛的正常功能，衰老组织的更新，都离不开蛋白质。如果蛋白质长期供应不足，会使眼组织衰老，功能衰退，甚至失明。

钙是构成牙齿的主要成分。想有一副健美的牙齿，必须注意钙的摄入，特别是在婴儿时期。家长应给孩子多吃增加咀嚼性的蔬菜，如芹菜、卷心菜、菠菜、韭菜、海带等，有利于下颌的发达和牙齿的整齐；常吃蔬菜还能提高牙齿中钼元素的含量，增强牙齿的硬度和坚固度。实验证明，厌食蔬菜和肉类食品的幼儿，其骨质密度均比吃蔬菜和肉类食品的幼儿低下。常吃蔬菜还能预防龋齿，此外多吃较硬的食物也有利于牙齿的健美，如玉米、高粱、牛肉、狗肉及一些坚果等。

（1）明目　胡萝卜富含维生素 A、维生素 E，每周吃 3 次用植物油烧制的胡萝卜，能增强视力，起明目作用。用带麸皮的面粉做的面包可保护眼睛免遭病菌侵害，因为维生素 C 能改善视力。

（2）固齿　每天吃 150g 奶酪并加 1 只柠檬，奶酪里的钙能使牙齿坚固，维生素 C 能杀死造成龋齿的细菌。多吃鱼和家禽也有助于保护牙齿，因为其中含有固齿的磷质。

二、防治黑眼圈的饮食疗法

黑眼圈形成的原因为饮食不正常，缺乏铁质，吸烟饮酒，情绪低沉，思虑过度或熬夜，内分泌系统或肝脏有病使色素沉着在眼圈周围，缺乏体育锻炼和体力劳动使血液循环不良，无病体虚或大病初愈的病人，性生活过度和先天遗传。

1. 增加营养

饮食中应增加优质蛋白质的摄入量，每天保证 90g 以上的优质蛋白质；增加维生素 A 和维生素 E 的摄入量，因为维生素 A 和维生素 E 对眼球和眼肌有滋养作用；同时还应注意含铁食品的摄入。可用黑木耳 50g、红枣 10 个、红糖 100g 煎服，每日 2 次。经常服用，有消除黑眼圈的作用。

2. 不要吸烟、喝酒

因为吸烟会使皮肤细胞处于缺氧状态，使眼圈变黑；喝酒会使血管一时扩张，脸色红晕，但很快便会使血管收缩，尤其是眼圈附近更为明显，从而造成眼圈周围暂时性缺血缺氧。如果长期饮酒，便会形成明显的黑眼圈。除此之外一定要保证充足的睡眠。

3. 黑眼圈的防治方法

（1）中医认为，若因肝脏功能不好而引致的黑眼圈，需多吃虾、芹菜等绿色蔬菜，水果则宜多吃柑橘类。

（2）每天喝一杯红枣水，有助加速血气运行，减少淤血积聚，亦可减低因贫血而患黑眼圈的机会。

（3）早上喝一杯萝卜汁或番茄汁，其中所含的胡萝卜素具有消除眼睛疲劳的功用。

（4）多喝清水，能有效地将体内废物排出，减低积聚机会，亦可减少黑眼圈。最好每天饮用 8 杯水。

（5）缺乏铁质及维生素 C，会引致黑眼圈的出现。所以，平日应多摄取这方面的营养，如海带、面、饭、猪肝、瘦肉、菠菜、番茄等食物。补充适量的铁质能够促使血红蛋白的增加，从而增强其输送氧分和营养成分的能力。而海带富含铁质，所以经常服用海带，也能缓解黑眼圈的困扰。

（6）经常用脑、熬夜的朋友们可在日常饮食中增加下面四种食物的摄入量。

4. 防治黑眼圈的食物

（1）绿茶　经常使用电脑者可饮用绿茶，补充特异性植物营养素，消除因电脑辐射引起的黑眼圈。绿茶所含有的浓缩多酚，能抑制自由基对皮肤支持纤维造成破坏，是今日一致公认最有效的抗自由基因子。多喝低咖啡因的绿茶不仅能消除黑眼圈，其含有的儿茶素，既能帮助身体脂肪代谢，而且对睡眠也有帮助，不仅可以提高睡眠质量，也让人不容易有疲劳感觉。

（2）芝麻　富含对眼球和眼肌有滋养作用的维生素 E。维生素 E 能缓解黑眼圈的形成。它既能使秀发乌黑靓丽，又能消除黑眼圈，一举两得。除了芝麻，富含维生素 E 的其他食物还有花生、核桃、葵花子等。

（3）胡萝卜　除了维生素 E 能对眼球和眼肌有滋养作用外，维生素 A 也有此般功效。胡萝卜就是增加维生素 A 摄入量的最佳选择，它能维持上皮组织的正常机能，改善黑眼圈。此外，胡萝卜中所含的维生素 A 还有助于增进视力，尤其是黑暗中的视力。

（4）鸡蛋　由于鸡蛋中富含优质蛋白质，而蛋白质又能促进细胞再生，因此经常食用鸡蛋，增加蛋白质的摄入，对于缓解黑眼圈的形成是有一定功效的。但因人体每日最多只能吸收两个鸡蛋所含的营养，因此食用鸡蛋不宜超过两个。

三、防治脱眉的饮食疗法

眉毛，人体面部位于眼睛上方的毛发。对眼睛有保护作用，有一定的生长周期，会自然脱落，它也是人脸部美的重要组成部分。眉毛的粗细和浓淡与性别、年龄、营养状况等有密切关系。一般女性的眉毛细而淡，男性的眉毛粗而浓。眉毛的平均生长周期 150d 左右，因此眉毛的自然脱落属于正常生理现象。但也有其他因素而导致的脱眉，如甲状腺功能低下、二期梅毒、脑垂体前叶功能减退、体内缺锌等，还可由于长期处于精神紧张、焦虑状态，引起脱眉，这些都属于不正常现象。

通过眉毛可以看出一个人的身体状况，也是有一定道理的。《黄帝内经》有云："美眉者，足太阳之脉血气多，恶眉者，血气少也。"由此可见，眉毛长粗、浓密、润泽，反映了足太阳经血气旺盛；如眉毛稀短、细淡、脱落，则是足太阳经血气不足的象征。眉毛浓密，说明其肾气充沛，身强力壮；而眉毛稀淡恶少，则说明其肾气虚亏，体弱多病。肾气足，则性欲自然就强。说的就是这个道理。

1. 吃富含碘的食物

微量元素碘可以刺激甲状腺分泌甲状腺素，使甲状腺功能恢复正常。因甲状腺功能低下而造成的脱眉者，可多吃些富含碘的食物，如海带、紫菜、海参等。

2. 吃富含锌的食物

锌是人体必需的微量元素之一。因体内缺锌，毛囊减少，皮下胶原组织密度降低造成的脱眉，应多吃富含锌的食物，如坚果、粗粮、动物肝脏、瘦肉、牡蛎、牛奶、豆类、干果、蛋类及其制品等。

3. 吃富含铜的食物

脱眉与铜元素缺乏有关，缺铜会使毛发生长停滞或脱落。故应多吃富含铜的食物，如坚果类、海产类、谷类、干豆类及动物肝脏等。

4. 补充铁质

据测定，脱眉者体内含铁量低。因此，应多吃含铁丰富的食物，如蛋类、木耳、海带、芝麻、豆类、动物肝脏、油菜和芹菜等。因铁质在酸性环境中容易被吸收，而维生素 C 能促进铁的吸收。所以，在食用含铁食物的同时，应适当多吃些山楂、枣、番茄、菠菜等富含维生素的食物。

四、防治龋齿的饮食疗法

龋齿是一种由口腔中多种因素复合作用所导致的牙齿硬组织进行性病损，表现为无机质的脱矿和有机质的分解，随着病程的发展而由色泽变化到形成实质性病损的演变过程。其特点是发病率高，分布广。一般平均龋患率可在 50% 左右，是口腔主要的常见病，也是人类最普遍的疾病之一。世界卫生组织已将其与癌肿和心血管疾病并列为人类三大重点防治疾病。

龋齿俗称"虫牙",龋齿的形成是由于牙齿的某部分受到腐蚀后,牙釉质疏松脱钙,咀嚼时崩溃,出现虫蛀样龋洞,形成龋齿,影响牙齿的健康和美观。龋齿的发生和饮食营养卫生有密切关系,不注意口腔卫生,遗留在口腔内的残渣,特别是甜味食物被分解后,产生的物质覆盖在牙齿上,形成龋斑,再经细菌作用,生成酸,先腐蚀牙釉质,再损害牙本质;或因体内缺钙,牙齿变得疏松,形成龋齿。维生素 D 可促进钙、磷的吸收,维生素 A 可增加牙床黏膜的抗菌作用,所以要注意在饮食中保证供给。此外氟对牙齿的健康也很重要,如果缺乏也易导致龋齿。含氟较多的食物有鱼、虾、海带及海蜇等。

第四节　饮食与形体

本节主要介绍饮食与瘦弱的关系。

1. 消瘦及其原因

体内脂肪与蛋白质减少,体重下降超过正常标准 10% 时,即称为消瘦。这里所指的消瘦一般都是短期内呈进行性的,有体重下降前后测的体重数值对照,且有明显的衣服变宽松、腰带变松、鞋子变大以及皮下脂肪减少、肌肉瘦弱、皮肤松弛、骨骼突出等旁证。

消瘦的原因是多方面的,如属遗传、内分泌等情况者,其家庭成员都比较瘦,但发育正常,没有器质性疾病,精力也很充沛,能胜任各种工作,这属正常情况。还有因疾病或饮食不当造成的,如儿童挑食、偏食,青少年爱吃零食,成年人暴饮暴食以及过嗜烟酒,都会严重影响胃肠道的正常蠕动,引起食欲下降,造成消瘦。从病理角度上说,消化系统疾病、糖尿病、甲状腺机能亢进、肝炎、肾病等许多疾病都可引起身体消瘦;久病体虚,营养不良也可引起消瘦。有些身体消瘦者,到医院检查没有发现任何疾病,平日也能正常工作,身体基本无不适表现,这些人的消瘦可能与体质、遗传因素有关,如父母属消瘦体型,子女大多消瘦。有很大一部分的消瘦者是饮食及生活习惯不科学导致的。饮食摄入不足、饮食调配不合理、进餐不规律、学习工作压力大、焦虑、精神紧张、过度疲劳、睡眠不佳等都会导致消瘦。

精神和情绪因素也可明显地影响消化功能,如在饭前看书、写作或从事紧张的脑力活动,有些人长期抑郁、忧愁、思虑过度,都会造成食欲低下,导致消瘦。

2. 防治消瘦的饮食调养

瘦弱的饮食调养,要注意调整脾胃功能,以促进食欲和消化吸收功能。饮食上保证供给充足的蛋白质和能量;食物要多样化,注意合理搭配;烹调加工时应注意色、香、味,以刺激食欲;肉类食品要制作得软烂,最好以蒸为主;平时要尽量少吃煎炸食品和不易消化的食品;增加蛋白质的摄入量,如多吃瘦肉、鸡蛋、牛奶、鱼类、虾、豆制品等;适量增加糖类和脂肪类食品,多供热量以增加体重;注意食物的色、味,做到烹调可口,容易消化;摄入充足的维生素 A、维生素 B_1、维生素 B_2 等;少吃多餐。

祖国医学认为消瘦者多属阴虚和热性体质,所谓:"瘦人多火",即虚欠。因此消瘦者的膳食宜以滋阴清热为主,日常饮食中除选用含动物性蛋白质丰富的食物,如禽肉、畜肉、蛋类、奶类、鱼类外,可以适当多吃些豆制品、赤豆、薏苡、百合、蔬菜和瓜果等。其他性味偏凉的食物,如黑木耳、银耳、蘑菇、苦瓜、芹菜、花生、核桃、芝麻、绿豆、甲鱼、鳗鱼、泥鳅、兔肉、鸭肉、西瓜、梨等,可根据个人口味适量选食。应少食燥热及辛辣食品，如辣椒、姜、蒜、葱及虾、蟹等助火散气的食物。酸冷食物也要少吃，如酸梅、山楂、柠檬、橘子、醋、生菜等。

瘦弱者多体内热量不足、缺乏耐力、肠胃功能较差，应采用药疗、体疗、食疗等方法进行综合调理。要注意少食多餐，如一次进餐量多，消化吸收不了，或餐次间隔太长，食物营养供不应求，也难以增重，所以每日以 5~6 餐为宜。鲜美的汤类有助于刺激食欲和补充营养。对脾胃功能较弱者，除应注意少食多餐、不偏食、不暴饮暴食外，还应适量多吃些具有补脾健胃功能的食物，如莲子、山药、扁豆、紫米、薏苡、红枣、蜂蜜、鲫鱼、猪肚等；少吃含纤维较多和不易消化的食物，如韭菜、芹菜及高脂肪食物。常用的增重食物有大豆、山药、花生、松子、桃子、葡萄、红枣、豇豆、羊肉等。

体瘦者锻炼时要注意运动量适中。运动过量，机体消耗较大很难增胖；运动量不足，则影响食欲和消化吸收。同时要保证充足的睡眠，睡前可喝一杯加糖的牛奶或喝一碗温热的小米粥以助催眠。睡眠充足时，人体代谢降低，体内蛋白质和脂肪的合成增加，有利于增加体重。

要注意有些人由于错误的审美观，总认为瘦比胖好，而盲目节食减肥，以致造成体内代谢平衡失调及胃肠功能紊乱，甚至导致厌食症。除此之外应保持乐观的情绪和愉快的心境，常言道："心宽体胖"。

第八章　各类食品的营养价值与饮食宜忌

第一节　各类食品的营养价值

一、概　念

1. 食品的分类（Classification）

（1）食品种类繁多，按性质与来源大致可分为三大类。

① 植物性食品：如谷类食品、薯类食品、豆类和豆制品、油料和坚果类食品、蔬菜类食品、水果类食品、来自微生物的菌类食品等。

② 动物性食品：如肉类食品、水产类食品、乳及乳制品、蛋类和蛋制品等。

③ 各类食物的制品：以天然食物为原料，通过加工制作的食品，如酒、酱油、醋、油、糖、罐头、饮料等。

（2）按作用可分为主食、副食、休闲食品、航天食品、要素膳、母乳化食品等。

（3）按不同年龄段需求又可分为婴儿食品、断奶食品（离乳食品）、老年食品等。

（4）按食品进入人体后生成的代谢物的酸碱性可分为酸性食品、碱性食品和中性食品。

① 酸性食品：凡食物含氯、硫、磷等元素总量较高，在体内经代谢，最终产生灰质呈酸性的食品，如肉、鱼、蛋、禽、谷、花生、核桃等。

② 碱性食品：凡食物含钙、钠、钾、镁等元素总量较高，在体内经代谢，最终产生灰质呈碱性的食品，如果蔬、豆类、牛奶、杏仁、栗子等。

③ 中性食品：食物在体内经代谢，最终产生灰质呈中性的食品，如烹调油、淀粉、糖、黄油等。目前酸碱食物的理论还存在相当争议，一般来说正常人体内的体液缓冲作用足以抵消正常摄入食物对体内 pH 的影响。

（5）按食品所含的主要营养素可分为高蛋白质、高脂肪、高膳食纤维和高能量食品等。

（6）按加工方法可分为干制食品、发酵食品、腌渍食品、烟熏食品、冷冻食品、脱水食品、罐头食品、辐照食品等。

2. 食品的营养价值（Nutrition value）

通常是指食品中所含的营养素和能量能够满足人体营养需要的程度，包括营养素种类是否齐全，数量及其相互比例是否合理和被人体消化、吸收及利用的程度。食品的营养价值还受食品内天然存在的一些抗营养因子的影响。

食品中的抗营养因子是指天然食品中存在的能破坏或阻碍营养物质的消化利用，并对人体健康和生长性能产生不良影响的物质。但随着研究的推进，同时也发现它们有一定的保健作用，如大豆中的胰蛋白酶抑制剂虽然妨碍蛋白质的吸收，但它也是非常强的抗癌物质，只要经过足够的加热，使大部分胰蛋白酶抑制剂失活，就可以避免它的不良影响；粗粮、豆类和蔬菜中的单宁、多酚、植酸都妨碍矿物质吸收，但它们也有强大的抗氧化作用，对于预防癌症、糖尿病和心脏病都有帮助。萝卜、菜花等十字花科蔬菜中的硫苷类物质妨碍碘的吸收利用，对于缺碘的人来说，会加大甲状腺肿的危险，但在不缺碘的情况下，它们的防癌作用受到人们更大的重视。食品在烹调加工中由于消除了抗营养因子而使营养价值提高，但也可因为预处理及加工条件不当（如高温、酸碱等）损失了营养素而使营养价值降低。

3. 营养质量指数（Index of nutrition quality，INQ）

即营养素密度（被评价食品中某营养素占参考摄入量的比例）与能量密度（被评价食品所含能量占参考摄入量的比例）之比。营养质量指数可以作为评价食物营养价值的指标。其含义是食品中的营养素能满足人体营养需要的程度，反映了人在满足能量需求时摄取到的每种营养素的数量是多少。公式：INQ =（一定食物中某营养素含量/该营养素推荐摄入量 RNI）/（一定食物提供的能量/能量推荐摄入量）。INQ = 1，表示食物的该营养素与能量含量达到平衡；INQ > 1，表示食物的该营养素供给量高于能量供给量；INQ < 1，表示食物的该营养素供给量低于能量供给量。

4. 纯热能食品（Food providing major energy）

指那些含营养素很少，而热能值很高的食品，包括甜饮料和其他以精制糖为主的食品、动物油脂和烹调油以及各种酒类。

5. 营养标签（Nutrition label）

在肉类、水果、蔬菜以及其他加工食品上描述其能量和营养素含量的标志，用数字来表示食品中营养素的含量占 RNI 的百分数。食品营养标签是食品标签的重要内容，它显示了食品的营养特性和相关营养学信息，是消费者了解食品营养组分和特征的重要途径。

6. 食品标签（Food label）

指食品包装上的文字、图形、符号及一切说明物，配料是指在制造或加工食品时使用的，并存在（包括以改性的形式存在）于产品中的任何物质，包括食品添加剂。

食品标签强制标识的内容包括：食品名称、配料清单、配料的定量标示、净含量和沥干物（品质）等级以及其他强制标示内容。

二、各类食品的营养价值

1. 谷类与薯类食品的营养价值

我国食用的谷类主要有小麦和稻米，其次有称为杂粮的玉米、高粱、小米、大麦、燕麦、荞麦和莜麦等。人体所需热能的 60% ~70%、蛋白质的 50% ~70% 由谷类提供，同时谷类还提供了相当含量的 B 族维生素和矿物质。但谷类蛋白一般都缺乏赖氨酸，可通过与豆类食品相互补充，达到蛋白质互补。

谷类由外及里主要由种皮、谷皮、胚乳及胚芽构成。位于谷皮和胚乳层之间的糊粉层含有较多脂肪、蛋白质、矿物质，但在高精度碾磨中易与谷皮同时丢失，营养成分会有所损失。胚乳含有大量淀粉、蛋白质和脂肪，但矿物质和粗纤维较少。由于谷类是膳食中 B 族维生素特别是硫胺素和烟酸的重要来源，维生素主要集中在糊粉层和胚芽层，因此加工精度越高，该部分的损失也越多，可以控制淘米和烹调方式等来保证 B 族维生素的保存率。

日常生活中推荐精白米面与粗粮混合食用。精白米面不仅维生素损失严重，而且还会引起血糖上升过快，相反全谷类食物不仅血糖上升速度较慢，而且保留了较多的维生素和矿物质，对延缓衰老极有益处。比如玉米，含有丰富的膳食纤维和 B 族维生素，另外黄色玉米中所含的玉米黄素具有较强的抗氧化作用，对于预防视网膜黄斑变性有一定作用。再如燕麦也具有大量的可溶性半纤维素和维生素等营养物质，其中所含的皂苷对降低血胆固醇和甘油三酯有一定作用，燕麦是血糖反应最低且饱腹感最强的一种，对预防慢性疾病有利。我国西北地区传统栽培的莜麦其营养价值与燕麦片相似。

薯类包括马铃薯、甘薯、木薯、凉薯、山药、芋头等。按照干重计算，薯类与谷类蛋白质含量相当，但从氨基酸组成来看，薯类蛋白质的质量相当或优于谷类蛋白质，如马铃薯富含赖氨酸和色氨酸，可以和粮食蛋白质发生一定的互补作用。薯类是低脂肪高纤维食品，质地细腻对胃肠刺激小，且维生素和矿物质也较为丰富，如富含维生素 C，可在蔬菜不足的冬季部分替代蔬菜。再如红心甘薯中富含胡萝卜素，是膳食中维生素 A 的补充来源。还有山药和芋头是含钾较丰富的食物。

2. 豆类及坚果类的营养价值

按照营养成分含量可将豆类分为两大类，一是大豆类，包括黄豆、黑豆、青豆等，它们含有较多的蛋白质和脂肪，而糖类较少；另一类是除大豆外的其他豆类，如绿豆、赤小豆、芸豆、豌豆和蚕豆等，它们含有较多糖类，中等量蛋白质和少量脂肪。

大豆富含优质蛋白质和不饱和脂肪酸，且赖氨酸含量较高，可与缺乏赖氨酸的谷类配合食用，实现蛋白质的互补作用。除大豆外的其他豆类也有较高的营养保健价值。如《本草纲目》中就曾有"绿豆煮食，可消肿下气、清热解毒、消暑止渴"之说，近代医学研究也证实，绿豆皮有抗菌消炎作用，绿豆有利尿、促进机体代谢及促进体内毒物排泄的功效。红豆在日本颇受欢迎，因 B 族维生素含量高，通常添加到点心中，另外红豆还是一味良药，有利水除湿、活血排脓、消肿解毒的功效。

坚果类油脂含量较高，包括核桃、榛子、杏仁、开心果、松子、香榧子、腰果等。坚果类食物也含有优质的植物蛋白，且富含油酸和亚油酸等不饱和脂肪酸和膳食纤维。坚果类食物还含有大量铁、锌、钙、镁等多种矿物质，丰富的维生素 E 和 B 族维生素，以及多种抗氧化物质。有研究表明，虽然坚果类食物含脂肪量较高，但每天适量食用，可以帮助控制低密度脂蛋白胆固醇（LDL－c），有效地降低心脏病和中风发作的概率；又如在早餐中加入大杏仁可以使糖尿病人的胰岛素敏感度上升，血糖水平下降，饱腹感增加，可以预防或控制糖尿病。

3. 畜、禽及水产类食品的营养价值

畜肉主要包括猪、牛、羊等大牲畜的肌肉、内脏及其制品。畜肉蛋白质为完全蛋白，营养价值高，但结缔组织中所含胶原蛋白和弹性蛋白缺乏色氨酸和甲硫氨酸等必需氨基酸。畜肉脂肪大多以饱和脂肪酸为主，主要是棕榈酸和硬脂酸，且其中肥肉和内脏等组织胆固醇含量较高，高血脂患者不宜过量摄取肥肉、动物内脏和脑组织。另外内脏器官中维生素含量较高，尤其肝脏是动物组织中维生素最丰富的器官。畜肉还是多种微量元素的良好来源，比如人体对肉类中铁的吸收高于植物性食品。

各类畜肉除富含多种营养素之外，还有各有功效。猪肉具有补中益气、滋阴润燥、疗虚弱、补肾气、丰肌体和生津液的良好功能；牛肉具有健脾、益气血、补肾阳、强筋骨之功效；羊肉含热量较高，冬季常食可益气补虚、开胃健力、利肺助气、祛痰止咳和利肾壮阳。

禽类食品通常指鸡、鸭、鹅等家禽，因其肉颜色还被称为"白肉"，与被成为"红肉"的畜肉相比，脂肪含量和质量方面差异较大。禽类脂肪中不饱和脂肪酸含量高于畜肉，但胆固醇含量与其相当。其他营养素如维生素和矿物质等均与畜肉接近。禽肉种类丰富，如鸭肉具有补虚清热、除湿解毒、滋阴养胃等功效，尤其是夏季食用，既能补充过度消耗的营养，又可祛除暑热，尤其适合虚弱、食欲不振、口干舌燥等人食用。再如鸽肉蛋白质中的氨基酸消化吸收率在 97% 以上，故对儿童、孕妇、老人及术后病人等有恢复体力、愈合伤口、增强脑力的功能。

水产品通常指鱼类、贝类及一些海藻类。鱼肉蛋白是食物蛋白中的上等品，消化吸收率高达 90%，又因结缔组织少，所以组织柔软，比畜禽肉更易消化。水产品种尤其是贝类还含有牛磺酸，对促进胎儿和婴儿大脑发育、维持血压、保护视力等有一定功效。鱼类脂肪因品种不同有一定差异，但总体而言不饱和脂肪酸含量较高，容易被人体消化，另外还富含长链不饱和脂肪酸，如 EPA、DHA 等。水产品种的维生素含量也较为丰富，比如鱼油和鱼肝油是补充维生素 A 和维生素 D 的重要来源。水产品还是各种矿物质的丰富来源，如甲壳类食品是锌、铜等微量元素的最佳来源；贝类和虾是钙的良好来源；海鱼等还是碘、铜、锰、锌等元素的来源。但是贝类和深海鱼具有富集重金属的特性，食用时需适量。

4. 蔬菜、水果类的营养价值

新鲜的蔬菜、水果水分含量大都在 90% 以上，碳水化合物、蛋白质、脂肪含量很低，但膳食纤维含量丰富，含有除维生素 D 和维生素 B_{12} 之外的各种维生素，如绿叶菜是维生素 C、B 族维生素、叶酸和维生素 K 的重要膳食来源。蔬菜中胡萝卜素的含量与颜色有明显的相互关系，如绿叶菜和橙黄色蔬菜的含量最高。而维生素 C 含量较高的蔬菜有青椒、辣椒、苦瓜和花椰菜等。蔬菜还是高钠低钾食品，也是钙、铁和镁的重要膳食来源。在日常加工烹制时注意先洗后切，急火快炒，现做现吃，以防止水溶性维生素的损失。

除此之外，蔬菜还含有多种生物活性成分，如生物类黄酮物质，如茄子、红皮马铃薯等中的花青素，洋葱和甘蓝里的角皮黄酮等。生物类黄酮可增强维生素 C 的作用，作为天然抗氧化剂，能维持血管的正常功能；大蒜中含有植物杀菌素和含硫化合物，具有抗菌消炎、降低血清胆固醇的作用；南瓜、苦瓜等已被证实有明显的降血糖作用。

水果中的碳水化合物主要是蔗糖、果糖和葡萄糖，是膳食能量的补充来源之一，且含有丰富的膳食纤维，如果胶。水果和蔬菜类似，富含维生素和矿物质，其中各类水果中，以柑橘类含维生素 C 和胡萝卜素较多，而苹果、梨和桃等水果在提供维生素 C 方面的意义不大。黄色和橙色的水果一般可提供类胡萝卜素，如柑橘类、木瓜、芒果、柿子等。而草莓、大枣和山楂的含铁量较高。水果中另外还有一些其他有益成分，如有机酸具有开胃、促进消化和促进矿物质吸收的作用。另外一类含量较多的有益成分为酚类物质，包括类黄酮、花青素等，黄酮类物质的摄入量与心血管疾病的死亡率成负相关。

5. 食用菌类的营养价值

食用菌种类繁多，中国已知的食用菌有 350 多种，常见的有香菇、花菇、黑木耳、银耳、竹荪、猴头菇、松茸、金针菇、平菇、牛肝菌、灰树花等。菌类中碳水化合物主要是菌类多糖，如香菇多糖、银耳多糖等，它们具有多种保健作用。食用菌类蛋白含量丰富，高于一般的蔬菜，且含有多种必需氨基酸，其中赖氨酸含量特别丰富，但脂肪含量很低，是理想的高蛋白低脂肪食品。菌类食物维生素 C 虽然不高，但核黄素、烟酸和泛酸等 B 族维生素的含量较高，如鲜蘑菇的核黄素和烟酸含量分别为 0.35mg/100g 和 4.0mg/100g，鲜草菇为 0.34mg/100g 和 8.0mg/100g。大多数食用菌类还有降血脂的作用，如木耳中所含的卵磷脂、脑磷脂和鞘磷脂，能清除血管中多余的脂肪，防止脂肪在血管壁的沉积，从而起到预防动脉粥样硬化的作用。

6. 蛋类食品的营养价值

蛋类主要指鸡、鸭、鹅、鸽和鹌鹑等母禽所产的卵，是一种营养价值很高，同时又不耐热、不耐冻而易破损的天然食物。蛋的可食部分分为蛋清和蛋黄，全蛋白质几乎能被人体全部吸收利用，是食物中最理想的优质蛋白质。在进行各种食物蛋白质营养评价时，常以全蛋白质作为参考蛋白。蛋清中的蛋白质主要是卵白蛋白质，它的各种必需氨基酸种类齐全，构成合理，属完全蛋白，除其消化吸收率和生物利用率都较高外，还含组氨酸，是婴儿生长所必需的。但是蛋清中的卵类黏蛋白具有妨碍胰蛋白酶活性的作用，卵巨球蛋白为蛋白酶抑制剂，卵黄素蛋白易与核黄素结合。此外蛋清中尚有少量卵抑制剂，为丝氨酸蛋白酶的抑制剂，其中生物素结合蛋白可与生物素形成极难分解的复合物，使人体不能吸收鸡蛋中的生物素。因此生鸡蛋的消化吸收率很低，应等到蛋清凝固后再加以食用。蛋中维生素含量较高，且品种较为完全，其中最为突出的是维生素 A 和核黄素，一枚鸡蛋约可满足成年女子一日维生素 A 推荐量的 22%，维生素 B_2 推荐量的 13%。

蛋黄是多种微量元素的良好来源，包括铁、硫、镁、钾、钠等。蛋黄还含有丰富的卵磷脂和脑磷脂，其脂类不仅易于消化吸收，而且对于人体脑和神经组织的发育和维护有重要作用，利于提高记忆力，延缓衰老等。

7. 乳类食品的营养价值

人类食用的乳制品以牛乳为代表，牛乳蛋白质为优质蛋白，容易被人体消化吸收，且酪蛋白与乳清蛋白的构成与人乳蛋白正好相反。在各种蛋白质中，乳清蛋白的营养价值是最高的，它含有人体所需所有必需氨基酸，且富含半胱氨酸和甲硫氨酸，它们能维持体内抗氧化剂的水平，而且乳清蛋白还是一种非常好的增强免疫力的蛋白。乳糖几乎是牛乳中唯一的碳水化合物，乳糖容易被婴幼儿消化吸收，而且具备蔗糖、葡萄糖等所没有的特殊优点：促进钙、铁、锌等矿物质的吸收，提高其生物利用率；促进肠内乳酸细菌，特别是双歧杆菌的繁殖，改善人体微生态平衡；促进肠细菌合成 B 族维生素。牛乳中含有几乎所有种类的脂溶性和水溶性维生素以及丰富的矿物质。牛乳中的钙、磷不仅含量丰富而且比例合适，并有维生素 D、乳糖等促进吸收因子，是膳食中钙的最佳来源之一。牛乳中的钾、镁元素含量也较为丰富，使其有利于控制血压，并成为动物性食品中唯一的呈碱性食品。因此乳类为各种哺乳动物哺育其幼仔最理想的天然食物，所含营养成分齐全、组成比例适宜，容易消化吸收，能适应和满足初生幼仔迅速生长发育的全部需要。奶类食品对各种生理状况下的人群都有十分重要的作用，也适合于病人等特殊条件下的人群食用。

在发达国家中，奶与奶制品已成为人们饮食的重要组成内容。比如目前饮用较多的酸奶，除了具有鲜奶的一切营养成分外，还有不少保健作用。

（1）较鲜奶容易消化吸收，如钙的吸收率较高。

（2）酸奶能产生抗菌物质，调整肠道菌群，减少腐败菌在肠道中产生毒素，肠道不太好或不宜喝鲜奶的人，可改食酸奶。

（3）乳酸菌能合成维生素 C，同时酸度增高利于一些维生素的保存。

（4）乳酸菌能分解奶中的乳糖，有助于促进消化，增强食欲。

8. 其他加工食品的营养价值

（1）食用油脂　食用油脂是人体的主要能量来源之一。我国食用油主要包括植物性油脂（如花生油、大豆油、菜籽油、葵花籽油、山茶油、橄榄油等）和动物性油脂（如猪油、牛油、羊油等）。植物性油脂一般不含胆固醇，且富含不饱和脂肪酸、维生素 E 和维生素 K。动物油的饱和脂肪酸比例较高，维生素 E 的含量微乎其微，大多含有胆固醇。大多数营养学家认为动、植物油脂混合食用有益于人体健康，但食用油普遍脂肪含量较高，每天的用量最好控制在 25～30g。

（2）调味品

① 食盐：主要成分是氯化钠。目前市场上开发的食盐品种繁多，有碘盐、锌盐、钙盐、低钠盐等。添加了碘的食盐叫作碘盐。精盐即细盐，是经过去除杂质后再次结晶析出的盐，但同时也去除了微量元素。正常人每日仅需 6g 左右，但我国目前食盐的摄入量较高，每人每日高达 15～20g。因此可以适当选用低钠盐，其钠含量要比普通碘盐低三分之一左右，还含有一定量的钠、钾和镁元素，并且从味道上看，因为氯化钾也有一定的咸味，因此低钠盐的咸味和普通精制盐的咸味差不多，可以满足人们对口味的需求。

② 酱油：是大豆经酿造发酵而成的传统调味品，含盐量 18% 左右，美味醇香，含有少量氨基酸，是烹调食物必不可少的调味料。目前市场上开发的酱油品种繁多，有多味酱油、极鲜酱油等。氨基酸是酱油中最重要的营养成分，其含量的高低反映了酱油质量的优劣，一般来说，氨基酸态氮越高，产品鲜味越浓。消费者最好购买纯酿造产品，如果追求生活质量，可以考虑购买特级、一级的产品，标注"精选"、"优质"之类的产品，通常口感和风味更为浓郁。

③ 食醋：由谷类（淀粉）或果实或酒糟等原料经醋酸酵母发酵酿造而成，因原料不同，醋风味不同。食醋主要成分为醋酸，含量 1%～5%，还含有一些有机酸、糖类、醇类、醛类、酯类及氨基酸等。全氮含量为 0.2%～0.3%，氨态氮占 45%～50%。

食醋既增进食欲又可促使动物骨质中的钙部分溶解，还能去除食物的异味，烹调出美味菜肴，如糖醋鱼、糖醋排骨等。我国市场食醋品种繁多，有镇江香醋、山西老陈醋、北京熏醋、杭州玫瑰醋等。近年来比较流行的果醋，因其促进新陈代谢、调节酸碱平衡、消除疲劳等功效备受爱美女性的推崇。

④ 味精：味精的主要成分是谷氨酸单钠，是以碳水化合物（淀粉、糖蜜等）为原料，经微生物发酵后经提炼精制而成。味精鲜味浓，用水稀释 3000 倍仍可感觉其鲜味。但在烹调时不宜在高温时加入，120℃以上的温度能使部分谷氨酸钠生成焦谷氨酸钠，降低其鲜味。

⑤ 酒：由制酒原料中的碳水化合物经酿造发酵而成。一般烈性酒是将发酵形成的酒醪再经过蒸馏而成，有的要经过较长时间的存放生成酯，使酒具有香气。酒中含有酒精和糖，在体内可产生能量，每克酒精产能 0.03MJ。过量饮酒会严重损伤肝脏，也会引起低

血糖和酮症，所以提倡饮酒要节制，宜饮用低度酒。

烹调时常用黄酒去腥除膻，如鱼虾中含的三甲胺可溶解在乙醇中，经过加热可随乙醇一起挥发而消失。

⑥香、辛、辣调味品：是我国一大类重要调味品。烹调中常用的有胡椒、花椒、大料（八角）、桂皮、茴香、姜等，它们不能为人体提供营养和能量，但其所含的芳香油和刺激性辛辣成分可赋予食品独特风味，促进人们的食欲和帮助消化。某些特殊成分还具有防腐杀菌和抗氧化作用。

a. 花椒：具有独特香味，主要是其球形果皮的腺点中含有 3% ~5% 的芳香油（主要成分为柠檬酸、甘露醇等）和形成麻辣味的花椒素，即花椒酰胺。花椒种子含油 25% ~30%，用于烹调腌制食品，可增进食品的香味。

b. 八角：又名大料，产于两广、川、滇等地。八角含有茴香醚和糖分，故有浓香和甜味，还含有脂肪、蛋白质、左旋水芹烯等。八角广泛用于食物烹调、腌制加工等，起调味和提味作用。

c. 胡椒：其果实及种子均含 8% ~9% 胡椒碱和 1% ~2% 芳香油，胡椒碱是形成胡椒特异辛辣味的成分，芳香油使胡椒具有清香味，其主要成分为水芹烯等。胡椒是一种世界性的香辛料，主要用于烹饪调味，配制咖喱粉、肉类及蔬菜腌渍加工调味及防腐。

d. 桂皮：又名肉桂。含有 1% ~2% 的芳香油，其调味成分为桂皮醛、桂酸甲脂等，使桂皮具有特异香味和收敛性；桂皮微甜，还含有树脂、鞣质、甘露醇、肉桂酸等，都有一定的调味作用。桂皮是烹调肉类的重要调味品。

e. 姜：也是一种重要的调味品，有效成分是姜辣素、姜酮和姜烯酚，其中以姜酮的辛辣味最强烈。姜中还含有 γ – 氨基丁酸，有临时性降血压的作用。姜主要用于动物食物烹调及腌制加工，以增进食物香味和辛辣味，并有助人体消化等功能。

三、各类食品的营养保健功能

1. 主食类

主食类食品营养保健功能如表 8 – 1 所示。

表 8 –1　　　　　　　　　　主要主食类食品的营养保健功能

种类	营养保健功能	种类	营养保健功能
玉米	抗癌保健的佳品	小麦	五谷之最堪美名
荞麦	降压强心治丹毒	大豆	豆中之王话长寿
绿豆	消暑解毒治疖肿	红豆	利水渗湿降心火
扁豆	祛湿复元补脾气	红薯	健身长寿益容颜
马铃薯	和胃调中健脾胃	山药	消脂补肾健脾胃
芋芨	天上酥酪助消化	花生	美名殊荣长生果
芝麻	延年益寿抗衰老		

2. 山珍类

山珍类食品营养保健功能如表 8 - 2 所示。

表 8 - 2   主要山珍类食品的营养保健功能

种类	营养保健功能	种类	营养保健功能
熊掌	补气养血健脾胃	鹿	秋冬进补全身宝
猴头菇	利五脏尤助消化	燕窝	养阴清肺暖腰膝
鸽子	强身壮阳补血虚	麻雀	壮阳益气暖腰膝
黑木耳	含铁之冠素中荤	银耳	清热健脑补脾胃

3. 水产类

水产类食品营养保健功能如表 8 - 3 所示。

表 8 - 3   主要水产类食品的营养保健功能

种类	营养保健功能	种类	营养保健功能
海参	水中人参可抗癌	虾	堪称水中之圣药
鳖与龟	滋阴健胃益长寿	鳝鱼	温补强壮治虚劳
鲫鱼	清热解毒鱼之美	鲤鱼	补血补气利小便
鳗鱼	血虚头痛兼治咳	泥鳅	暖中益气解毒痔
蟹	利水消肿散淤血	田螺	清热利尿驱狐臭
海蜇	降压镇咳消食积	田鸡	大补元气治脾虚

4. 肉蛋类

肉蛋类食品营养保健功能如表 8 - 4 所示。

表 8 - 4   肉蛋类食品的营养保健功能

种类	营养保健功能	种类	营养保健功能
猪肉	补中益气丰肌体	猪血	含铁补血解诸毒
鸡肉	温中益气养五脏	狗肉	轻身益气补纯阳
兔肉	延年益寿抗衰老	羊肉	温补强壮称最佳
牛肉	安中益气止消渴	鸭肉	养胃生津补虚劳
鹌鹑	动物人参美名传	鸡蛋	增强记忆治百病
松花蛋	明目平肝祛虚火		

5. 果品类

果品类食品营养保健功能如表 8 - 5 所示。

表8－5   主要果品类食品的营养保健功能

种类	营养保健功能	种类	营养保健功能
西瓜	清热利尿降血压	山楂	开胃补脾消食积
核桃	强阴固精黑须发	葡萄	健脾和胃降血压
大枣	延年益寿称补品	莲子	老少皆宜保健品
栗子	壮腰补肾兼养胃	桑葚	补肝益肾治健忘
石榴	补脾止血治久痢	椰子	益肾强身补气血
橄榄	清热解毒可醒酒		

6. 蔬菜类

蔬菜类食品营养保健功能如表8－6所示。

表8－6   主要蔬菜类食品的营养保健功能

种类	营养保健功能	种类	营养保健功能
萝卜	物美价廉小人参	菠菜	滋阴润燥治贫血
黄瓜	清凉解渴除肺热	冬瓜	清热解暑治肺痈
苦瓜	清热解毒治痱子	南瓜	补中益气驱蛲虫
菜花	抗癌新秀解肝毒	竹笋	消食减肥降血压
大葱	辛温通窍主发散	番茄	润肠通便消脂肪
荠菜	营养丰富能止血	洋葱	驰誉欧美菜中王
韭菜	温补肝肾助阳气	茄子	清热解毒降血脂
生姜	抑菌增鲜更吃姜	大蒜	调味灭菌防胃癌
辣椒	驱寒除湿软血管	洋白菜	抗癌保肝促发育
茼蒿	宁神理气益胃寒	芥菜	清肝消暑解疲倦

7. 其他类

其他类食品营养保健功能如表8－7所示。

表8－7   一些其他食品的营养保健功能

种类	营养保健功能	种类	营养保健功能
牛奶	富含营养蛋白质	蜂蜜	无私奉献保健品
熟肉	卫生芳香易消化	豆腐	宽中益气和脾胃
蜗牛	高蛋白而低脂肪		

第二节 饮 食 宜 忌

一、饮食宜忌的由来

1. 饮食宜忌的概念

人体摄取食物应适合自己的身体状况，食后对身体能有益，而没有害处。有益者食之为宜，有害者应忌口。

2. 饮食宜忌理论

人的饮食应注意宜忌问题，《素问·五藏生成篇》提到"多食咸，则脉凝泣而色变；多食苦，则皮槁而毛拔；多食辛，则筋急而爪枯；多食酸，则肉胝月刍（即皮厚而皱缩）而唇揭；多食甘，则骨肉痛而发落。此五味之所伤也。"此后医家依据经验，不断加以发展，成为一个系统的理论学说。汉代张仲景说："所食之味，有与病相宜，有与身为害，若得宜则补体，害则成疾"。唐代医学家孙思邈说："安生之本，必资予饮食。不知食宜者，不足以存生也"。元代人著《饮食须知》中强调说"饮食藉以状养生，而不知物性有相宜相忌，纵然杂进，轻则五内不和，重则立兴祸患"。

依食味性治病养病称为食疗、食养，主张对不相宜的食物则禁之，俗称"禁口"、"忌口"，即我国历代医家所倡导的"饮食宜忌"。

鉴于饮食与健康的复杂性、认识的局限性，需不断去粗取精，去伪存真。要科学地总结，合理地推论。近年来，饮食宜忌问题已受到当代医学、营养、食品科学工作者的重视。它的科学性及临床实际意义，已在逐步得到科学的证明。

二、食物的性味与归经

性味指药物的性质和气味，即四气五味。四气五味理论最早载于《神农本草经》，其序录云："药有酸咸甘苦辛五味，又有寒热温凉四气。"我国早就有"药食同源"之说，食物、药物自古就界限不清。如在我国明代李时珍著的《本草纲目》中的1892种中药中不少是食物，以食物的性味及归经判定药效。

1. 食物的性

每一种食物都有不同的食性，所谓"四性"就是寒、热、温和凉四种不同的性质。除此之外，还有一种平性，作用比较平和。中医认为：寒性（或凉性）食物，适用于热性体质和与其有关的病症，如西瓜适用于发热、口渴、烦躁、尿赤等症，梨适用于咳嗽、胸痛、吐黄痰等；温性（或热性）食物，适用于寒性体质和与其有关的病症，如生姜、葱白适用于风寒感冒、发热、恶寒、头痛等，干姜、红茶适用于腹痛、呕吐、喜热饮等症；平性食物，适用于一般体质，寒性、热性症的人都可食用此类食物，多为一般营养保健品。在人们的日常生活中，平性食物居多数，温热性食物次之，寒性食物少。按阴阳说法，寒性（凉性）属阴性，有清热、泻火、凉血、解毒的作用，而温性食物属阳性，有散寒温经、通络、助阳之功效。

（1）寒性食物　主要有苦瓜、藕、蕹菜、食盐、甘蔗、柿子、茭白、荸荠、紫菜、海藻、海带、竹笋、慈姑、西瓜、甜瓜、香蕉、桑葚、蛏肉、柚、冬瓜、黄瓜、田螺等。

（2）热性食物　主要有鳟鱼、肉桂、辣椒、花椒、胡椒等。

（3）温性食物　主要有韭菜、小茴香、刀豆、生姜、葱、香菜、大蒜、南瓜、木瓜、高粱、糯米、酒、醋、龙眼肉、杏仁、桃、樱桃、石榴、乌梅、荔枝、栗子、大枣、胡桃仁、鹿肉、雀、鳝鱼、虾、淡菜、蚶、鳙鱼、鲢鱼、海参、熊掌、鸡肉、羊肉、狗肉、猪肝、猪肚、火腿等。

（4）凉性食物　主要有茄子、白萝卜、冬瓜皮、丝瓜、油菜、菠菜、苋菜、小米、大麦、绿豆、豆腐、小麦、柑、苹果、梨、枇杷、橙子、西瓜皮、芒果、橘、菱角、薏苡、茶叶、蘑菇、猪皮、鸭蛋、荞麦等。

（5）平性食物　包括洋葱、白薯、藕节、南瓜子、马铃薯、黄花菜、香蕈、荠菜、香椿、茼蒿、大头菜、圆白菜、芋头、扁豆、豌豆、胡萝卜、豉豆、黑大豆、赤小豆、蚕豆、黄豆、粳米、玉米、花生、白果（银杏）、百合、橄榄、白砂糖、桃仁、酸枣仁、莲子、黑芝麻、榛子、无花果、李子、葡萄、木耳、海蜇、黄鱼、泥鳅、鲳鱼、青鱼、鲫鱼、鳆鱼、鳗鲡鱼、鲤鱼、猪肉、鹅肉、龟肉、鳖肉、猪蹄、白鸭肉、鸡蛋、鸽蛋、燕窝、鹌鹑、蜂蜜、香榧子、牛肉、牛奶等。

2. 食物的味

所谓"五味"即酸、苦、甘、辛和咸五种不同的味道。食味与药用有关。中医认为：酸味（包括涩味）食物有敛汗、止喘、止泻等功能，多用于虚寒和咳嗽等症状；苦味食物有清热泻火、降气解毒等作用，如苦瓜有清热解毒的功效；甘味（包括淡味道）食物有补益、缓解疼痛、润燥等作用，如大枣用于机体虚弱，粳米用于脾胃虚弱等；辛味食物有发散、行气、活血等作用，如生姜散邪，陈皮用于气血运行不畅等；咸味（包括腥味）食物，有泻下、软坚、散结、补益阴血等作用，如海带有软坚散结的作用，用于痰核等，海蜇用于大便燥结，有通便秘的功效，鸭肉补肾、猪蹄补血养阴等。除此五味之外，还有一种"淡"味食物，有渗湿利尿的功效，用于水肿，如冬瓜、黄瓜等，淡而无味，多有补养作用。

（1）酸味食物　主要有番茄、木瓜、醋、赤小豆、蜂乳、柑、橄榄、柠檬、杏、梨、枇杷、橙子、山楂、桃、石榴、乌梅、荔枝、橘、柚、芒果、李子、葡萄、鳟鱼等。

（2）苦味食物　主要有苦瓜、苦菜、大头菜、香椿、淡豆豉、酒、茶叶、杏仁、百合、白果、桃仁、李仁、海藻、猪肝等。

（3）辛味食物　主要有生姜、葱、芥菜、香菜、白萝卜、洋葱、油菜、大蒜、茼蒿、大头菜、芋头、芹菜、肉桂、辣椒、花椒、茴香、韭菜、酒等。

（4）甘味食物　包括莲藕、茄子、蕹菜、番茄、茭白、蕨菜、丝瓜、洋葱、竹笋、马铃薯、菠菜、黄花菜、荠菜、南瓜、圆白菜、芋头、扁豆、豌豆、胡萝卜、芹菜、冬瓜、黄瓜、豇豆、豆腐、绿豆、黑大豆、赤小豆、黄豆、薏米、蚕豆、刀豆、荞麦、高粱、粳米、糯米、玉米、小米、大麦、小麦、木耳、蘑菇、白薯、蜂蜜、牛奶、甘蔗、柿子、柑、橄榄、苹果、荸荠、杏、百合、梨、落花生、白砂糖、白果、桃仁、西瓜、甜瓜、菱角、山楂、香蕉、桃、椰子肉、罗汉果、樱桃、桑葚、荔枝、黑芝麻、榛子、橘、柚、芒果、栗子、大枣、无花果、莲子、李子、葡萄、龙眼肉、黄鱼、泥鳅、鲳鱼、青鱼、鳙鱼、鲢鱼、鳗鲡鱼、鳆鱼、龟肉、鳖鱼、鲤鱼、鲫鱼、田螺、鳝鱼、虾、蚶、猪肉、猪皮、猪蹄、猪肚、羊肉、鹿肉、鸡肉、鹅肉、蛏肉、牛肉、雀、鸽蛋、鹌鹑、熊掌、火腿、鸭蛋、燕窝、枸杞等。

（5）咸味食物　主要有苋菜、食盐、小米、大麦、紫菜、海蜇、海藻、海带、蟹、海参、田螺、猪肉、鲅鱼、猪蹄、猪血、淡菜、火腿、熊掌、蛏肉、龟肉、白鸭肉、狗肉、鸽蛋等。

3. 食物的功效

可分为滋阴、壮阳、补气和破气等几大类。

（1）滋阴食物　有猪肉、鸡蛋、粳米、籼米、扁豆、刀豆、白薯、草鱼、牛奶、胡萝卜、石榴、杏、李、桃、橘等。

（2）壮阳食物　有狗肉、鹿肉、羊肉与对虾等。

（3）补气食物　有牛肉、黄鳝、猪肉、鸡肉等。

（4）破气食物　有马肉、大蒜、萝卜、金瓜、菠菜等。

4. 食物归经

归经指药物或食物的作用趋向于某一脏腑功能系统，对这一系统有特定的作用。而食物也可以按其味的不同特点，分归于人体不同脏腑经络之中。基本理论为中医学所讲"五味配五脏"，即酸入肝、甘入脾、苦入心、辛入肺、咸入肾。

（1）归心经食物　有芥菜、莲藕、辣椒、绿豆、赤小豆、小麦、慈姑、酒、柿子、百合、桃仁、西瓜、甜瓜、龙眼肉、酸枣仁、莲子、猪皮、海参等。

（2）归肝经食物　有番茄、丝瓜、油菜、荠菜、香椿、茼蒿、木瓜、韭菜、醋、枇杷、桃仁、山楂、杏仁、樱桃、乌梅、桑葚、荔枝、黑芝麻、芒果、无花果、李子、酸枣仁、海蜇、青鱼、鳗鲡鱼、鳝鱼、虾、淡菜、蛏肉、蚌肉、鳖肉、蟹、慈姑、枸杞等。

（3）归脾经食物　有生姜、香菜、豆酱、苦菜、莲藕、茄子、番茄、豆腐、茭白、油菜、荠菜、大头菜、南瓜、芋头、木瓜、扁豆、豌豆、胡萝卜、冬瓜皮、豇豆、肉桂、辣椒、花椒、荞麦、白薯、大蒜、高粱、粳米、糯米、小米、大麦、小麦、黑大豆、薏苡、蚕豆、黄豆、枇杷、花生、西瓜皮、山楂、罗汉果、乌梅、荔枝、橘、芒果、栗子、大枣、无花果、龙眼肉、葡萄、莲子、砂糖、蜂蜜、火腿、猪肉、猪肝、猪血、猪肚、牛肉、鸡肉、鹅肉、羊肉、狗肉、海藻、泥鳅、鲢鱼、鲤鱼、鲫鱼、鳝鱼等。

（4）归肺经食物　有生姜、葱、芥菜、香菜、淡豆豉、茭白、白萝卜、洋葱、油菜、大蒜、茼蒿、胡萝卜、芹菜、冬瓜、花椒、蘑菇、慈姑、紫菜、海藻、酒、茶叶、薏苡、糯米、蜂蜜、落花生、甘蔗、柿子、荸荠、杏仁、百合、梨、枇杷、白果、香蕉、椰子肉、罗汉果、乌梅、橘、柚、葡萄、胡桃仁、猪皮、鹅肉、鸭蛋、燕窝、白鸭肉、香榧子、鲢鱼等。

（5）归肾经食物　大蒜、荠菜、香椿、豇豆、花椒、小茴香、韭菜、盐、大酱、蚕豆、小米、小麦、海蜇、海藻、鳗鲡鱼、海参、鲤鱼、鳝鱼、虾、淡菜、海马、黄鱼、火腿、猪肉、猪肝、猪血、鹌鹑蛋、猪耳、燕窝、熊掌、白鸭肉、羊乳、羊肉、狗肉、鸽蛋、蛏肉、蚌肉、黑大豆、白薯、樱桃、石榴、桑葚、黑芝麻、薏苡、栗子、李子、葡萄、枸杞、胡桃仁、肉桂、莲子等。

三、饮食宜忌的内容

我国古代的饮食宜忌所包含的内容是很广的，有食物与个体的适应性、食物与疾病、食物与药物以及不同食物同时摄取时对人体的影响等。以现代科学观点看，饮食宜忌问题涉及物理、化学、生化、免疫、药理、毒理和环境等诸多方面的问题，尚处于研究之中。

1. 食物与个体的适应性

日常饮食中常有这样的情况，一种食物多数人吃后没事，但对于某些人会引起不适应。如花生等，许多过敏体质的患者如果进食了花生，会很敏感，花生过敏可引起面部水肿、口腔溃疡、皮肤风团疹，严重时可发生急性喉水肿，导致窒息，危及生命。因此，花生对这样的人来说，属"不宜"之食，应"忌口"，不要食用。

2. 食物与疾病的关系

一些食物在身体状况正常时吃了没问题，是有益的；一旦患了某种疾病，是否还能食用呢？医家认为，患病者的饮食，应依对患者康复是否有利来选择食物，有利者宜食，不利者当忌食。如中医在治疗疮疡、肿毒、发斑等疾病时，强调忌食"发物"；寒症患者忌食寒凉、生冷食物；热症患者忌食温燥伤阴食物等。现代医学建议，糖尿病患者忌食血糖指数高的食物，肾脏病患者应控制食盐的摄入量，心脏病、高血压患者忌食高脂过咸的食物等。这些情况反映了在身体状况发生变化时，饮食内容也需做相应调整。随机体健康状况变化应改变饮食宜忌内容，以补充或调整身体对各种营养素的需求，达到食疗、食养的功效。

3. 食物与药物的关系

食物与药物的关系，在于服药后进食某种食物对药物效力的发挥是有利或是有害。中医给病人开药方后，常要告诫病人，服药时要注意忌口。如感冒、高烧、头痛、周身酸痛、不思饮食、大便秘结等病症，给服解表清热类中药时，忌食各种肉类、油炸品、黏食等油腻食品，以防加重热度，诱发脘痛、胃痛、滞泻等。如慢性肠炎、水便等病症，服用健脾止泻中药时，忌食生凉食品，如瓜果生菜，以防吃药无效或反而加重腹痛腹泻。忌口在于防止食物性相反的东西同时进入体内，影响药效的发挥。中药与食物的关系密切，西药同食物的关系也不容忽视。如四环素族药物与钙、镁、铁等离子可形成络合物，影响药物吸收，而且还会破坏食物本来的营养，故而在服用四环素类药物时，不宜同时服含钙、镁、铁成分高的食物，如牛奶、豆腐等，若服用双香豆素药物形成络合物，反而会加速该药物的吸收。再如，驱虫药山道年溶于脂肪，易增加毒性，引起身体中毒，故忌高脂饮食等。

4. 饮食宜忌内容的地域及季节性

地区及季节性对饮食宜忌的内容也是有影响的。例如，在高寒地区，宜选辛温、辛热、助火、补阳之类的食物，如辣椒、羊肉、狗肉等；而寒凉、降泄性的食物，如荞麦、苦瓜、冷饮、冷菜等应忌之。在温热、湿热地区则以选择辛凉、甘寒、清凉降火一类食物为宜，如水果、蔬菜、冷荤、河海产品等；而辛辣、助火、补阳效果的一类食物应忌之。夏季多汗，应多食羹汤类食物；冬季寒冷，应多用些辛热性饮料为好。

众所周知，我国各族人民的食品风味不同，体魄体质也有所不同，这与其生活区域的气候不无一定关系。所谓"南甜、北咸、东辣、西酸"，说明饮食宜忌要与生理、环境相统一。

四、食物宜忌的现代营养学解释

食物的宜忌即食物的相生相克，一般认为是指食物之间的相互协同、相互制约的关系。在某些特定情况下，两种以上食品混食后，在人体消化、吸收和代谢过程中，由于营养素、非营养素间相互作用，促进和提高了食物营养素的生物利用率，这就是相生；反之，降低或阻碍了食物营养素的生物利用率或引起中毒，这便是相克。

食物的相生相克（宜忌）可以用现代营养学原理来进行解释。

1. 营养素的转化

指在一特定的条件下，由一种营养物质转变为另一种营养物质。如在相应酶的作用下，碳水化合物、脂肪、蛋白质的相互转变；在叶酸的参与下，丝氨酸、甘氨酸可以互变；在维生素 B_2 的参与下，色氨酸可以转变为烟酸等。

2. 营养素的促进、互补

在消化代谢过程中，一种物质的加入，会促进另一种营养物质在体内的吸收或存留，从而提高了另一种物质的生物利用率。如丰富的维生素 C 可以促进非血红素铁的吸收；适量的脂肪可促进胡萝卜素的吸收；维生素 A 可促进蛋白质的合成；钙的吸收需要维生素 D、乳糖等的帮助；动物蛋白质中的赖氨酸可弥补植物性食物中赖氨酸的不足等。

3. 营养素的阻碍、拮抗

在消化代谢过程中，两种以上的营养物质间的数量比例不当而阻碍了其中一种营养素的吸收或存留，如草酸、植酸与铁、钙等会形成不溶性盐而妨碍铁、钙的吸收。不合理的配餐中，一些相克食物混合食用后，由于其营养成分产生了拮抗，在消化吸收过程中降低了营养物质的利用率，久而久之，可导致一些营养素的缺乏，造成营养不良，影响了机体的正常功能、新陈代谢，甚至产生疾病。

五、食物宜忌实例

1. 柿子禁与红薯同食

红薯含有大量的糖分，吃到胃里后，容易产生胃酸，柿子含有鞣酸、果胶，同食时在胃里发生反应，凝固成块，可患胃石症，易发胃炎、胃溃疡，引起腹痛、恶心、胃不舒服，严重者会造成胃出血而危及生命。

2. 柿子禁与螃蟹同食

柿子含有大量的鞣酸，螃蟹含有丰富的蛋白质，同食时，会使螃蟹中的蛋白质凝固，在胃肠中结成硬块，引起吐、泻等消化道梗阻性疾病，甚至危及生命。有人认为柿子与螃蟹同食时，少量吃是可以的。

3. 进食含维生素 D 高的食品时，不要饮酒

进食含维生素 D 高的鱼类或其他含维生素 D 的食物时，切记不要饮酒。酒精会干扰维生素 D 的吸收。

4. 贝壳类食物不宜同维生素 C 同食

贝壳类食物，如蛏子、牡蛎、泥蚶、蟹、虾等除含有丰富的蛋白质外，往往含有高浓度的五价砷化物，五价砷化物本来是无毒的，如果大剂量服用维生素 C，就有可能使五价砷转化为三价砷，进而导致砷中毒。日常生活中的正常进食，摄入这两种食物的量绝对不足以导致这种情况出现。

5. 解酒不宜喝浓茶

人醉酒后，多饮浓茶，反而会引起相反的作用。因为其所含茶碱有利尿作用，会加重急性酒精中毒时机体的失水。

6. 食狗肉不宜喝浓茶

狗肉含有丰富的脂肪、蛋白质、碳水化合物及钙、磷、铁等矿物质，味美，人们爱吃，吃后能增强御寒能力，是冬令佳品。但有些人吃后，由于口干而饮浓茶以解渴，这种做法不科学。因为狗肉的蛋白质能同茶叶中的鞣酸结合，生成一种叫鞣酸蛋白的物质，影响胃蛋白酶、胰酶、乳酶生等消化酶类的活性，可使肠蠕动减慢，大便里的水分减少，从而导致便秘以及由此引起的其他不良后果。

7. 煮大米、小米或绿豆粥时不宜加碱

大米、小米、绿豆中所含的维生素 B_1 在酸性环境中比较稳定，遇碱易被分解。长期缺乏维生素 B_1 会得脚气病。

8. 高胆固醇食物宜与豆制品或高钙食物搭配食用

英国科学家发现，豆蛋白能降低胆固醇，因而豆类及豆制品比其他多种纤维素更能减少心脏病的发生。此外，大豆制品中的植物固醇还可促进胆汁的排出，抑制胆固醇吸收。

9. 吃荷包蛋不宜加糖，鸡蛋不能与兔肉同吃

鸡蛋和白糖同煮，会使鸡蛋蛋白质中的赖氨酸与果糖作用，形成果糖基赖氨酸，这种物质不易被人体吸收，可对健康产生不良影响。《本草纲目》中说："鸡蛋同兔肉食成泄痢。"兔肉性味甘寒酸冷，鸡蛋甘平微寒，二者都含有一些生物活性物质，共食会发生反应，刺激肠胃道，引起腹泻。

10. 不宜空腹食用的食物

（1）肉类和蛋类　肉蛋类中含较高含量的蛋白质和少量的碳水化合物，空腹食用，体内的脂肪得不到充足的碳水化合物来帮助分解提供能量，只能动用肉蛋类的蛋白质，使得该类食品的营养价值造成浪费。

（2）酸奶　空腹饮用酸奶，会使酸奶的保健作用减弱，而饭后两小时饮用，或睡前喝，既有滋补保健、促进消化的作用，又有排气通便的作用。

（3）茶　空腹饮茶能稀释胃液，降低消化功能，还会引起"茶醉"，表现为心慌、头晕、头痛、乏力、站立不稳等。

（4）白酒　空腹饮酒会刺激胃黏膜，久之易引起胃炎、胃溃疡等疾病。此外空腹时，人本身血糖含量低，此时饮酒，人体很快出现低血糖，脑组织会因缺乏葡萄糖的供应而发生功能性障碍，出现头晕、心悸、出汗及饥饿感，严重者会产生低血糖昏迷。

（5）糖　糖是一种极易消化吸收的食品，空腹大量食糖，人体短时间内不能分泌足够的胰岛素来维持血糖的正常值，使血液中的血糖骤然升高，容易导致眼疾。

（6）柿子和番茄　含有较多的果胶和单宁酸，空腹食用上述物质可与胃酸发生化学反应生成难以溶解的凝胶块，易形成胃结石。

（7）山楂和柑橘　含有大量的有机酸，空腹食用，会使胃酸猛增，对胃黏膜造成不良刺激，使胃胀满、嗳气和吐酸水。

（8）白薯　含有单宁和胶质，会刺激胃壁分泌更多胃酸，引起烧心等不适感。

（9）大蒜　含有强烈辛辣味的大蒜素，空腹食蒜，会对胃黏膜、肠壁造成强烈的刺激，引起胃肠痉挛绞疼。

（10）冷饮　空腹状态下暴饮各种冷冻食品，会刺激胃肠发生挛缩，久之将导致各种酶促化学反应失调，诱发肠胃疾病。在女性月经期间还会使月经发生紊乱。

11. 几种适宜常饮的茶

（1）由白菊花和上等乌龙茶焙制而成的菊花茶，特别适应于每天接触电子辐射的办公一族。因为茶中的白菊具有去毒的作用，对体内积存的暑气、有害的化学和放射性物质都有抵抗和排除的疗效。

（2）乌龙茶能够防身体虚冷，摄取酒精和积聚体内的胆固醇，给身体带来热量。利尿解毒的乌龙茶热饮效果最好。

（3）芦荟茶与香烟有相似的独特苦味，是吸烟者嘴馋时最好的替代品。芦荟茶不仅有助于戒烟，而且促进排便及新陈代谢。

（4）枸杞茶也是一道中药，如果一个人连续三天没有排便，可喝点枸杞茶。因为枸杞有助于排出附着在肠壁上的宿便，晚上多喝一点，隔天上午会神清气爽，不再有倦怠。

（5）女性如果爱吃甜食，可饮罗汉果茶。因为罗汉果茶虽然甜如砂糖，热量却尽乎等于零。

（6）如果出现浮肿尤其是脸部浮肿，坚持喝艾蒿茶，它有利尿解毒的功效，特别适应于消肿。

（7）中国茶多数都有促进脂肪代谢的效果，特别是普洱茶中含有的元素，有增强分解腹部脂肪的功效。

六、疾病患者饮食宜忌

1. 胃十二指肠溃疡

胃十二指肠溃疡是指因胃酸与胃蛋白酶消化作用形成的慢性溃疡。表现为上腹部烧伤灼痛、反酸、饱胀、厌食等症状。

宜进食软质的富含蛋白质、维生素和必需微量元素的食物。因蛋白质、维生素 C、钙、锌是修补组织、平复创伤不可缺少的物质；铁、铜、钴等元素均可治疗贫血；维生素 B_1 可以改善食欲、促进糖代谢；维生素 B_6 可以防止呕吐，调节胃功能。

不出血期间，可常食米粥、软面、豆浆、牛奶、奶油。因这些食物可减轻肠胃负担，减少胃肠蠕动和胃酸分泌。

禁忌各种刺激性食物和饮料，如辛辣食物、酒类、浓茶、咖啡等，会增加胃酸分泌对溃疡愈合不利；易胀气难消化的食物如豆类、干果等，以免再次扩肠胃；机械性的刺激可增加对黏膜的损伤，如芹菜、韭菜、竹笋等。此外，油炸食品和腌制品、酸性食品以及糖类亦不宜多食。在进餐时注意细嚼慢咽，减少对消化道的机械性刺激，并增加唾液的分泌，达到中和胃酸的作用。另外，病人宜每天定时定量、少食多餐，少食多餐可减少胃酸对溃疡的刺激，有利于溃疡面愈合。

2. 胃炎

慢性胃炎指因不同病因一起的胃黏膜慢性炎症或萎缩性病变，大多数患者具有不同程度的消化不良等症状。饮食应定时定量，易于消化；少食多餐，细嚼慢咽。萎缩性胃炎，胃阴不足者，宜食滋润多汁食物，如藕粉、粥类、果汁、酸味水果或乌梅制品，副食烹调中，也可用些醋，以增加胃酸；肥厚性胃炎，宜进食一些碱性食物，如苋菜、芹菜、海带、牛奶、豆制品等，在面食和米粥中也可以适当加碱以中和胃酸。

胃炎应忌烈酒、浓茶、咖啡等刺激性饮料和辣椒、胡椒、芥末等辛辣芳香调料。胃酸过多者，应忌食酸性食物，少吃糖类；胃酸缺少者，应忌食碱性食物。

3. 高血压患者

（1）碳水化合物类食品

适宜的食品：米饭、粥、面类、葛粉汤、芋类、软豆类。

应忌的食品：番薯（产生腹部胀气的食品）、干豆类、味浓的饼干类。

（2）蛋白质类食品

适宜的食品：脂肪少的食品（牛和猪的瘦肉、白肉鱼）、蛋、牛奶和牛奶制品（鲜奶油、酵母乳、冰淇淋、乳酪）、大豆制品（豆腐、纳豆、黄豆粉、油豆腐、青菜丝豆腐）。

应忌的食品：脂肪多的食品（牛和猪的五花肉、排骨肉、鲸鱼肉、鲱鱼、鳗鱼、金枪鱼等）、加工品（香肠等）。

（3）脂肪类食品 增加多不饱和脂肪酸的摄入和减少饱和脂肪酸的摄入有利于降血压。

适宜的食品：植物油、少量奶油、沙拉酱。

应忌的食品：动物油、生猪油、熏肉、油渍沙丁鱼。

（4）维生素和矿物质类食品 高血压患者不宜摄入过多食盐，研究表明，膳食钾、钙、镁的适量补充有降低血压的功效。饮食中钠和钾的比例最好是1:1。

适宜的食品：蔬菜类（芹菜、菠菜、白菜、胡萝卜、番茄、百合根、南瓜、茄子、黄瓜、木耳、海带等），水果类（香蕉、苹果、桃、橘子、梨、葡萄、西瓜等），海藻类和菌类。

应忌的食品：纤维含量多的蔬菜（牛蒡、竹笋、玉米），刺激性强的蔬菜（香辛蔬菜，如芥菜、葱和芹菜）。

（5）其他食品

适宜的食品：淡红茶、发酵乳饮料。

应忌的食品：所有过咸的食品及腌制品不宜食用。如香辛料（辣椒、芥末、咖喱粉、酒类饮料、咖啡、浓红茶等）、盐渍食品（咸菜类、咸鱼、鱼子、糖酱油煮的菜、酱菜等）。

4. 糖尿病患者

（1）碳水化合物类食品 所有植物性食品均含有碳水化合物，对患者来说最重要的是吃某种食物后血糖是否升高，升高多少。据此将碳水化合物类食品分为三类。

第一类食品几乎或根本不升高血糖，可以照常食用，属于这一类的主要是蔬菜。一些豆类蔬菜中含有许多碳水化合物，不过血糖升高幅度不太大，可以少量食用，如绿豆和扁豆。但也有几种蔬菜不属于这一类，食用后可引起血糖增高，如豌豆、胡萝卜和马铃薯等。

第二类为含纯糖的食品和饮料，如蜂蜜、糖浆、蔗糖和葡萄糖等，进食后可使血糖急骤升高，不宜食用。

第三类含碳水化合物的食品主要有粮食及其制品，如米饭、馒头、面包等；水果、某些蔬菜，如马铃薯、新鲜玉米等。进食这些食品应该按每日定量计算。总的来说，粗粮的血糖指数低于细粮，若食用水果，应适当减少主食的量。

（2）其他食物 不宜饮酒，酒精对用胰岛素、降糖药物治疗的患者容易发生低血糖；

糖尿病患者糖异生作用增强，蛋白质消耗增加，易出现负氮平衡，因此应保证蛋白质的摄入足够，如乳、蛋、瘦肉及大豆制品等，若是肾病患者，要根据肾脏损害程度适当限制蛋白质的摄入。糖尿病患者必须限制膳食脂肪的摄入量，尤其是饱和脂肪酸的量，以避免糖尿病相关的心脑血管并发症的发生。患者还应摄入一定量的膳食纤维，以延缓碳水化合物在消化道的吸收，降低餐后血糖的上升水平，如水果、豆类和海带类食品，但同时需注意控制水果的量。另外注意摄入一定量的维生素和矿物质，以防止因主食和水果摄入限制带来的此类营养素的缺乏。总体而言，糖尿病患者至少一日三餐定时定量，若加餐，也应做到加餐不加量，从而控制总能量的摄入。

5. 心脑血管疾病患者

（1）心肌梗死　宜补充维生素 C 和微量元素，以加强血管的弹性、韧性和防止出血，微量元素碘可减少胆固醇脂和钙盐在血管壁的沉积，阻碍动脉粥样硬化病变的形成（海产品含碘丰富）；镁可提高心肌兴奋性，有利于抑制心律紊乱（镁在绿叶菜中含量较多）；宜进食粗粮及粗纤维食物，防止大便秘结对心脏产生不良影响。

应控制高能食品的摄入，勿使身体超重；避免食用过多的动物脂肪及含胆固醇较高的动物内脏；控制食盐摄入，咸菜、豆酱、香肠、腌肉等最好不吃或少吃；忌烟及刺激性食物。

（2）低血压　宜荤素搭配。桂圆、莲子、大枣、桑葚等，具有健神补脑之功，宜经常食用，增强体质；由失血及月经过多引起的低血压，应注意进食提供造血原料的食物，即富含蛋白质、铜、铁元素的食物，如肝类、鱼类、奶类、蛋类、豆类以及含铁多的蔬菜水果等，有助于纠正贫血。

低血压病人宜选择高钠（食盐每日宜 12～15g）、高胆固醇的饮食，如动物脑、肝、蛋黄、奶油、鱼子等，使血容量增加，心排血量也随之增加，动脉紧张度增强，血压将随之上升。

忌食生冷及寒凉、破气的食物，如菠菜、萝卜、芹菜和冷饮等。

（3）冠心病　宜多食含维生素、矿物质、纤维素的果蔬，如菠菜、大蒜、马铃薯、蘑菇、木耳和苹果等，果蔬里的维生素对心血管有较好的保护作用，如维生素 E 和维生素 C 具有抗氧化作用，可改善心血管功能，另外膳食纤维有降低胆固醇的作用；宜多食植物蛋白，如豆制品，有利于胆酸排出，使胆固醇合成减少；宜多吃鱼，鱼油中的 EPA 能降低血液中胆固醇的含量和血液的黏稠度，防止冠状动脉血栓形成。

忌食或少食高胆固醇食物和含饱和脂肪酸的食物，如猪油、肥肉等。

（4）脑血管意外　宜易缓解动脉硬化及降压食物，如黑木耳、银耳、果汁、米汤、菜汁等，必要时进行鼻饲，少食多餐。

6. 慢性支气管炎患者

慢性支气管炎患者，病程较长，呈持久性咳嗽，体质多较差，故在用中西药治疗的同时，饮食调养也是一个重要的环节。饮食上应注意下列几个方面。

（1）食物宜清淡　新鲜蔬菜，如白菜、菠菜、油菜、萝卜、胡萝卜、番茄、黄瓜、冬瓜等，不仅能补充多种维生素和矿物质的供给，而且具有清痰、去火、通便等功能；黄豆及豆制品含人体需要的优质蛋白，可补充慢性支气管炎对机体造成的营养损耗，又无聚痰化火之弊端。

（2）患者咳嗽日久不愈，耗伤正气，肺脾虚弱 故平时应多选用具有健脾、益肺、补肾、理气、化痰的食物，如猪、牛、羊肺脏及枇杷、橘子、梨、百合、大枣、莲子、杏仁、核桃、蜂蜜等，有助于增强体质，改善症状。

（3）忌食海腥油腻之品 因"鱼生火、肉生痰"，故慢性支气管炎患者，应少吃黄鱼、带鱼、虾、蟹、肥肉等，以免助火生痰。

（4）不吃刺激性食物 辣椒、胡椒、蒜、葱、韭菜等辛辣之物，均能刺激呼吸道使症状加重；菜肴调味也不宜过咸、过甜，冷热要适度。

7. 癌症病患者

癌症病人的饮食安排得当与否，和癌症的愈后、治疗效果和康复有着直接的关系。根据临床观察，经常调换营养物质的种类，控制摄入的数量使人体获得足够的镁、钾、钙等电解质及其他必需营养物质，对人体癌肿细胞能起到抑制增殖、生长的作用，从而对治疗起到良好的辅助作用，能加快患者的康复。

（1）减轻和消除病人对癌症的恐惧感 经常更换菜肴品种，注意菜肴的色香味调配。

（2）让病人保持足够的蛋白质摄入量 经常吃瘦肉、鸡肉、鸭肉、兔肉等。若病人厌油腻荤腥，可以换一些含蛋白质丰富的非肉类食物，如奶酪、鸡蛋饼、咸鸭蛋等。

（3）避免吃不易消化的食物 应多吃煮、炖、蒸等易消化食物，少吃油煎食物。

（4）多吃维生素含量丰富的蔬菜、水果及其他有助于抗癌的食物 如芦笋、海带、海藻、洋葱、大蒜、蘑菇等。

不同的肿瘤病人，在饮食上有不同的要求。病人可以根据病情选用不同的食谱，这些食谱能起到巩固疗效、防止复发与转移的作用。

肺癌病人宜食木耳、番茄、胡萝卜、香菇、花生、百合、海蜇、杏仁、莲子、梨、荸荠、香蕉、牛奶、黄豆、动物肝脏等；忌食牛肉、羊肉、带鱼、辣椒、韭菜、大蒜等。

胃癌病人宜食藕粉、豆类、芝麻、芦笋、海带、蘑菇、茄子、葱、木耳、牛奶、淡水鱼、动物肝、肾等；忌食熏烤、油炸、盐腌的食物。

肠癌病人宜食黑木耳、大蒜、丝瓜、胡萝卜、魔芋、红薯、无花果、草莓、苹果、梨、香蕉、蜂蜜、绿色蔬菜等；忌食辣椒、胡椒以及煎炸食品。

肝癌病人宜食白木耳、香菇、菠菜、胡萝卜、卷心菜、冬瓜、西瓜、绿豆、薏苡、甲鱼、鸡蛋、牛奶等；忌食油腻、煎炸、辛辣类食物。

食道癌病人宜食新鲜蔬菜水果、刀豆、莴苣、菱角、鸡蛋、牛奶等；忌食油腻、煎炸、辛辣类食物。

乳癌病人宜食新鲜蔬菜水果、刀豆、莴苣、菱角、鸡蛋、肉类、奶制品等；少食或不食香肠、火腿以及盐腌制品。

淋巴癌病人宜食紫菜、海带、芦笋、牡蛎、甲鱼等；忌食牛肉、羊肉、带鱼、酒、葱。

8. 经期饮食宜忌

月经期应吃清淡、味平、富含营养的食物，不宜吃刺激性强的辛辣食物。比如女性经期之前，由于激素平衡的作用，可能发生水分潴留的倾向，多吃盐更容易发生头疼和皮肤轻微浮肿的问题。另外也不宜抽烟、喝酒，以免刺激血管扩张，引起月经提前和经量过多。应吃新鲜、容易消化的食物，不宜吃生、冷、难以消化的食物。因为月经期如吃生冷食物，不仅有碍消化，而且易损伤人体阳气，导致经血运行不畅，造成经血过少，甚至出现痛经、闭经等。应多吃些润肠通便的食物，如新鲜蔬菜、水果、花生仁、核桃仁、芝麻及芝麻油、蜂蜜等。同时也应多喝水，以帮助消化，使大便通畅，因为月经期易出现大便干结不通，以致引起盆腔和下半身充血。另外，经期需补充些矿物质，红糖保留了大量的微量元素，对贫血和经期腹部冷痛的女性来说，吃两勺红糖有好处。

9. 肝硬化饮食宜忌

（1）合理应用蛋白质　肝脏是蛋白质合成的场所，每天由肝脏合成的白蛋白11～14g。当肝硬化时，肝脏就不能很好地合成蛋白质。这时就需要合理安排蛋白质的摄入，防止肝性脑病的发生。可以选择多种来源的蛋白质食物。病人可以吃以酪蛋白为基础的饮食，把奶酪掺到适量的鸡、鱼、瘦肉、蛋中，每天都要有一些以平衡蛋白膳食。

（2）供给适量的脂肪　有的病人患肝硬化后，害怕吃脂肪，其实脂肪不宜限制过严。因肝硬化时胰腺功能不全、胆盐分泌减少、淋巴管或肝门充血等原因，有近半数的肝硬化患者出现脂肪痢，对脂肪吸收不良。当出现上述症状时，应控制脂肪量。但如果患者没有上述症状，并能适应食物中的脂肪，为了增加热量，脂肪不易限制过严。若为胆汁性肝硬化，应采用低脂肪、低胆固醇膳食。

（3）供给充足的碳水化合物　碳水化合物的充足能使体内充分地贮备肝糖原，防止毒素对肝细胞的损害，利于肝脏解毒。每天可吃淀粉类食物350～450g，对主食摄入量少者还可适量补充一些甜食和蜂蜜。

（4）限制膳食中的水与钠　有水肿或轻度腹水的病人应给予低盐饮食，每日摄入的盐量不超过3g；严重水肿时宜用无盐饮食，钠应限制在500mg左右。禁食含钠较多的食物，如蒸馒头时不要用碱，可改用鲜酵母发面，或吃无盐面包。挂面中含钠较多，不宜吃。其次，各种咸菜和酱菜钠含量非常多，肝硬化患者应绝对限制。同时调味品中味精以谷氨酸钠为主，会加重肝脏对水钠代谢的负担。现在，市场上为方便各类顾客，供应各种低钠盐、低钠酱油和无盐酱油。在烹调菜肴时，应特别注意烹调方法，否则反而增加钠的摄入，如有人在做鱼、肉时习惯于先用盐或酱油浸泡，然后再用水冲掉表面的咸味，虽然吃起来不咸，但是过多的钠离子已远远超量。做各种菜肴时，先不放盐或酱油，当把菜炒熟时最后放盐或酱油，或者炒熟后再放醋、酱油和盐，这样既有味道，又限制了钠盐的摄入。其他含钠较高的食品，如海产品、火腿、松花蛋、肉松等也应严格控制。每日进水量应限制在1000～1500mL。

（5）多吃含锌、镁丰富的食物　肝硬化的病人普遍血锌水平较低，尿锌排出量增加，肝细胞内含锌量也降低。当饮酒时，血锌量会继续降低，应严禁饮酒。适当食用瘦猪肉、牛肉、蛋类、鱼类等含锌量较多的食物，可以增强组织的修复功能。为了防止镁离子的缺乏，应多食用绿叶蔬菜、豌豆、奶制品和谷类等食物。

（6）补充维生素C　维生素C直接参与肝脏代谢，促进肝糖原形成。增加体内维生素C的浓度，可以保护肝细胞的抵抗力及促进肝细胞再生。腹水中维生素C的浓度与血液中的含量相等，故在腹水时应补充大量的维生素C，吃水果时应剥皮或榨成汁饮用。

（7）饮食宜清淡、细软、易消化、无刺激、少量多餐　肝硬化病人经常出现食欲不振，应给予易消化吸收的食物，少量多餐，应吃软食且无刺激食品，做工要细，避免坚硬粗糙的食品，如油炸食品和硬果类食品。当合并食道静脉曲张时，更应注意严禁食用油炸食品和硬果及干果类食品，因这类食物可刺破食道静脉，引起上消化道大出血，以致危及生命。肝硬化病人千万不可满足一时口感的痛快和心理需要，而丧失宝贵的生命。

参 考 文 献

1. 仲山民等主编. 食品营养学. 武汉：华中科技大学出版社，2013.

2. 易美华等编著. 食品营养与健康. 北京：中国轻工业出版社，2000.

3. 中国营养学会编著. 中国居民膳食营养素参考摄入量（Chinese Dietary Reference Intakes）. 北京：科学出版社，2013.

4. 孙远明主编. 食品营养学. 北京：中国农业大学出版社，2010.

5. 刘志皋主编. 食品营养学. 北京：中国轻工业出版社，2006.

6. 陈炳卿主编. 营养与食品卫生学. 北京：人民卫生出版社，2000.

7. 田捷等编著. 食物禁忌与配伍治病. 大连：大连出版社，2000.

8. 武文慧主编. 营养治病. 北京：中央编译出版社，2011.

9. 李建华著. 饮食营养小顾问. 广州：岭南美术出版社，2001.

10. 威廉·霍华德·海伊著. 长寿大革命——这样饮食最健康. 廖滋雯等译. 北京：中国盲文出版社，2003.

11. 黄君彦编著. 吃出健康来. 北京：中国纺织出版社，2001.

12. GORDON M. WARDLAW, JEFFREY S. HAMPL. Perspectives in Nutrition. McGraw Hill Higher Education，2008.

13. 张锦同编著. 强化食品. 北京：轻工业出版社，1993.

14. 葛文光主编. 方便食品配方. 北京：中国轻工业出版社，2004.

15. 高福成主编. 快餐食品. 北京：中国轻工业出版社，2000.

16. 凌关庭. 营养强化剂及其进展（一）（二）（三）（四）. 粮食与油脂，2000（1），（2），（3），（4）.

17. 王笃圣. 食品营养强化问题. 食品研究与开发，1991（2）.

18. 李文炳. 方便、营养食品新概念. 山西食品工业，2000（3）.

19. 李里特. 功能性油脂的营养与开发. 中国畜产与食品，1997（1）.

20. 中国营养学会. 中国居民膳食指南. 拉萨：西藏人民出版社，2008.

21. 杨月欣. 中国食物成分表 2004. 北京：北京大学医学出版社，2005.

22. W. P. T 詹姆斯. 人体能量需要量 FAO：食品和营养文集中文版，1990.

23. WHO. Technical Report Series 935，2007.

24. Off. J. Eur. Community. No. C282，l988.

25. 王光慈主编. 食品营养学. 北京：中国农业出版社，2006.

26. 中国快餐公司的年度销售额调查，2007.

27. GB 29922—2013. 特殊医学用途配方食品通则.

28. GB 16740—2014. 食品安全国家标准 保健食品.

29. 余玫. 中国保健食品行业发展的市场乱象分析. 山西财经大学学报，2010，32（2）.

30. 吕仁宝. 浅谈保健食品市场现状及对策. 中国药事，2011，25（6）.

31. 郭晶晶，徐华锋. 中国保健品市场现状及趋势. 健康大视野，2010（15）.

32. GB 2760—2014 食品安全国家标准　食品添加剂使用标准.

33. 邓先模，李孝红. 生物医用高分子在癌症药物治疗中的应用. 高分子通报，1999（3）.

34. 浮吟梅，樊军浩. 我国保健食品的研发现状及发展趋势研究. 中国食物与营养，2009（6）.

35. 潘军，王从卫. 我国功能食品的发展趋势及相关对策. 食品科学，2003，24（2）.

36. 李江华，李丹. 我国保健食品法律法规体系与标准体系现状. 发展，2011（6）.

37. 江洪波，陈大明，毛开云. 抗生素，氨基酸，维生素等大宗产品规模化发展及产业目况. 2012.

38. 卢玉，王春玲. 铁强化食品的应用现状与前景展望. 食品工业科技，2013，34（2）.

39. GB 14880—2012 食品安全国家标准　食品营养强化剂使用标准.

40. 周怡. 食品大战——全球快餐连锁店面临快速休闲餐厅挑战［J］. 国际商业技术，2013（2）.

41. 陈轶，叶志能. 吸收美军经验，加快发展我军自热食品［J］. 中国集体经济，2010，36.

42. 刘鲁林，丁昕，常欣等. 铁营养强化剂的应用［J］. 中国食品添加剂，2009，S1.